天下文化
BELIEVE IN READING

疫苗商戰

A SHOT *to* SAVE THE WORLD

The Inside Story of the Life-or-Death Race for a COVID-19 Vaccine

新冠危機下AZ、BNT、輝瑞、莫德納、嬌生、Novavax的生死競賽

古格里・祖克曼 Gregory Zuckerman 著
廖月娟、張玄竺、鍾榕芳、黃瑜安 譯

天下文化 遠見雜誌

獻給

將自己奉獻給他人的人

目次

人物列表

莫德納（Moderna）

- 斯特凡・班塞爾（Stéphane Bancel）：莫德納執行長兼募資負責人
- 史蒂芬・霍格（Stephen Hoge）：莫德納董事長及前麥肯錫顧問
- 黃翊群：說服莫德納將重心放在疫苗研發的研究員
- 凱莉・貝尼納多（Kerry Benenato）：解決信使核糖核酸（以下稱 mRNA）關鍵問題的有機化學家
- 胡安・恩德斯（Juan Andres）：疫苗製造負責人，二〇二〇年初買進大量疫苗原料
- 羅伯特・藍格（Robert Langer）：化學工程師，協助莫德納上市
- 努巴・阿費揚（Noubar Afeyan）：雇用班塞爾的黎巴嫩籍創投家

生物新技術公司（BioNTech，簡稱BNT）

- 吳沙忻（Uğur Şahin）：共同創辦人，夢想是發展癌症免疫學
- 厄茲勒姆・圖雷西（Özlem Türeci）：共同創辦人，癌症研究人員
- 湯馬斯・史特朗曼（Thomas Strüngmann）：資助吳沙忻、圖雷西及BNT的億萬富翁

輝瑞（Pfizer）

- 艾伯特・博爾拉（Albert Bourla）：執行長，促成新冠疫苗快速研發
- 米凱爾・多爾斯騰（Mikael Dolsten）：首席科學長，擔憂公司選錯疫苗配方
- 凱瑟琳・詹森（Kathrin Jansen）：疫苗研發主管

貝斯以色列女執事醫療中心（Beth Israel Deaconess Medical Center）

- 丹・巴魯克（Dan Barouch）：愛滋病研究人員，與嬌生公司（Johnson & Johnson）一起用腺病毒血清Ad26開發出疫苗製法

牛津大學

- 阿德里安．希爾（Adrian Hill）：性格極端的疫苗研究員，專長是對抗瘧疾和顧人怨
- 莎拉．吉爾伯特（Sarah Gilbert）：設計出新冠疫苗的黑猩猩腺病毒專家

諾瓦瓦克斯（Novavax）

- 蓋爾．史密斯（Gale Smith）：用昆蟲病毒創造出疫苗技術，在微基因系統公司任職時研發出愛滋疫苗
- 史丹利．爾克（Stanley Erck）：執行長，越南退役軍人
- 古雷格里．葛蘭（Gregory Glenn）：董事長，前內科醫師，業餘雞農

學術研究員

- 喬恩．沃爾夫（Jon Wolff）：威斯康辛大學，研究mRNA的先驅
- 埃利．吉波亞（Eli Gilboa）：杜克大學，取得mRNA初期研發成果
- 卡塔林．考里科（Katalin Karikó）：匈牙利研究員，固執的mRNA支持者
- 德魯．韋斯曼（Drew Weissman）：貓奴，和考里科一起造就mRNA研究的重大突破

• 路易吉・沃倫（Luigi Warren）：軟體工程師轉職的生物學家
• 德里克・羅西（Derrick Rossi）：參與mRNA改革，協助創立莫德納
• 傑森・麥克萊倫（Jason Mclellan）：結構生物學家，發現穩定棘蛋白型態的方法
• 王念雙：中國人，致力於新冠病毒的研究突破

美國政府部門科學家

• 安東尼・佛奇（Anthony Fauci）：美國首席免疫學家
• 巴尼・葛拉漢（Barney Graham）：美國疫苗研發中心副主任，致力研究呼吸道病毒，與莫德納合作開發新冠疫苗
• 約翰・馬斯柯拉（John Mascola）：美國國家過敏及傳染病研究所，疫苗研發中心主任
• 奇茲梅基亞・科貝特（Kizzmekia Corbett）：葛拉漢研究室的病毒免疫學專家

微基因系統公司（MicroGeneSys）

• 法蘭克・弗沃維茲（Frank Volvovitz）：創辦人，支持愛滋疫苗

自序　戰勝病毒的故事

二〇二〇年一月底，我和兩個兒子到歐洲和中東旅遊。我們看到中國華中地區正在流行某種可怕病毒的報導，中國受到影響的區域可能不只華中，但這個病毒的威脅看來並不急迫或特別讓人擔心。走過希斯羅機場（Heathrow Airport）時，我兒子堅持要戴著自己做的口罩，但我把口罩拿掉了。衛生部門官員說口罩沒用，甚至還可能招來更多危險。似乎每隔幾年就會有人擔心某種新病毒，但病原體很少帶來太大的影響。只是，我從其他乘客的眼神看到緊張的神色。

不到幾個星期，全世界就被一種致病力極強的病毒挾持，數十年來最慘重的健康危機開始了。從一九八〇年代的愛滋病流行，或者是一九一八年的流感大流行以來，人類還沒有像現在這樣對自身健康狀態如此嚴重恐懼。在前期，恐懼伴隨著困惑和不確定，沒有人知道這種新型病毒的源頭，即便後來知道它屬於冠狀病毒，被命名為第二代嚴重急性呼吸道症候群（SARS2），或稱SARS-CoV-2，但大家不知道為什麼這個病毒可以傳播得又快又急，或要怎麼預防或停止它的傳播。唯一清楚知道的是，每個人都有可能確診。

二〇二一年夏末之前，全球已經超過四百五十萬人死於這個叫做嚴重特殊傳染性肺炎（Covid-19）的疾病，超過兩億一千萬人確診。[1] 其中，美國超過六十萬人死亡，比美國在一戰、二戰及越戰的總死亡人數還多。[2] 每日超過三千人死亡，彷彿整個美國天天都在歷經二〇〇一年的九一一事件。[3]

幾乎每個家庭都受到某種程度的影響，包含我的家庭。我有一個兒子確診，好朋友和親戚中也有人確診，一位叔叔和一位鄰居死於新冠肺炎。許多傷痛、潰堤和騷亂，都來自這個直徑約一百奈米的油性基因泡泡，小到僅是一根頭髮的寬度就足以容納一千個病毒顆粒。[4]

政治人物、政府官員、企業領袖和公共衛生專家都對這一個世紀以來最具破壞力的疫情始料未及。二〇二〇年一月從中國武漢開始出現神祕呼吸道疾病後，全人類共同見證的錯誤、疏忽和混亂可以寫成好幾本書，但這不是本書要談的內容。這本書講的是科學在一場現代瘟疫中保護人類的故事。

二〇二〇年春初全球封城時，我開始研究疫苗趨勢。我躲進與世隔絕的地下室，和《華爾街日報》那棟曼哈頓中城的建築斷了聯繫。不久後我聯繫到一群打算開發疫苗來遏止疫情的科學家、企業主管和政府研究員，他們不僅優秀非凡，且經常勇往直前。他們的努力和研究得以使蔓延的憂慮和絕望消散。

他們遭遇到的困難非常棘手。在疫情開始的時候，許多醫療專家認為不可能開發出安全又有效的疫苗，至少短期不可能開發出來。畢竟直到二〇二〇年以前，最快開發出來的腮腺炎疫苗也花了四年的時間。疫苗研發平均要花十年左右，但這群固執的科學家堅信自己可以找出拯救生命的辦法。在每一個轉捩點，他們都歷經無法預料的戲劇性事件。

我決定要把他們的故事說出來。研發、測試、製造，在一年內供應安全有效的疫苗，這是近代科學前所未有的壯舉，也可以說是人類最驕傲的時刻。總體而言，新冠疫苗在二〇二一年夏季前拯救二十七萬九千條生命，讓一百二十五萬人免於罹患重症。[5]

「這是史無前例的事情。」聖地牙哥斯克里普斯研究所（Scripps Research Translational Institute）的主任兼創辦人埃里克・托波爾（Eric Topol）說。「這將是科學醫學研究最大的成就，也許會是最令人敬畏的成果。」

如果成功的背後有很多母親，像新冠疫苗這樣具有歷史性、拯救生命、不可能的成功，就有許多血統合法的父親、母親、祖父母和各種遠親。重大突破看似一夜出現，但全都是來自多年的心血、創造力和挫折。學術研究人員是打下疫苗基礎的先驅，他們經常要面對苛刻的質疑、甚至嘲諷。從事創新的科學家歷經多年失敗卻仍然堅持，高瞻遠矚的企業主管也冒著危及職涯和名譽的風險，為這些創新研發背書。

也許最耐人尋味的是這場疫苗競賽中的失敗者，許多世界級的大藥廠和疫苗製造商對疫情的反應太慢，或無法找到有效的應對方式。相反的，是一群令人意想不到、沒有經驗的人挺身而出，拯救文明。包括被人認為是騙子的法籍主管，對病毒沒有經驗的土耳其裔移民，採用備受質疑、甚至是危險方法的波士頓科學家，以及被同儕排擠的英國科學家。

這些人遠在聚光燈外，花費數年研究創新的疫苗開發方法。在二〇二〇年之前，他們的研究都沒有什麼進展。但他們和工作夥伴都想阻止這個蔓延全世界的致命病毒。他們竭盡全力，在數個月內把畢生的努力轉化成疫苗，爭先恐後地做出重大突破——誰能做出疫苗，就能贏得榮耀。

他們的成功和努力引發一連串重要的問題。為什麼拯救世人的是那些默默無聞的科學家？為什麼他們有很好的方法，卻長年被忽略？我們要怎麼利用這些最新的研發方法來為未來的流行病做準備？這些帶來重大變革的研究人員接下來會征服哪些令人痛苦的疾病？

本書是根據超過三百位受訪者訪談整理而成，包含科學家、學者、企業主管、政府官員、投資人和其他在新冠疫苗成果中扮演重要角色或為疫苗成功打下基礎的人，他們試圖回答上述問題和其他問題。我接觸到資深官員、研究人員和各式各樣的人，他們來自莫德納、BNT、輝瑞、嬌生、牛津大學、Novavax和其他做出重要貢獻但經常沒有得到應有讚賞的公司和組織。本書根據第一人稱視角和說法集結而成，他們親眼見證或注意到我所描述的事件。我盡力確認和對照每個真相、事件和引用的話，並對每一位付出時間分享自己的觀察、回憶和洞見的人致上最深的感謝。

這是一個勇氣、決心，以及不畏生死的精巧故事，也是一個競爭激烈、有著嚴重的不安全感和野心肆無忌憚的故事。我嘗試以既能夠吸引一般讀者、也能吸引科學界人士的方式來說故事。我會提到修飾核苷（modified nucleosides）、結構生物學、脂質奈米顆粒（lipid nanoparticles，簡稱LNP），也會有惡性競爭、公司陰謀和野心壯志。最重要的是，新冠疫苗是一個富有英雄主義、奉獻付出與堅持不懈的故事。

我們處在一個疾病大流行的時代。每一年，人類都會入侵自然領地，增加從動物身上得到傳染病的風險，並且危害人類自身。疫苗競賽這一課，讓科學家、政治人物和其他人了解到，我們是否（或者什麼時候）會再與另一個致死的病原體狹路相逢。

這是一個戰勝病毒的故事。

序幕　鎂光燈照不到的地方

吳沙忻在冒汗。

那是二〇一九年十月初，午後炙熱的陽光下，吳沙忻站在密蘇里州堪薩斯城（Kansas）的停車場。那時，吳沙忻和幾個同事已經花了數週往返美國和歐洲，努力想讓投資人對BNT產生興趣。BNT是吳沙忻創辦的一家德國生技公司。

旅途並不怎麼順利，吳沙忻向投資人說明，BNT正在研發對抗多種癌症和傳染病的疫苗和治療方法。其中一個方法是讓一種叫做mRNA的分子攜帶指令進入體內，使身體能夠抵禦疾病。公司需要公開上市，籌備現金來繼續研發工作。

投資人很喜歡吳沙忻，他列舉數據、引用晦澀的研究論文，展現出讓人印象深刻的淵博知識。他們也很喜歡BNT準備研發疫苗對抗幾十種不同疾病的野心。吳沙忻深信免疫系統可以學會對抗疾病，而且已經花了二十多年時間研究該怎麼實踐。

他換下平常穿的T恤，西裝筆挺地跟投資人開會，話語溫和認真，開襟襯衫露出脖子上掛的土耳其護身符。吳沙忻留著一顆小平頭、濃眉大眼、棕色眼睛和耳朵一樣大。有些投資人已經查過吳沙忻的資料，知道他和其他生技人有點不同。吳沙忻是一位五十三歲的土耳其移民，住在德國美茵茲（Mainz）一棟簡樸的公寓裡。每天早上，他都會騎腳踏車到BNT辦公室，BNT是他與太太圖雷西一起經營的公司。圖雷西也是一名癌症研究員。

雖然投資人對吳沙忻印象深刻，但他們對公司和研發方法很有疑慮。BNT已經發展了十一年，卻沒有任何疫苗得到認證。只有一種藥進入中期的第二期試驗，公司疫苗的受試者僅有兩百五十人。全世界的研究人員研究mRNA數十年，卻沒有太多進展。有些醫學專家認為這東西是無稽之談，BNT根本在浪費時間。而且那時候股票很難賣，股市低迷，生技股萎靡不振，不太會有投資人想賭一家沒什麼成功希望的德國公司。

吳沙忻站在停車場，將手機貼在耳邊跟另一位投資人溝通，試著評估對方對BNT有多大的興趣。吳沙忻看起來緊繃又疲倦。對話結束後，他告訴團隊，除非BNT願意降價，投資人才願意買股票。

吳沙忻和同事們必須做出決定。他們沒有好的選擇：不是取消公司上市，就是削價吸引投資人。幾位主管圍坐在他身邊，另外幾位坐在敞開車窗的黑色廂型車上躲避炙熱的太陽。旅途漫長，他們準備要回家了。

「我們得做出決定。」吳沙忻跟團隊說。

決定並不難，公司需要資金，不論價錢如何都得賣股票。幾天後，吳沙忻帶著疲倦的笑容在紐約證券交易所宣布上市，募得一億五千萬美元，只比他們希望募得的一半再多一點。即便降價，公司股價還是在第一個交易日就跌破五%。

他不在乎投資人的想法，有一天他們會明白他和公司正在做的事情。

吳沙忻非常肯定。

讓人懷疑的技術

四十七歲的班塞爾，法國人、豐唇、蘋果下巴、穿著賈伯斯品味的高領上衣，從二〇一九年以來面臨更嚴厲的質疑。他花了八年的時間經營一家位於波士頓的生技公司：莫德納。當時，大家只知道班塞爾很會說服別人，卻不太知道他有什麼科學成就。班塞爾有種特殊能力，讓投資人相信莫德納可以用mRNA開發出安全有效的疫苗和藥物。然而，科學界大多對這個想法嗤之以鼻。他們都知道mRNA太不穩定了，很難在體內持續製造蛋白質。

質疑的人士說，就算有人可以找到運用mRNA的方法，也絕對不會是班塞爾這樣的人。大家都知道莫德納剛成立時的事情。那時班塞爾常常怒罵員工，讓員工承受高度的壓力。

「你們有一半的人待不到一年。」班塞爾曾經在開會時不帶感情地對神經緊繃的員工說。

二〇一九年時，班塞爾更加破釜沉舟。他號召固定班底團隊，讓他們相信mRNA一定有用。有一次他對團隊說，他們的技術可以拯救生命。

「我們會是那家迎戰危機的公司。」他這麼對員工說。

但外界的科學家、投資人和某些記者都覺得班塞爾過於誇大公司的潛力。幾年前，一家聲望很高的科學期刊甚至把班塞爾和美國生技公司詐騙案的伊莉莎白·霍姆斯（Elizabeth Holmes）相提並論。霍姆斯是血液檢測新創公司Theranos不怎麼光彩的創辦人，擅長把投資人騙得團團轉，也偏愛穿黑色高領毛衣。

二〇一九年底，惡意攻擊造成莫德納的損失。與一年前的上市價格相比，股價下跌一五%，讓班塞爾的募資難上加難。一些投資人對於莫德納把重心轉到疫苗研發很不滿，因為疫苗研發是一個充滿競爭與挑戰、利潤有限的領域。莫德納被迫縮減成本。這些抨擊對於莫德納的研究人員來說很不公平，因為他們對於研究進展感到驕傲。他們正在把攜帶基因指令的mRNA分子注入體內，讓身體能夠教免疫系統對抗疾病。莫德納甚至與美國政府頂尖的傳染病權威安東尼．佛奇和他的團隊合作，他們對莫德納的mRNA技術很好奇。

但莫德納的疫苗受試者還不多，而且和吳沙忻的BNT一樣，連通過認證的疫苗都沒有。莫德納只有一種疫苗正在規畫二期臨床研究，其他產品離後期臨床試驗都還很遙遠。公司希望二〇二三年以前至少能有一種疫苗進入市場，即便這個目標看起來過於狂妄。

新冠疫情爆發

二〇一九年底，班塞爾與妻子女兒飛到歐洲度假，探望過在巴黎的母親後便住在南法家中。他總算有機會逃離公司經營事務和各方質疑的壓力。

新年過後的某天早上，班塞爾很早起。他悄聲走進廚房，不想吵醒熟睡的女兒們。

他泡了一杯伯爵茶，拿起餐桌上老舊的iPad收信，順便瀏覽新聞。一個消息讓他停下手邊的事：**中國一種肺部疾病持續蔓延**。

班塞爾發信給一位政府部門的資深科學研究人員。

「你知道這是什麼嗎？」班塞爾問道。

那位研究人員也在關注這個情況，但沒有人知道源頭是什麼。

班塞爾一直想著這個持續蔓延的疾病。他想，也許自己的團隊可以做點什麼，也許他們終於可以證明mRNA是有用的。他發出一堆訊息，一則比一則更急迫。

「有最新消息嗎？」

「你知道了嗎？」

「是病毒嗎？」

隸屬政府部門的這位科學研究員答應班塞爾，一旦知道疾病源頭就會告訴他。幾天後，班塞爾和家人飛回波士頓，但心中一直惦記著蔓延的疾病。公司的研究人員花了多年時間準備對抗病毒，但尚未成功抵禦任何一種病毒。他懷疑在中國爆發的這種疾病是否為嚴重的問題。

萬一是呢？

第一章

人類第一支疫苗

一九七九年——一九八七年

在這之前和之後，疫情讓生命一分為二，像戰爭或經濟大蕭條一樣，讓整個社會理解其運行的道理。

——雷迪·希爾斯（Randy Shilts），《世紀的哭泣》（*And the Band Played On*）[1]

亨利·馬索爾（Henry Masur）愈來愈絕望。

他面前的年輕人呼吸短促、發著高燒、咳嗽不止。馬索爾是三十三歲的主治醫師，這是他在曼哈頓上東區紐約醫院的第一個星期，做了一堆檢查還是找不出病人的病因。這位病人是曼哈頓另一家醫院的保全，似乎沒有任何慢性疾病，他在喘息之餘說，他已經跑了好幾家紐約的醫院、看了好幾位醫生，都沒有人能幫他。

病人的心跳愈來愈快，血氧值驟然下跌。九十五、九十四、九十三……再低下去就可能有死亡風險。馬索爾不知道這是什麼病，嚴重的結核病？新型黴菌感染？某種更危險的東西？他詢問同事、查找醫學文獻，都找不出答案。

快沒時間了。馬索爾還需要更多資訊，他決定要動刀，但以病人虛弱的狀態來看，風險很高。

我得看看他的肺部。

幾個小時後，醫院的病理學家從顯微鏡抬起頭來並給出答案：這位年輕人得的是肺囊蟲肺炎（pneumocystis carinii pneumonia）。

馬索爾很震驚。

怎麼可能？

馬索爾曾經是極少數研究這種肺炎的專家。好幾年前，他剛開始做一項傳染病及熱帶醫學的研究計畫，因為他是研究室裡最年輕的成員，不能選擇要做哪種微生物研究。瘧疾和其他很酷或受人注目的傳染病、蟲、流行病都被選走了。馬索爾只能研究肺囊蟲肺炎，同事們都努力憋笑。這種肺炎曾經每年影響東歐和其他地方上百位營養不良的孩子。然而，在一九七〇年以前，全美每年只有七十人感染，而且幾乎只有免疫系統受損的人才會受感染，例如癌症病患。研究室主任向他保證，研究這種疾病很有價值，但馬索爾知道自己根本不可能遇到肺囊蟲肺炎的患者。

直到如今，一九七九年秋天，馬索爾在當上主治醫師的第一個星期就遇到了。他的患者還是一位健康的成人，簡直不可思議。

馬索爾決定對病人施打一種給感染兒童白血病患者的藥物進行測試。馬索爾的病人的情況穩定下來，終於可以出院。但馬索爾還沒能喘息，就又遇到了好幾個患了這種罕見肺炎的病患。紐約其他醫院的內科醫生、以及芝加哥、亞特蘭大、洛杉磯和舊金山的醫生也都遇到這個情況。

身高一八三公分、體型纖瘦、有著高額頭與一頭黑髮的馬索爾，是習於思考的人，尤其是遇到重大決定和困境時，不想出解決辦法不會罷休。面對這漫長的一天，馬索爾緩緩走過馬路，回到醫院宿舍的單人房，想弄清楚為什麼這些人會染上這種曾經罕見的傳染病。晚上他和在醫院當護理師的妻子爭論好幾回，試圖找出理由。

不到幾個月，馬索爾的第一位病人死亡，還有許多病人垂死掙扎，染病的年輕人從世界各地來找馬索爾和他的同事。在倫敦，染上肺囊蟲肺炎及其他不明傳染病和腫瘤的病患，虛弱地走進位於切爾西（Chelsea）的聖史提夫醫院（St. Stephen's Hospital）。這家百年醫院的醫生注意到，這些患者不是同志就是靜脈注射的毒品成癮者，但是這個發現沒有辦法解釋這種病的特徵或該怎麼治療。他們知道某個東西使男人容易感染這種罕見疾病，卻不知道那是什麼。

醫生心煩意亂。早在幾個月前，他們信心十足又樂觀。過去十年來，在預防和治療各種疾病都有重大進展，包含心臟病、糖尿病和某些癌症。厲害的抗生素和精確的診斷方式都已經問世，現代藥物似乎可以徹底消滅最具傳染力的疾病。

如今醫生卻面臨一種找不出病源、無法治療，也無法理解的疾病，恐懼和挫敗籠罩著他們。

「除了同情和開止痛藥，我們完全無能為力。這會在你的餘生中留下傷疤。」倫敦聖史提夫醫院的年輕醫師傑諾米．法拉爾（Jeremy Farrar）說。

傳染病專家尤其無助。許多專家踏入這個領域是為了治療病患，而不只是改善病況或讓病況維持岌岌可危的狀態。大部分醫生在治療癌症、心血管疾病或其他特定病症時都是如此盼望。

「我喜歡替病患問診、診斷、治療，然後看到他們慢慢好轉。」在隸屬於美國國家衛生研究院的過敏和傳染病研究所（National Institute of Allergy and Infectious Diseases,

NIAID）的實驗室工作的克利佛・雷恩（Clifford Lane）說，「現在，突然之間，你的患者都是和自己同年齡的人，我們束手無策，連他們得的是什麼病都不知道。」

研究人員判定，大多數患上這種不知名疾病的人都是透過性行為傳染，因為病毒會透過生殖道、直腸或其他體腔的黏膜組織進入體內。還有一些人是透過血液，有時候是因為共用針頭而被傳染。一九八二年，位於美國亞特蘭大的疾病管制與預防中心（Centers for Disease Control and Prevention）將這種疾病命名為：後天免疫缺乏症候群，或稱愛滋病（AIDS）。位於巴黎的巴斯德研究院（Pasteur Institute）和位於華盛頓的國家癌症研究所（National Cancer Institute）最終確認，愛滋病是由一種新型的反轉錄病毒帶來的，這種病毒叫做人類免疫缺乏病毒，或稱HIV。

病毒散播很快。紐約的愛因斯坦醫學院裡，有五位黑人新生兒有嚴重免疫不全的病徵。焦慮蔓延，連對疾病和死亡司空見慣的專業人士都焦慮起來。有些病理學家拒絕驗屍，擔心會被這種新疾病感染。恐懼迅速蔓延到社會大眾。之後，印第安那州一位名叫瑞安・懷特（Ryan White）的男孩在治療血友病時，因輸進受汙染的血液而被感染。緊張的家長們逼迫學校不准他去上學。

政府人員努力了解並阻止疾病散播，雖然有些人無知得無可救藥。一九八三年，工作人員和衛生局人員向時任美國衛生與公共服務部部長的瑪格理特・海克勒（Margaret Heckler）做疾病簡報，她對愛滋病的其中一種傳播方式感到困惑。

「肛交？你們會那樣？」海克勒轉頭問同志助理。

「我們晚點再來討論這件事。」[2]另一位工作人員對海克勒說。

當科學家對這種疾病有更多了解之後，有些人很樂觀，認為也許很快就會研發出疫苗。當然，在傷寒、小兒麻痺症和麻疹的病源確認後，疫苗花了五十年才問世。不過，醫學發展很快，一九八四年四月二十三日的記者會上，海克勒宣布疫苗即將問世。

「我們希望疫苗在兩年內能夠進入試驗階段。」她對記者這麼說。

現場支持海克勒的政府科學人員信心滿滿：他們要創造歷史了。傳統上，疫苗是多數流行病的終結者。確實，沒有人能像那些剷除瘟疫和疾病的疫苗研發者那麼備受推崇。這些科學家經常被塑造成傳奇人物，即便他們的貢獻有點被誇大了。

疫苗簡史

一七七四年夏天，英國南部的一位農夫班傑明・傑斯棣（Benjamin Jesty）注意到有位擠奶女工似乎不受天花影響。那年年初，年輕的安納・諾特莉（Anne Notley）照顧過感染天花的一家人。染上天花的人裡，十個有三個死亡，還會引發眼盲和其他併發症，但她卻安然無恙。傑斯棣知道諾特莉和其他擠奶女工一樣，之前都感染過一種較不嚴重但相關的病原體，叫做牛痘，經由受感染的乳牛乳房傳播。

傑斯棣想到一個方法。他拿太太縫紉的針，從一隻有牛痘病徵的牛身上刮取膿液，故意讓家人也感染牛痘。後來天花在他住的區域迅速傳染，但傑斯棣的家人卻沒有被感染。傑斯棣想再測試一下自己的運氣，便讓兒子也感染牛痘——果然不會感染天花。*當地的人一點也不驚喜，反而陷入恐慌。有些人擔心傑斯棣的針會讓他的家人變成「長角的野獸」。最後傑斯棣一家人被迫逃到英吉利海峽的波白克島（Purbeck）上。[3]

傑斯棣接種牛痘（還有他們一家都沒長角）的事情傳開來，英國醫生開始嘗試類似的接種方法。一七九六年，一位名叫愛德華．詹納（Edward Jenner）的醫生讓一位八歲的小男孩接種牛痘。詹納後來再讓男孩感染天花，結果牛痘讓男孩不受天花影響，甚至沒有局部發炎或感染。詹納也替其他人接種。和傑斯棣不同的是，詹納對接種對象進行評估，用科學方法分析他們的接種狀況，並發表他的研究結果。不久後，全英國乃至全

* 他們有傷口發炎的問題，大概是因為傑斯棣用的針頭很髒。

世界都將這種疫苗視為根除天花的方法。當詹納的傳記作者將人類第一支疫苗歸功於詹納發現一位美麗的擠奶女工對天花有抗體，而傑斯棣的機靈卻被視而不見。擠奶女工的形象果然比傑斯棣髒兮兮的針頭更讓人難忘。

其他疫苗先驅各有其獨到之處，即使他們也帶來不同的爭議。例如一九四〇年代，一位叫做約納斯·沙克（Jonas Salk）的病毒學家開始根據想像的推論發表學術文章，但也經常因為推論的數據有限而引發爭議。

「我採用推論的方法，因為這是引發科學思考和討論的合理方式。」沙克後來解釋道，「而我採用預測，則是認為這是科學思考的本質。推論和預測在病毒學界都不流行，我覺得很可惜。」[4]

沙克花了數年尋找小兒痲痺症的疫苗，小兒痲痺可以在一年內導致幾千人死亡，總死亡人數成千上萬，其中多數是兒童。當時，大多數科學家都在用弱化的活病毒作為疫苗，和傑斯棣預防天花的方法一樣。沙克嘗試不同的做法：他在匹茲堡大學的研究室裡培養小兒痲痺病毒，加入甲醛來殺死或減少病原體活動力，狂犬病和霍亂疫苗也曾採用這個做法。沙克在幾千名孩童身上測試疫苗，連自家孩子都施打，在一九五三年證實當時疫苗成效超過六〇％。這個結果讓整個美國歡欣鼓舞，把沙克視為英雄，報紙頭版、光鮮亮麗的雜誌封面和電視新聞裡都有他的肖像。後來沙克的死對頭阿爾伯特・沙賓（Albert Sabin）用弱化或稀釋的病毒製作出口服的小兒麻痺疫苗，也被證實有效。這兩種疫苗雙管齊下，有效阻止小兒麻痺危害大部分的世界。

所有疫苗或多或少都是類似的機制：教導引發體內複雜的免疫系統對抗病原體。人體免疫系統有兩道防線，第一道是快速反應的「先天」免疫系統，由多種白血球組成，如巨噬細胞、樹突細胞和自然殺手細胞會保護身體的出入口，例如皮膚、鼻子、喉嚨等等，來偵測並抵禦病毒及其他外來入侵者。

免疫系統並不需要提前接觸病原體就可以啟動，但卻沒辦法處理特別強勢或聰明的病原體。這些難打的仗就會啟動「後天」免疫系統，它一旦察覺危險，就會送出其他種白血球，包含能夠辨識特定病原體的T細胞和B淋巴球，或稱B細胞，可以產生強大抗體來跟病原體作戰。

這些細胞比先天免疫系統更有效。T細胞扮演重要的防衛軍，B細胞則生產消滅入侵者的抗體大軍。問題是這個後天的免疫系統雖然強大，反應卻很慢，要花時間確認入侵者有沒有危險到需要送出T細胞和B細胞去打入侵者。這讓病毒有機會增強威力並感染身體細胞。這時候就需要疫苗了。傳統疫苗將攜帶原本很強大、但已弱化或死亡的病原體注入體內血液。一旦進入體內，這個外來媒介就會引發體內的後天免疫系統來追殺及消滅它。疫苗裡的病原體是無害的，但身體還是會抵抗它，像對付有威脅性的軍隊一樣攻打它，即便它已經弱化了。後天免疫系統不會清除這場戰爭的記憶，會持續發送抗體來巡邏，看看有沒有病原體的蹤跡，一旦發現任何類似的敵人，就會讓抗體回復戰鬥模式。

因為疫苗通常是弱化的病毒、不活化病毒，或某些複製的東西，所以幾乎不會讓身體感染上他們要預防的疾病。在沙克和沙賓有突破性進展的幾年後，科學家會用其他方式生產疫苗，但目的是一樣的：活化並教導免疫系統來抵禦未來的入侵者。

一九八〇年代的科學家大多很樂觀，認為可以用傳統方式來研發出有效的愛滋疫苗，部分原因是他們對這種病毒的了解取得快速進展。一位分子生物學家黃以靜在知名研究員羅伯特．加洛（Robert Gallo）的研究室工作，協助確認愛滋病毒就是愛滋病的源頭。於是她複製了病毒，找到病毒的某些運作方式，揭露ＨＩＶ入侵免疫系統的途徑。（黃以靜和加洛甚至還能找到時間談戀愛和生小孩。）[5]

然而，讓人氣餒的挑戰很快就到了。愛滋病毒的突變率異常地高，而且可以狡猾地躲過免疫系統。科學家們認為採用不活化或稀釋病毒來製作疫苗太過危險。他們擔心若把愛滋病毒放入疫苗，它的複製速度可能會不受控制，或者是突變成更可怕的病毒。之所以要特別注意是因為染上愛滋的人，免疫系統多半已被破壞。這也解釋為什麼多數知名製藥公司，包含默克（Merck）和普強（Upjohn）都對研發愛滋疫苗興趣缺缺，因為困難重重。

要研發藥物來消滅或減緩愛滋病毒感染的速度，實在太難了。最大的挑戰包含科學家無法找到預防病毒在體內複製的方法。一九八七年三月，找到愛滋病原體的三年後，美國食品藥物管理局（FDA）通過第一種治療藥物，一種叫做疊氮胸苷（azidothymidine），簡稱AZT的藥物。這個消息讓大家充滿希望和興奮之情，但終究令人大失所望。疊氮胸苷失敗告終，許多患者在幾個月的治療後，體內產生極不尋常的抗藥性。這種藥不但貴，在多數醫生使用高劑量的情況下還會產生危險的副作用。

根除疫苗的曙光

愛滋病大流行在一九八〇年末每況愈下，美軍（全是性慾旺盛的年輕男子）尤其遭受重大打擊。軍醫愛莫能助地看著病人的初始T細胞（俗稱輔助T細胞）驟然下降，顯示免疫系統正在退化。許多軍人被病毒感染，華盛頓州的華特里得國軍醫療中心

（Walter Reed National Military Medical Center）開放所有病房收治愛滋患者。

「這種傳染病極少在健康的人身上看到，一旦染上就完了，疊氮胸苷沒有用。」一九八〇年代中期在華特里得國軍醫療中心服務的資深醫師艾德蒙・特拉蒙（Edmund Tramont）說，「我們眼睜睜看著年輕人死去，什麼也做不了，只能給予一般的治療。」

有一天，一位中將對自己的情況憂心忡忡，跟特拉蒙約了凌晨四點在華特里得的辦公室碰面。那位中將知道對軍隊來說，同志身分是很「不體面」的事情，而且可能因為有失國軍顏面而被解雇。所以他才挑凌晨四點這個時間來，希望不會有人知道。

在一番尷尬地客套之後，特拉蒙艱難地開啟話題。

「中將，如果要幫你，我還需要一些資訊。」

中將承認自己有同性之間的性經驗，他鎮定地讓特拉蒙問診，了解接下來的情況。

「你要讓老婆知道這件事。」跟中將說他得了愛滋病之後，特拉蒙說。

「醫生，我已經說了。」中將眼裡帶著憂傷。

後來，特拉蒙治療一位二十歲的女人，她是現役軍人的妻子。她先生在柏林駐紮的時候被傳染，又把病毒傳給她。歐洲好幾個地方都有上百位軍人感染愛滋病毒，柏林就是其中一個。特拉蒙和同事詢問為什麼這麼多案例都和軍人有關，尤其是柏林的軍人。

結果發現，因為這些軍人無法負擔當地妓女的價格，經常去找剛果來的女人，而剛果是愛滋病毒最早開始的地方。科學家們估算高達五分之一染上愛滋的妓女和柏林的美軍有接觸。

特拉蒙的病人情況快速惡化，除了提供緩和醫療照護之外，什麼也做不了，讓他大受打擊。

「那個可憐的女孩結了婚，結果老公在柏林駐紮染疫。那個案例真的讓我很難過。」特拉蒙說。

特拉蒙和醫院的其他工作人員拚命找，想知道有什麼東西可以幫助愛滋患者。不久後，他們因為一種大有可為的疫苗而振奮起來，疫苗是北達科他州一個古怪的農場男孩和一位說話很快的東岸企業家研發出來的。在那段時間，這個奇怪的組合似乎找到根除疫情的方法。

第二章

用昆蟲細胞製藥

一九八五年——一九九四年

蓋爾．史密斯在北達科他州的邁諾特（Minot）、一個占地一萬英畝的苜蓿農場長大。後來他與家人搬到蒙大拿州邊界，住在威利斯頓（Williston）這個繁榮與蕭條交錯的石油小鎮。在一九五〇到一九六〇年代，還是小男孩的史密斯花了很多時間待在地下室研究化學組合或製造火箭，有時候也會跟雙胞胎姐姐蓋兒（Gayle）一起做實驗。他在校成績很好，甚至跳級讀書，但他的人緣不太好。

「不是每個人都喜歡成績好的人。」他說。

七年級的某一天，蓋爾走進學校圖書館，發現有面牆全是科學書籍。對這個安靜的男孩來說，圖書館變成一片綠洲。他成天待在圖書館，這也是他職涯的起點。

蓋爾的家人是衛理公會教徒（Methodist）*，但他從很小開始就對基督教教義產生質疑。他崇拜約翰・甘迺迪（John F. Kennedy），挑戰鄰居較為保守的意見，因為有些鄰居是激進的約翰・伯奇協會（John Birch Society）成員。

「我不知道那是種族主義，只覺得那樣不對。」他說，「我的動力來自於以不帶偏見的方式尋找真理。」

蓋爾覺得繼續讀高中沒什麼意思、很無趣，於是他在高三學期初就輟學，到當地大學修課。儘管如此，頂尖的成績和創新的科學研究計畫，包含與兩位當地醫生合作研究腦部腺體的計畫，讓蓋爾在該年夏天保送到羅德島州普洛敦維士（Providence）的布朗大學，就讀一門給高中生念的知名科學學程。這個從未離開過北達科他州的十五歲孩子，緊張兮兮地在往東的火車上整整兩天沒闔眼。因為對其他乘客有戒心，蓋爾對四周很警戒，整趟旅途幾乎沒有睡覺。

「那兩天很漫長。」他說。

蓋爾到了一個在分子生物學和基因工程非常活躍先進的校園。他和同學上的是弗朗西斯・克里克（Francis Crick）和詹姆斯・華生（James Watson）的課，這兩位學者率先發現去氧核糖核酸（DNA）分子的雙螺旋結構。他們也讀過華生手工裝訂的《基因分子生物學》（*Molecular Biology of the Gene*）和詹姆斯・克羅（James Crow）的《基因筆記》（*Genetic Notes*），這些書都是後來讓基因研究出現突破性變革的書籍。

蓋爾欲罷不能。

「我發現生物系統有多複雜，一切都息息相關。」他說。

蓋爾想到布朗大學念書，但他付不起每年兩千美元的學費，只好到北達科他大學念生物化學。蓋爾很喜歡實驗課，但幾乎不去上其他的課，只喜歡自己讀課堂資料。蓋爾又高又瘦又內向，空閒時間都在拍照、在房裡聽古典樂，或跟新朋友下西洋棋。

一九八一年，蓋爾開始在大學城的德州農工大學（Texas A&M University）攻讀分子生物學博士，同時也在一百英里外的休士頓貝勒醫學院（Baylor College）修病毒學課程。有些學生顧著參加派對、踢足球和交女朋友，但蓋爾想的事情非常不一樣。

有年德州冬天異常地冷，一天早上，蓋爾正在聽貝勒醫學院的教授講述研究人員是怎麼複製人類的β型干擾素基因（beta interferon gene）。β型干擾素基因是一種幫助細胞抵禦外來入侵者的黏性蛋白質（sticky protein）。那時候，學術界或藥學界的多數人如果想製造干擾素或其他蛋白質來製藥或進行其他目的時，都是在酵母菌或細菌中進

＊譯注：信奉嚴格宗教生活、遵循道德規範的基督新教派，又稱循道宗。

行。也就是說，他們把DNA指令透過一管酵母菌或細菌放進特定的蛋白質裡，跟一種特殊的溶液混合，誘導細胞接受這個DNA，然後將管子移到一個大缸，讓細胞不停傳送指令，像工廠一樣複製出更多這種特定的蛋白質。

這種製造蛋白質的方式通常很有效，但不太適合製造干擾素、抗體或其他用藥所需的複雜蛋白質。蛋白質是摺疊起來的，表示它們有立體結構。它們也可以「醣基化」（glycosylated）*或是跟碳水化合物結合。酵母菌和細菌細胞無法製造多數的蛋白質結構。一九八〇年代的學術研究員用哺乳動物的細胞做實驗，例如用中國倉鼠的卵巢細胞來製造這種蛋白質。然而，這個方法有其他問題，所以在當時並沒有什麼商業價值。

蓋爾坐在貝勒醫學院的講堂裡，想到一個更好的方法來製造類似干擾素那樣的蛋白質：利用昆蟲細胞。蓋爾發現昆蟲和人類的相似度比多數人想的都還要高。兩者都需要氧氣，也都有某些相似的內部結構，例如腦部、心臟和生殖器官。同樣重要的是，兩者的細胞結構很類似，都可以製造複雜摺疊的蛋白質。對蓋爾來說，利用感染昆蟲的桿狀病毒，似乎是把必要的DNA送進昆蟲細胞、製造像干擾素那種蛋白質的絕佳辦法。

乍看之下，用昆蟲病毒來研發給人類使用的藥物可能有點奇怪，甚至很危險，但蓋爾研究過昆蟲病毒，知道用昆蟲病毒製作殺蟲劑已經有幾百年的歷史，對人類很安全。

他也發現桿狀病毒的「空間」很寬敞，這意味著它們的染色體相對來說很大，足夠讓生物學家插入大片的基因訊息。

根據DNA指令，蓋爾推論昆蟲病毒可以用來感染昆蟲細胞，以製造特定蛋白質。蓋爾想的是一種全新的「表達載體」，或是製造成千上萬複雜蛋白質的方法。科學家可以用這些複雜蛋白質來研發新藥物和疫苗。

上完課後，蓋爾跑去找約翰．柯林斯（John Collins）分享他的想法。是柯林斯讓他有了這個想法。

「你跟我一樣瘋狂。」柯林斯對他說。

蓋爾並沒有被嚇到，他飛奔回德州農工大學，逕直前往校外一家叫做雞油公司（Chicken Oil Co.）的酒吧。研究生們會在那裡喝酒、打撞球、聊科學。蓋爾幾乎跟每一個願意聽的人講了他的昆蟲細胞概念。平時在社交場合很內向的蓋爾，現在話完全停不下來。只需要花上喝幾杯德州特產的孤星啤酒（Lone Star）的時間，他就有可能顛覆整個藥物研發界的創新想法。

* 譯注：人體內蛋白質與醣類結合。

「你覺得這會太天馬行空嗎？」他問一個叫做彼得．克雷爾（Peter Krell）的實驗室同學。

克雷爾告訴蓋爾，他有一些想法。愛滋病毒帶來的疫情正在升溫，多數生物學家和免疫學家都在全力對付這個新興病毒，但他們念的是昆蟲病毒，一個絕對冷門的領域。他們的知識是時候派上用場了，克雷爾對蓋爾說。

「對，去做吧！」他對蓋爾說。

蓋爾回到貝勒醫學院，急匆匆地去找喬瑟夫．莫尼克（Joseph Melnick），一位研究小兒痲痺症的傳奇人物，也是病毒學暨流行病學系的系主任。他已經想到博士論文的題目了！蓋爾滔滔不絕地對莫尼克說。

莫尼克一臉困惑。

「為什麼要在昆蟲細胞裡製造蛋白質？」莫尼克問他。

蓋爾決定跟著德州農工大學的明星教授馬克斯．薩默斯（Max Summers）做博士研究。薩默斯教授同意讓他邊在研究室工作邊開發這個系統。蓋爾花了一年的時間跟薩默斯教授和一位叫做麥肯．弗雷瑟（Malcolm Fraser）的博士後研究員改善研究方法。透過小道消息，他們注意到這個領域的頂尖科學家，路易斯．米勒（Lois Miller）正在研究類似的昆蟲研究，讓他們備感壓力。蓋爾、弗雷瑟和其他人常常在實驗室待到半夜，喝啤酒、狂聽貝多芬和莫札特來消除緊張情緒。蓋爾決定用蝴蝶和飛蛾細胞來做研究，因為這兩種昆蟲的細胞比較安全，蚊子和其他叮咬人的昆蟲細胞可能會引發過敏反應。

一九八二年，團隊終於成功了！他們複製人類的β型干擾素，那正是蓋爾聽教授講課時開始做昆蟲夢的起點。他們也製造出令人驚訝的蛋白質數量，可以確保體內注入有療效的劑量。這三個人把細節寫成論文，投了一堆期刊，但沒有人對他們的研究有興趣。用昆蟲細胞來製藥？真的假的？到了一九八三年年底，一份名為《分子細胞生物學》（*Molecular and Cellular Biology*）的新創期刊刊出他們的論文，當時三十四歲的蓋爾終於拿到博士學位。

「他們剛創刊，很需要有人投稿。」蓋爾提到這家期刊時這麼說。

隨著時間過去，蓋爾的昆蟲病毒研究得到賞識，企業也採納他的研究方法。首先是農業相關的應用，後來則是醫學研究。之後，流行疫苗和藥物，包含帶狀疱疹、流感和人類乳突病毒都仰賴蓋爾的「桿狀病毒表現載體系統」（baculovirus expression-vector system）。因為蓋爾、薩默斯和德州農工大學申請了研究專利，他們後來收到的專利版稅高達數百萬美元。

羅馬當然不是一天造成的。在他們突破性的研究之後，蓋爾只想得到同儕的尊重，希望有製藥公司看到他創造的研究方法的潛力。一九八二年八月，蓋爾和薩默斯到紐約北部的康乃爾大學，第一次透過演講分享他們的研究。演講廳人潮爆滿，蓋爾興奮又緊張，希望可以遇到想用他的研究方法製藥的人。但演講過後只有一個人留下來跟蓋爾說話，那個人叫做法蘭克．弗沃維茲，是一個興奮的三十歲男子。

弗沃維茲早就聽過蓋爾和薩默斯的研究，因為對他們的研究非常好奇，他開了快五小時的車從康乃狄克州西哈特福（West Hartford）的家裡過來聽演講。聽演講前，弗沃維茲在伊薩卡（Ithaca）發現美味的貝果店後心情一直很好，他把目光都放在蓋爾身上，希望說服蓋爾加入他新創立的小公司。

蓋爾立刻就對這位有張娃娃臉、深色捲髮、帶著粗框大眼鏡、說話時習慣瞇著眼的弗沃維茲產生好感。弗沃維茲是位有科學素養的商人，他也曾經研究過干擾素。他看起來很聰明，而且野心勃勃。最重要的是，他聊到蓋爾的昆蟲病毒構想時，整張臉亮了起來。

「這很有商機！」弗沃維茲向蓋爾保證。

那時，弗沃維茲已經關掉一家生技公司，他要在老家地下室創立新公司。他的目標就是製造出一種殺蟲劑，可以殺死攻擊聖誕樹的一種常見害蟲。這並不是什麼引領潮流的東西。

蓋爾完全不知道那是什麼，即便如此也無所謂。弗沃維茲很欣賞蓋爾的研發，他懂，而這就是蓋爾想要的。

「我很高興有人在乎。」蓋爾說。

一九八五年，蓋爾搬到康乃狄克州，幫弗沃維茲的十人公司做科學研究，這家公司名為「微基因系統公司」。不久後公司從弗沃維茲家裡的地下室搬到西黑文市（West Haven）。再不久，蓋爾和弗沃維茲即將跌破眾人眼鏡，成為研發愛滋疫苗的領袖。

製作愛滋疫苗抗體

蓋爾第一天進到新辦公室的時候，注意到微基因系統公司所在的這棟建築裡也有家具店和直升機零件的供應商，單調乏味的環境，完全沒有任何革命性醫學研究的氣息。然而，弗沃維茲信心滿滿，決心要撼動科學界。他做的決定，即將讓這家孵化中的新創公司變成全美國最受注目的公司。

愛滋病的流行愈來愈嚴重，美國超過一百萬人感染愛滋病毒，超過四萬人確診，超過一萬六千人死亡。最後，資金終於流向解決危機的科學家。弗沃維茲嗅到商機，決定要讓微基因系統公司研發愛滋疫苗。

當時，關於哪種製造疫苗的方法最有效，吵得沸沸揚揚。愈來愈多研究愛滋病的研究員認為用基因工程複製部分病毒作為抗原（刺激免疫系統的主要物質）來製作疫苗的方法，比使用真病毒的傳統方法更好。這種新的疫苗可以教導免疫系統辨識病毒獨特的蛋白質，甚至是蛋白質的碎片，如此一來，一旦愛滋病毒入侵，身體也已經有抗體了。支持這派理論的人知道，雖然這個方法不一定可行，但用愛滋病毒的蛋白質合成物質或重組物質，絕對比傳統上將病毒注入體內的方法更安全。

弗沃維茲發現這個新方法非常適合用在蓋爾的昆蟲細胞研究。蓋爾、弗沃維茲和他們成長中的團隊決定要取得愛滋病毒的ＤＮＡ，放進桿狀病毒裡、感染昆蟲細胞，並製造可以作為疫苗抗原的蛋白質。一九八〇年代後期，科學家找到愛滋病毒表面的關鍵蛋白質，稱為「膜」（envelope），也就是讓病毒能夠附著在人類細胞的東西。就像新冠病毒的棘蛋白（當時沒什麼人注意到的病毒大家族），愛滋病毒的膜蛋白從表面凸起，像刺突一樣。這種蛋白可以騙過人類細胞的表面受體，這樣就可以攻擊身體。蓋爾和他在微基因系統公司的團隊把疫苗研發重點放在一種叫做gp160的膜蛋白上。

當政府研究人員聽說蓋爾和弗沃維茲要做的事情，開始好奇了起來，這才意識到蓋爾有基因剪接的天分，而微基因系統公司的方法可能比使用致命病毒更安全。一九八六年，蓋爾被找去馬里蘭州的美國國家衛生研究院（National Institutes of Health，以下簡稱國衛院）開會。他走進狹窄的辦公室，不敢相信是誰坐在他面前——安東尼・佛奇，美國國家過敏和傳染病研究所主任，也是政府單位負責愛滋病研究的人；還有三位傳奇人物：沙克、沙賓和傑出的疫苗專家，莫里斯・希勒曼（Maurice Hilleman）。

「我們能做什麼？」佛奇嚴肅地問蓋爾和其他科學家，「我們要怎麼做出愛滋疫苗？」

三年前，蓋爾在德州的雞油公司狂飲孤星啤酒。現在他正在跟史上最有成就的科學家們辯論，而且他們**問他**有什麼想法。這就好像被丟進凱文・杜蘭特（Kevin Durant）、凱里・歐文（Kyrie Irving）和詹姆斯・哈登（James Harden）組成的新籃球隊，還被要求要投出關鍵球一樣。

蓋爾的加入，顯示當時成功複製複雜醣化蛋白質的人少之又少。這種醣化蛋白質是愛滋病毒表面的膜，佛奇和其他人希望可以用它來做疫苗抗體。蓋爾能在這個明星陣容出現，也顯示出科學界有多急著想要找出對抗愛滋病的新方法。

在收到國衛院一位叫麥爾肯・馬丁（Malcolm Martin）的調查員寄來的gp160蛋白質後，蓋爾加以修飾，並將其注入桿狀病毒系統。蓋爾和同事很快研發出一種叫做VaxSyn的疫苗。當動物被注入微基因系統公司研發的這支疫苗後，都產生強烈的免疫反應，代表有很高的抗體，是早期實驗大有可為的徵兆。美國國衛院的過敏和傳染病研究所的雷恩、華特里得國軍醫療中心的艾德蒙・特拉蒙，和其他科學家都聽說了微基因系統公司的實驗結果，很想進行更多測試。

「他們的進度很快，我就在那裡跟他們一起做實驗。」雷恩說。「我的想法是，『我們在一個很不好的處境，既然它可以產生免疫，那就來看看志願受試者的情況。』這件事情代表疫苗能夠刺激免疫系統。」

一九八七年八月，微基因系統公司成為美國食品藥物管理局第一家通過愛滋疫苗人體測試許可的廠商。美國國家過敏和傳染病研究所宣布徵求八十一位男同志進行測試，新聞震驚了製藥產業，因為根本沒什麼人聽過弗沃維茲、蓋爾和微基因系統公司。[1]

「這間公司是怎麼憑空冒出來的？我不知道。」股市分析師蓋瑞・哈頓（Gary Hatton）困惑不解地說。[2]

弗沃維茲接納質疑，在華盛頓向一群記者說明。他信心滿滿，說新聞媒體應該也要密切關注公司其他未來無可限量的疫苗。

「市場潛力無限。只要其中一兩種疫苗成功，這家公司就成功了。這個賭注很划算！」弗沃維茲對記者們說。[3]

弗沃維茲快要能夠解決人類最棘手的問題了。他最喜歡的兩件事就是克服挑戰和證明質疑者是錯的。高中的時候，他讀到熱帶魚的業餘愛好者很努力想培育亞馬遜河的七彩神仙魚（discus fish），卻遭遇重重困難，於是在家裡的地下室打造一個大魚缸，複製亞馬遜河的環境，想培育出一堆七彩神仙魚。[4]幾年後，一位教授勸阻他創辦新公司，但弗沃維茲放棄紐約大學的微生物博士班，創立了第一家生技公司。

雖然距離通過標準許可還要幾年，但如今弗沃維茲的疫苗已經引起全球注意。因為任何藥物或疫苗都需要先通過第一期的安全性測試、第二期研究確認疫苗的影響，以及第三期測試確認是否真正有效。

弗沃維茲非常得意，但很快就感受到壓力了。他需要募到上千萬美元才能建置疫苗產能，要負擔實驗測試期間的費用，還要讓微基因系統公司持續營運到有訂單。他開始籌錢、找私人贊助、找康乃狄克州政府，還有一家製藥大廠：美國家庭用品公司（American Home Product）。為了籌錢，他放棄部分公司股份和銷售疫苗的權利，還有更多讓他痛苦不堪的犧牲。[5]

弗沃維茲因為愛滋疫苗而心事重重，幾乎沒有朋友或其他興趣。跟微基因系統公司的一位員工有了小孩之後，他在辦公室外布置了遊戲區，讓自己工作時也可以就近陪伴兒子。

他開始聽說其他生技公司的愛滋疫苗和藥物研究也有進展，而且打算要超越微基因系統公司。因為必須籌更多錢來讓公司周轉，弗沃維茲愈來愈沒耐性，開始打電話，希望能有好消息。

他打電話給政府部門的科學家，了解其他公司疫苗初期試驗的最新情況。他要求美國食品藥物管理局（以下簡稱食藥局），只要微基因系統公司的疫苗有減緩愛滋病傳播的潛力，就要通過疫苗認證。他甚至要求政府研究人員要告知他其他公司的最新情況。

「食藥局那邊說什麼了？」有天他問國衛院的研究員。

有時候，弗沃維茲會匆匆掛掉電話、又馬上打回去，說話速度快到讓人很難聽懂他在說什麼。

「現在研究是什麼情況？」

一些資深政府研究員，如雷恩和特拉蒙很能體諒這種緊迫盯人。他們很讚賞弗沃維茲的堅持和他想讓疫苗成功的奉獻精神。他沒有亂罵人或說謊，也沒有貪小便宜或偷工減料。其他公司也會來煩他們，弗沃維茲只是真的很希望疫苗可以通過認證，而且是盡快通過。

「他是滿煩人的，但他沒有越線。我不介意，我知道他那邊的狀況。」特拉蒙說。有時候，弗沃維茲會態度一百八十度轉變，希望加快試驗或了解最新進度。「進度怎麼樣？」有一天，他的態度一反常態地友好，「對了，有更多患者參與研究嗎？」

一些政府研究員會在他背後打趣，問「那個咄咄逼人的推銷員」今天有沒有打來。「他有點好笑。他是經商的，又不是科學家。」國衛院的資深研究員馬丁說。馬丁負責的是複製微基因系統公司疫苗核心的愛滋病蛋白質。

弗沃維茲愈來愈焦慮。二期試驗初期有三十位愛滋病受試者，都是華特里得軍醫療中心的羅伯特．瑞菲德（Robert Redfield）醫生的病患。研究證實微基因系統公司的疫苗是有效的，但瑞菲德因為過於誇大疫苗療效而遭受強烈抨擊。問題在於微基因系統公司沒有錢自己做研究，所以弗沃維茲要求國衛院補助，但國衛院要他排隊等待，排在他前面的還有瘧疾、登革熱和其他急迫的病症。

弗沃維茲聽說一家規模更大的生技公司「基因泰克公司」（Genentech），正要求政府贊助其愛滋疫苗計畫，這是新的顧慮。他需要一個確切的測試，證明自家疫苗有效，而且馬上就需要。

他的電話更急迫了。

「把結果給我交出來！要怎樣才有結果？！」他對國家過敏及傳染病研究所的員工大吼大叫。

弗沃維茲這下越線了。他雇用路易斯安那州前參議院議員，拉塞爾．朗（Russell Long，以下稱小朗）替公司遊說。拉塞爾．朗是一九二〇年代到三〇年代支持民粹主義、備受爭議的政治人物休伊．朗（Huey Long）的兒子。一開始這招滿有用的，一九九二年，小朗說服國會給美軍兩千萬美元測試微基因系統公司的疫苗。比起美軍當年兩千五百三十億美元的預算，這只是一筆小錢。弗沃維茲需要這項測試來證明疫苗有效，以證明能夠幫助受苦的愛滋病患。有些國衛院的人很能理解弗沃維茲的困境，也很想看看這個大規模研究可以證明什麼。

但這個舉動讓弗沃維茲身陷風暴。頂尖的愛滋病科學家們義憤填膺，國衛院和食藥局的公務員，包含佛奇和食藥局局長大衛．凱斯勒（David Kessler）都批評微基因系統公司為了錢破壞科學流程。軍隊和國會成員花了一年多時間向食藥局和國衛院爭論，這時在康乃狄克州實驗室觀望的蓋爾，對弗沃維茲的小動作感到難堪。

「他聽不進去的。」蓋爾說。

這筆錢被凍結的時候，弗沃維茲飛到洛杉磯，想募到兩千萬美元做研究。他開車到眺望聖塔莫尼卡（Santa Monica）的山丘上，進入因治療伊莉莎白・泰勒而聲名大噪的麥可爾・洛斯（Michael Roth）的大房子。弗沃維茲對著一群有錢的潛在投資人說話，包含理查・吉爾（Richard Gere）和他當時的太太辛迪・克勞馥（Cindy Crawford），討論微基因系統公司疫苗的前景。他覺得這群人和一些受愛滋病困擾的人會採納他的想法，因為他們很希望可以終結愛滋疫情。

他錯了。當大家知道弗沃維茲可以從愛滋疫苗獲利時都很生氣，那場聚會變得很不對勁。他空手而回。[6]後來，弗沃維茲在華盛頓州和其他地方為自己的說法護航，說這些只是為了證明微基因系統公司的疫苗有療效。沒錯，如果公司之後成功上市，他可以獲利，但那是未來的事情。他的主要目標是阻止流行病蔓延。

「他們說我們意圖規避試驗流程，但關說就是華盛頓州的做事方式。錢是用來做軍隊臨床試驗，不是進到我們口袋。」弗沃維茲說。

但弗沃維茲顯然已經越了雷池。如果微基因系統公司開先例得到經濟支援，其他製藥公司也會跟著向政府各處的軍隊要錢。如果民選官員開始干涉政府研究員要測試哪種藥或哪些藥物需要金援，那麼藥品開發程序就會一團混亂，已經通過認證的藥物也會延宕。

一九九四年，五角大廈正式取消國會通過的試驗，無疑是給弗沃維茲和公司的愛滋疫苗一個沉重的打擊。那年稍晚，弗沃維茲被微基因系統公司開除。員工說，他整個心思都在疫苗上，根本不管公司其他活動。

一手創辦微基因系統公司、全心投入疫苗的弗沃維茲對朋友說，他覺得自己被背叛了。離開公司的途中，董事會的人給了他最後沉痛的一擊：「你的育兒室也要收拾乾淨。」那個人對弗沃維茲說。

後來弗沃維茲繼續投入各種生技創業，包含短命的思覺失調症藥物和鉤蟲病疫苗。鉤蟲是一種在第三世界散播疾病、致人於死的寄生蟲。[7]幾年後，研究顯示微基因系統公司的疫苗沒什麼價值。雖然瑞典一份研究認為疫苗有些潛力，但潛力太少、研究也出現得太晚了。

微基因系統公司把名稱改為「蛋白質科學公司」（Protein Sciences Corporation），希望抹去愛滋疫苗的汙點。幾十年後，這家公司在二〇一三年推出一支備受歡迎的流感疫苗，是根據蓋爾的昆蟲細胞系統研發出來的。「蛋白質科學」於是被法國製藥巨頭賽諾菲（Sanofi）以六億五千萬美元收購。

蓋爾繼續在「蛋白質科學」待了幾年，才到一家叫做Novavax的小生技公司工作。他在那裡用昆蟲系統研發其他疫苗，最後全心投入研究一種非常不一樣的病原體：新型冠狀病毒。

第三章

對抗愛滋的腺病毒

一九九六年——二〇〇八年

> 小鼠會說謊，猴子帶錯路，雪貂是黃鼠狼。
>
> ——科學家之間流傳的警世格言

辦公室的電話響起，把約翰．希弗（John Shiver）這位年輕化學家嚇一跳。他接起電話，聽見低沉的聲音。

「我是史可尼，請問是希弗嗎？」

希弗覺得這一定是惡作劇。埃得．史可尼（Ed Scolnick）在默克藥廠負責研發，他不是公司主管，卻有比主管更大的權利。史可尼在入行之初就發現在腫瘤細胞中起關鍵作用的基因，為好幾種癌症藥物打下基礎。他不會打電話跟其他研究員聊天，更別說是一個幾年前才拿到博士學位、而且剛進默克藥廠的菜鳥。

希弗假意接話，回答了一連串問題。問題都是關於他和同事研究愛滋病毒的進展。聊著聊著，希弗開始覺得好像是真的。史可尼說他想對抗病毒，而且聽起來很堅定，甚至充滿希望。在一九九六年秋天，他是極少數表示樂觀的人。

前一年，愛滋病帶走四萬兩千人的生命，美國確診患者高達五十萬人。全世界有超過九十一萬三千人死於愛滋病。顯而易見的是，研究員正在與從未遇過的狡詐複雜病原體打仗，這是多數大型製藥公司不願意研究愛滋疫苗的主要原因。和其他已知病毒不同的是，愛滋病毒在不同人體內會有不同的基因序號，即便在同一個人體內也會不同。愛滋病毒有融入宿主DNA的狡猾能力，所以要消滅它難上加難。愛滋病毒會攻擊免疫系統，侵犯平常出來跟危險病原體打仗的細胞。一旦被免疫系統辨識出來，愛滋病毒就會改變外型，幾乎每小時都可以換上新外衣持續攻擊人體。遇到像AZT這樣的藥物，病毒有時候會退敗下來，但不會被完全消滅，而是繼續隱藏在體內。

對那些全心投入疫苗的公司來說，包含微基因系統公司、基因泰克和凱隆公司（Chiron），愛滋病毒的膜蛋白看似是疫苗的絕佳切入點，能教導身體辨識膜上的棘狀結構，下次遇到時，免疫系統就會知道怎麼鎖定和攻擊它。問題是，愛滋病毒膜蛋白的棘狀結構會移動又會突變，讓身體的防禦機制面臨巨大的挑戰。

一九九〇年代中期，很少大藥廠投入愛滋疫苗研發的另一個重要的原因，也反映出業界公開的祕密：做疫苗通常是虧本生意。當然，第一個研發出受注目疾病或病毒疫苗的公司會獲得聲望和名利，但持續得到認可的門檻很高、政府挹注的資金可能不足、生產和其他成本很可觀。如果疫苗施打出問題，疫苗製造商也會擔心需要承擔重大責任。

即便研發出預防接種疫苗，利潤也少之又少。藥物可以變成固定收益，例如服用降膽固醇藥史他汀（statin），很有可能一輩子都要持續服用，這讓製藥者有後續的銷售業績。但疫苗有時提供的是終生免疫，對人類很好，但對收益很不好。在比較貧困的國家，必須壓低價格來避免惡意反對，這是另一個疫苗公司吃力不討好的原因。結果，大多數投入愛滋疫苗的都是沒什麼可以損失的小公司。對他們來說，成功或許可以提高聲譽、帶來新的投資人，以及追求更多可營利科學研究的機會，利益遠大於這筆可觀的成本。

一九九〇年代中期，一些公司和學術機構將重心轉向癌症、神經學和其他後勢看漲的醫學領域。但是，還有一小群研究員持續研究愛滋病毒，低調地默默前進，希望至少有一天這些新進展會帶來好消息。有些成果聽起來很顯而易見，甚至很普通，例如對免疫系統的複雜運作有更多了解，以及免疫系統如何應對入侵體內的病原體。雖然在過去這種基本知識並不是必要的。在歷史上取得勝利的疫苗先驅，經常會採用孤注一擲的方法：拿到病原體的一部分，重複做實驗弱化或殺死它，接著嘗試找到適當的病毒量來做疫苗的基底。即便是沙克、沙賓和其他的疫苗英雄，通常都不是該疾病的專家，甚至連疫苗之所以有效的原因都不是完全了解。他們不避諱承認自己的研發成果有巨大缺口，成功純粹是機緣巧合，甚至是莫名的幸運。

丹尼·杜埃克（Danny Douek）是國衛院分支疫苗研發中心的資深研究員，他很喜歡向學生分享這句話：「學者找原因，科學家找辦法。」

但研究人員發現愛滋病毒不一樣，在對付這個頑強的敵人之前，他們需要知道更多。研究人員開始繪製愛滋病毒入侵細胞和摺疊的細節，找出可以作為治療切入點的病毒弱點。用X光結晶學（X ray crystallography）、電子顯微鏡，以及最新的電腦模擬，他們繪製出詳細且立體的愛滋病毒蛋白。有了病毒的全貌，研究人員才更有機會做出疫苗或藥物來對抗敵人。

隨著對疾病愈來愈了解，史可尼更加樂觀了。他指派一支近兩百位研究員的團隊來開發愛滋病用藥，取得一連串成功的經驗。默克公司和其他公司研發出可以對抗病毒不同生命階段的藥物。例如默克的蛋白酶抑制劑「克濾滿膠囊」（Crixivan），可以制止愛滋病毒的關鍵蛋白酶酵素正常運作，還可以與其他抗病毒藥物一起阻止病毒自我複製。其他治療方法也證明和AZT一起使用或結合其他治療方式有其療效。

現在可以減緩愛滋病了，但不確定能夠撐多久。這些藥物價格昂貴，在許多國家也不易取得，尤其是窮困的國家。蛋白酶抑制劑可能有副作用，還有長期下來對心血管的損害。有些病患仍死於愛滋病，尤其是無法獲得良好醫療照護的患者。

史可尼打電話給希弗，是他想加快愛滋疫苗誕生的努力之一。史可尼認為現在默克公司的研究員對病毒已經有足夠的了解，值得全力一搏，所以他要竭盡資源讓疫苗問世。史可尼告訴下屬，他很清楚這不會產生龐大的利潤，但愛滋病這場全球流行病是對大眾的威脅，默克公司責無旁貸。

史可尼不需要督促希弗或同事，因為他們很多人早就想開發疫苗了。開發疫苗才是他們進入醫藥領域的主因，畢竟根除疾病比治療更有意義多了。還有一個讓研究員們不得不投入疫苗開發的理由：公司裡最有名的員工是個脾氣暴躁的七旬老人，而且他還在走廊上遊走，催促默克公司的研究員開發出拯救成千上萬、甚至上百萬條生命的疫苗，這些重大突破才是他的志業。

默克藥廠失利

希勒曼在經濟大蕭條時期蒙大拿州東南方的一個巨大農場長大。農場離卡斯特克隆內．喬治少將（Colonel George Custer）與兩百多名第七騎兵團殉戰的小巨角（Little Bighorn）河谷不遠。那是美國歷史上最著名的戰役之一。希勒曼出生在西班牙流感大流行時期，母親在生下他和胎死腹中的胞姊兩天後去世。舅舅扶養這個男孩長大，培養他對動物及大自然的熱愛。

希勒曼在早年就已展現獨立思考的性格。保羅．奧菲特（Paul Offit）的《追逐疫苗之戰》（*Vaccinated*）中曾提到一件令人印象深刻的小事：牧師發現希勒曼在主日聽講道時讀達爾文的《物種起源》，男孩不讓牧師把書拿走，說那是當地圖書館的書，不能沒收。

一八三公分、乾瘦、濃眉、有著銳利棕色眼珠的希勒曼在一九五七年加入默克公司。他對同事易怒、跟主管爭執，還跟政府官員吵架。不過，他的沒耐心還是有好處的。一九六三年的某個夏天晚上，希勒曼被五歲女兒潔若．林恩（Jeryl Lynn）吵醒，她發著燒、腮腺腫脹，還有其他明顯的腮腺炎病徵。希勒曼立刻用棉花棒沾取她的喉嚨後方，衝到實驗室冷凍樣本。他培養樣本，接著用雞蛋和雞蛋細胞稀釋、弱化樣本。四年後，默克公司開發出腮腺炎疫苗，當初的依據就是林恩的樣本。

「我家裡剛好有病毒。」後來他這麼說。[1]

沙克和沙賓沉浸在大家的關注中，但希勒曼不怎麼需要榮譽。畢竟在他的職涯結束以前，他已經開發超過四十種疫苗，包含痲疹、水痘、德國痲疹和B型肝炎疫苗，這些成就讓他成為史上最重要的科學家之一。

直至一九九八年，快到希勒曼八十大壽的時候，他仍在默克公司賓州西點（West Point）的疫苗團隊裡發揮重要的作用。在這個離費城不到五十公里的地方，他仍保有公司資深榮譽退休員工的角色。有些同事覺得他的行為很逗趣，但有些人會被嚇到。「他媽的！」和「王八蛋！」是他比較委婉的髒話。有一次希勒曼穿著實驗室白袍，在默克的員工餐廳裡排隊點午餐，他很快就失去耐性，抓了把大湯匙摔在湯鍋上——「這他媽的是屎嗎？簡直是禿鷹的嘔吐物！」

希勒曼的辦公室大得像圖書館一樣，長木桌上的一疊疊紙本論文堆得很高。研究員來的時候，這位微生物學家從眼鏡上方抬起眼看，說些挑釁或粗俗的話，想看看對方的反應。

「你是什麼教派的？」希弗有天鼓起勇氣去他辦公室時，他問道。

「長老教派。」希弗小心翼翼地回答。

希勒曼滿意地點點頭，說希弗選了一個很有腦的教派。但希勒曼說他比較喜歡天主教。

「那些修女逼人屈服。」希勒曼說，在默克跟他工作就是要有這種萬全準備。

史可尼、希弗和其他人不停到希勒曼的辦公室來，一面尋求他的意見，一面又要承受被霸凌的風險。他們把希勒曼的挑釁當作性格測驗，他想看看哪些研究員會在他的壓力下退縮，這種研究員一旦苗頭不對就很可能會躲在實驗室裡。隨著默克公司在愛滋病研究上有所進展，希勒曼鼓勵史可尼繼續研究，給他打了一劑強心針。史可尼認為默克公司的實驗室在業界最有創新能量，而他非常渴望得到疫苗成功的榮耀，就像希勒曼得到的榮耀一樣。默克公司是時候加把勁了。

「我們必須做點什麼。」史可尼對希弗說。

要教導身體製造抗體、抵禦各種變異的愛滋病毒，默克團隊認為他們做不出這種疫苗。但他們很樂觀的是，他們可以活化體內的細胞免疫反應，不用抗體，而是用T細胞來有效對抗疾病。把重點放在T細胞是有道理的：狀況最好的愛滋病患都有比較強的T細胞自然反應，代表疫苗若可以刺激強壯的T細胞反應，就很有機會成功。

默克的研究員想到可以複製愛滋病毒裡三種關鍵的結構蛋白質基因，將它們置入腺病毒的基因組裡，腺病毒就會把疫苗運送進體內。腺病毒是很常見的病原體，最早於一九五三年在人類的扁桃體或腺樣體找到，但在其他細胞裡，如消化道、甚至動物細胞裡也可以找到。這種病毒經常會導致支氣管炎、結膜炎或常見的感冒，但通常不會造成嚴重疾病。

利用病毒把疫苗帶到體內是個聰明的方法。病毒是完美的天然載體，它們存在的意義就是進入宿主體內，再把自己的基因複製到宿主細胞裡。默克公司一直很常用腺病毒。幾年前，希勒曼就嘗試用它們攜帶疫苗。腺病毒似乎夠大，足以讓生物學家置入DNA片段，就像蓋爾喜歡用的昆蟲桿狀病毒一樣。腺病毒攜帶疫苗進入體內細胞後，會製造愛滋病毒的蛋白，免疫系統就能學習辨識這些蛋白，一旦愛滋病毒進入就準備攻擊。

隨著時間過去，默克的團隊測試這些病毒的不同型態，鎖定一種叫做Ad5的腺病毒，它是所有腺病毒中最普遍、大家了解最全面的一種。默克公司的研究員認為只要依靠Ad5腺病毒或載體，就可以輕易地快速提煉製造幾十億劑疫苗，平息這場愛滋疫情。

「這是很好的掃除系統。」默克疫苗研究的負責人埃米利奧・埃米尼（Emilio Emini）

對某位同事說。意思是腺病毒可以把基因載體運送到細胞裡。

默克團隊認為腺病毒Ad5並不是完美的載體。因為這種病毒很常見，世界上很多人都已經感染過並且已經有抗體，可以保護細胞不受病毒感染。但多數默克研究員發現只要隔離這個已存在的免疫機制，或施打高劑量的疫苗就會奏效。腺病毒這個概念到底可不可用？開發Ad5疫苗似乎是最簡單的辦法。

研究員對一間叫做「克魯賽爾」（Crucell）*的荷蘭小公司做的事情很好奇。這家公司總部位於萊頓（Leiden），萊頓是荷蘭知名畫家林布蘭（Rembrandt）的故鄉。幾年前，一位叫亞歷克斯・范德埃（Alex van der Eb）的癌症生物學家發現從Ad5腺病毒的基因組中拿掉一個叫做E1的基因，就可以讓它無法在正常細胞中複製。病毒還是會感染細胞，但進入細胞後不會造成太大傷害，因為它無法製造更多病毒。現在默克團隊更加覺得Ad5適合當疫苗載體：這個病毒很無害，但接種後還是可以對人體產生影響，這個優點讓默克研究員採用克魯賽爾疫苗的技術。

一九九八年之前，默克公司都是在猴子和少數人身上測試愛滋疫苗。疫苗不太能引發免疫反應，但可以刺激T細胞免疫力，這剛好是研究員希望的。疫苗無法阻止細胞受到感染，但似乎可以控制愛滋病毒和預防死亡。看到某些猴子體內偵測不出病毒時，研究員非常興奮。

「我們來真的吧！試試看在人體身上有沒有用。」史可尼對希弗說。

史可尼要求團隊定期報告疫苗進展，督促大家要有進度。員工要很努力才能達到他的要求。有人偷偷說，會議室那張仿木紋的桌子之所以那麼破爛，就是因為這麼多年來開會時，史可尼都神經兮兮地用指甲摳桌子，導致表面的漆有一半都掉在地上。（史可尼說：「我從來沒有用指甲摳過桌子。」）

一九九〇年末，愛滋疫情在非洲造成嚴重浩劫。一九九八年，愛滋病毒在非洲二十一個國家感染超過七%的成年人，讓數十年來的經濟進展付之一炬。[2] 但快要有希望了，因為默克公司想要做上千人的大規模試驗，這樣才能真正測試疫苗是否有效。

二〇〇三年，史可尼快接近默克公司規定的六十五歲退休年紀，準備要離開公司。但疫苗計畫還在進行中，而且愈來愈樂觀。二〇〇四年，默克公司和美國國家過敏和傳染病研究所合作，在九個國家進行三千人的試驗，多數人來自美國和拉丁美洲。默克團隊讓男性和女性都施打兩劑Ad5，第一劑是「基礎劑」，讓身體辨識病毒並刺激免疫系

* 編注：嬌生子公司楊森疫苗的前身。

統作用，第二劑是「加強劑」，刺激免疫系統的記憶細胞，鞏固並加強免疫反應。

「我想那是我們做過最好的事情。」史可尼說。

國衛院疫苗研發中心的研究員正在研究自己的愛滋疫苗，和默克公司的方法不太一樣的是，他們採用的是兩種病毒外膜和內部蛋白質的基因。

二〇〇七年九月十八日，電話響起時希弗正站在辦公室裡。這次是一位資深同事打來分享一個晴天霹靂的消息。希弗努力聽清楚，覺得全身虛脫無力。他扶著旁邊的椅子，仍舊努力了解狀況。同事跟希弗說，默克愛滋疫苗的早期試驗結果出來了，疫苗沒有效果。更糟的是，報告顯示打了疫苗的人情況比控制組那些施打安慰劑的人更糟。

這個消息傳遍默克公司上下。研究員在走廊上抓著同事講這個壞消息，其他人則擠在公司的實驗室裡。

「很難接受這件事。」希弗說。

默克公司向大眾公開令人失望的詳細數據：早期數據顯示疫苗無法預防感染、無法減緩感染症狀，也沒有減少感染者血液中的愛滋病毒數量，因此公司決定中止後續疫苗研發。後續研究證實了他們最害怕的事情：默克疫苗讓受試者更容易感染愛滋。沒有進行割禮、因 Ad5 病毒而有輕微感冒症狀的男性受試者，感染愛滋的機率比沒有打疫苗的人高出二到四倍。[3]後來，美國政府自己做的Ad5試驗[4]也同樣令人失望，國衛院的研究員和默克公司的研究員們一樣沮喪。研究員無從得知真正的原因是什麼。

默克公司結束試驗，也停止整個愛滋疫苗的研究，讓幾年來的努力就此打住。早在幾年前，一款暢銷止痛藥「偉克適」（Vioxx）證實會對某些人造成嚴重心血管疾病之後，默克公司受到強烈抨擊，必須收回藥品。幾乎沒有默克的研究員想再冒著受到大眾指責的風險，為他們的愛滋疫苗計畫辯解。

同志社群本來很支持默克公司，也很高興有大型製藥廠要對抗愛滋病，這個消息無疑是沉重的打擊。

「我們非常難過。」推廣愛滋預防宣導的愛滋疫苗倡導聯盟（AVAC）主任米歇爾・沃倫（Mitchell Warren）說。

研究員開始重新思考用腺病毒做愛滋疫苗或其他東西的想法，這個治療方法似乎比疾病本身更糟。

「這個教訓就是，用載體疫苗必須很小心。」美國國家過敏及傳染病研究所的佛奇當時這麼說。

疫苗疲勞

二〇〇八年初，佛奇在華盛頓州外圍的貝塞斯達北萬豪飯店（Bethesda North Marriott Hotel）會議中心舉辦一場會議，邀請愛滋病研究員和其他相關人士參與這場對抗愛滋的戰役。研究員還沉浸在默克公司令人不快的消息中，很想找出失敗的原因。

丹尼．杜埃克很害怕這個活動。這位滿臉鬍了、帶著眼鏡的免疫學家曾與美國國家過敏及傳染病研究所幾十位研究員共事，為了開發愛滋疫苗，他們花了好幾年改良腺病毒的使用方法和其他方式。在默克公司的新聞之後，杜埃克有好幾個星期都在辦公室和馬里蘭州的家裡踱步，絞盡腦汁想知道到底發生什麼事。杜埃克開始聽見同事和其他人說「我早就告訴過你……」。有些人說，用病毒來當疫苗載體本來就不合理，因為要讓這麼多人感染Ad5病毒，你們到底在想什麼？

杜埃克鼓起勇氣到馬里蘭州開會，這次是一場完全公開的論壇，他準備面對新一輪的責備。幾百位研究員魚貫進入飯店最大的會議廳，杜埃克坐在最後一排，希望愈低調愈好。他覺得挫折、丟臉，還有一點點氣憤。杜埃克並不認為試驗失敗。科學就是提出假設和經過實驗驗證。有些結果證實假設是對的，有些是錯的。杜埃克深信試驗帶來很重要的教訓，但他也理解為什麼這麼多同事想推卸責任。

那天從第一位講者開始，他便陷入自責，認為自己早該知道、應該要做得更好、早該發現——正如杜埃克所擔心的。他很想鑽到椅子下躲起來。講者說結果很糟糕，同志社群可能不會想再參與未來的臨床試驗，這就是所謂的「疫苗疲勞」。那是杜埃克連想都沒想過的。如今他愁雲慘霧，甚至感到絕望。如果沒有人要當受試者，要怎麼開發有效的治療方法呢？

愛滋病積極分子米歇爾．沃倫走上講台，對科學家提出另一種批評。「自怨自艾和自責都夠了，給我回去實驗室，想辦法阻止疫情。」他說。

「我們了解這個工作很艱鉅，但我們得知道這是怎麼回事。」沃倫告訴大家。杜埃克感覺到會議廳裡的氣氛變了，他坐挺一些。米歇爾．沃倫打消科學家的疑慮，同志社群會繼續參與藥物和疫苗試驗。現在還不到放棄的時候。

「你們有好東西，大家就會來排隊。我們回去工作吧！」米歇爾．沃倫向大家保證。

這一晃眼就是幾年，但雞尾酒療法證實能有效對抗病毒。至少對有辦法取得這些昂貴藥物的人來說，愛滋病變成一種慢性可控的疾病。而默克公司和其他大藥廠也都從愛滋病毒轉向癌症和其他看似更容易有重大突破的領域。

幾千公里外，還有一些科學家看好腺病毒，也就是默克公司之前仰賴的基因改造病毒。這些科學家看到默克疫苗製作方法的缺陷，相信自己能夠找到方法來修正，做出最有效的疫苗。

黑猩猩腺病毒載體

史蒂芬諾・可羅卡（Stefano Colloca）在黑猩猩的糞便裡發現美麗新世界。

默克公司的賓州辦公室主要研究人類腺病毒，如Ad5，但是在羅馬外圍的小型研究辦公室裡，可羅卡和另外四位研究員是動物病毒的狂粉。他們發現這些病原體影響的多半是動物，人類很少接觸到這些病原體，所以幾乎沒有預存免疫力（preexisting immunity），這讓動物病毒很適合作為載體，把疫苗帶進人類細胞。

一九九七年時，默克公司的研究員爭論要用哪種腺病毒時，可羅卡曾經建議他們採用一種只會對黑猩猩造成影響的罕見腺病毒，但他的主管略過這個做法，認為要製造這種疫苗很難，要監管機構認證一支用黑猩猩病毒做的疫苗可能有疑慮。可羅卡對這個決定感到沮喪，但並沒有讓他斷了念頭。

做動物病毒的研究員很少，可羅卡是其中一員。尤其是會影響黑猩猩的病毒，這種病毒可以追溯到幾十年以前。一九六〇年代後期，兩位美籍病毒學家，威廉・西利思（William Hillis）和羅森妮．古德曼（Rosanne Goodman）做了某些常人無法想像的事情：他們花好幾個星期收集黑猩猩的糞便標本。為了弄清楚為什麼有些肝炎會從黑猩猩傳染到人類身上，他們沾取和研究這些臭氣熏天的排泄物，發現二十二種不同的病毒株。誰知道黑猩猩會有這麼多種病原體？或者說，他們的糞便竟然這麼受病毒歡迎？

西利思和古德曼把病毒隔絕開來，並跟幾位研究人員分享。多數同儕都對這些病原體沒興趣，只想用弱化或殺死人類病毒的方式來製造疫苗，但隨著時間過去，有些人開始懷疑：黑猩猩的病毒會不會有點價值？二〇〇〇年，在可羅卡與羅馬的同事開始研究黑猩猩和其他動物病毒之前，費城一位名叫海德貢．厄特爾（Hildegund Ertl）的科學家就利用黑猩猩的腺病毒來開發狂犬病和愛滋疫苗。他們有很嚴謹的邏輯：黑猩猩是人類最親近的親戚，所以感染這些哺乳類的病毒也有很高的機率會散播到人類身上。這樣的病毒可能可以作為運送疫苗進入人體的媒介。

二〇〇四年，可羅卡正在研究一種來自黑猩猩糞便的新病毒株。牛津大學的愛爾蘭籍疫苗學家阿德里安．希爾聯繫他的團隊。希爾和一位叫做莎拉．吉爾伯特的同事花費十年時間研究瘧疾。這兩位紅髮研究員正在尋覓可以攜帶瘧疾原蟲的疫苗進入人體細胞的理想載體，而且打算採用可羅卡和同事研究的其中一種黑猩猩病毒。根據流行病學研究指出，藉由動物腺病毒活化的「CD8+毒殺性T細胞」在研發抗瘧疾的方法時很重要。他們希望疫苗除了生成抗體，還可以引發T細胞反應。[5]

希爾從一九八〇年代以來就熱衷於瘧疾和其他熱帶疾病。身為那個時代在都柏林的醫學生，他很喜歡在放假時去找在南非羅德西亞一家醫院當牧師的舅舅。羅德西亞就是現在的辛巴威共和國。希爾對瘧疾在當地的盛行程度很震驚，每年春天都會有一〇%的羅德西亞人受影響。而且當時羅德西亞正在經歷嚴峻的內戰，讓瘧疾的問題雪上加霜。

「我真的被疫情的規模嚇到了，不只是染病的人數很多、醫療資源很少，還有戰爭。」[6]他後來說。

在學習熱帶醫學、取得分子遺傳學的博士學位後，希爾進入牛津大學，立志要找到可以阻止瘧疾蔓延的疫苗。瘧疾是個棘手出名的疾病，幾乎沒有大藥廠想碰。另一方面，因為瘧疾盛行區域是開發中國家，會減少潛在利潤。

可羅卡很願意幫忙，給了希爾和吉爾伯特一個名為ChAd63的黑猩猩載體。不久後，可羅卡和同事便離開默克公司，在自己的公司「奧開羅」（Okairos）*繼續研究動物腺病毒。這也讓希爾和吉爾伯特無法繼續跟他合作。

沒了提供黑猩猩病毒的人，希爾和吉爾伯特需要別人幫忙。二〇一〇年，希爾打電話給約蘭・瓦戴爾（Göran Wadell），瑞典于默奧大學（Umeå University）的教授，他在黑猩猩和其他腺病毒方面是專家，他的研究也會培育和使用這些病毒。瓦戴爾想幫希爾研發瘧疾疫苗，於是同意把實驗室裡一種古老的黑猩猩病毒株給希爾。

希爾當時已經啟用詹納研究所（Jenner Institute），這個研究所是牛津大學納菲德醫學院的疫苗研發中心。他與吉爾伯特一起用瓦戴爾的病毒株研發他們自己的疫苗科技。為了對學校贊助人表示尊敬，便把這個技術稱為「黑猩猩腺病毒載體」（ChAdOx）。多年以來，希爾和吉爾伯特用黑猩猩腺病毒載體研發出一種技術，做出對抗瘧疾、流感、許多其他病毒和疾病的疫苗。最後，他們甚至用這個技術來打敗一種新型的冠狀病毒。

巴魯克的實驗

丹・巴魯克很確信自己能夠避開默克公司的錯誤。

二〇〇四年時，巴魯克是一位三十一歲的科學家，在波士頓的貝斯以色列女執事醫療中心有自己的小實驗室。身高一八〇公分，有著圓潤的男孩臉龐，以及黑色直髮，巴

* 譯注：奧開羅後來被製藥公司葛蘭素史克（GSK）以三億美元收購。

魯克很想做大事。身為醫學生，他治療過絕望的愛滋病患者，其中包含許多小孩。如今非洲疫情失控蔓延，巴魯克希望成為研發出有效疫苗的那個人。

直到那時，他的人生過得飛快，像有任務似的。父親是以色列人，母親是中國人，他在紐約阿迪朗達克山脈（Adirondack Mountains）的波斯丹（Potsdam）小鎮長大，十六歲讀完高中，二十歲從哈佛畢業，二十二歲拿到免疫學博士，二十六歲拿到醫學碩士。巴魯克甚至從四歲就開始拉小提琴。但這些成就對他來說還不夠。他本來想用三年念完大學，但哈佛的行政人員沒有通過他的申請。

「他們要你念四年。」他說。

巴魯克在每個求學階段都如魚得水，但他有時覺得和比自己年長的同學格格不入。

「同年齡的人總是比較有話聊。」他說。

博士生時期，他在哈佛大學實驗室跟希爾、吉爾伯特和其他野心勃勃的研究員共事。這讓巴魯克更加堅定要專注在研究傳染病和疫苗的決心，他認為這兩者對全球人類健康影響最大。最重要的是，巴魯克很享受消耗腦力的挑戰。他把愛滋病視為現代科學最急迫卻未解的謎團。

開始啟用貝斯以色列女執事醫療中心的研究室後，巴魯克在二〇〇三年到萊頓出差，兩個月都在克魯塞爾工作。克魯塞爾是一家小型荷蘭公司，提供默克公司胚胎幹細胞來增加疫苗核心的蛋白質。他待在萊頓假日飯店，吃飯店食物、跟克魯塞爾的首席科學家雅普・古德斯米特（Jaap Goudsmit）做實驗。古德斯米特是一個喜歡大圓鏡框的型男。巴魯克學著怎麼培育和純化腺病毒，愈來愈相信腺病毒會是有效的疫苗載體。

二〇〇四年，巴魯克正在開發一支愛滋疫苗，就跟默克公司一樣，但他不想像默克一樣採用Ad5，身為實驗室的首席研究員，巴魯克因為募款而感到有壓力。他知道沒有人會想再花力氣研發Ad5愛滋疫苗。

而且，巴魯克很懷疑Ad5疫苗有沒有效。在克魯塞爾實驗室時，他和古德斯米特測試來自美國、歐洲、日本和非洲數千人的血液樣本。測試顯示，五成以上的受試者中曾接觸過Ad5感冒病毒，代表這些很可能有抗體的人能夠中和抗體。如果想阻止病毒侵犯，有抗體很好，但最好不要用相同病毒感染體內細胞，以讓身體產生蛋白質的方式來開發疫苗。更令人苦惱的是，巴魯克和古德斯米特已經確定，開發中國家的受試者中有近九成的人有抗體，表示就算Ad5疫苗在美國和歐洲有效，在非洲也很可能沒什麼用，而非洲是最需要愛滋疫苗的地方。

在波士頓時，巴魯克和實驗室夥伴花好幾年的時間測試六種腺病毒株，最後才把血清型26穩定下來。血清型26簡稱Ad26，是一種導致輕度感冒的人類病毒，盛行率遠低於Ad5病毒。幾年前，默克的研究員研究過Ad26，但他們沒有繼續研究，就像黑猩猩腺病毒一樣，巴魯克認為他們大錯特錯。對他來說，Ad26似乎很擅長入侵人體細胞，表示這個病毒可以有效傳遞遺傳物質，而這種遺傳物質能夠教免疫系統擋下愛滋病毒。

巴魯克轉而向古德斯米特和克魯塞爾索取原料、請教培育腺病毒的專業知識。修飾後的腺病毒能攜帶三種愛滋病毒的蛋白基因，可以用來做疫苗。不過，古德斯密特的工作遇上麻煩了。克魯塞爾是一家小公司，無法承擔大風險，公司監事會希望他不要研究愛滋疫苗，尤其是不知道腺病毒有沒有用。

愛滋疫苗沒有「商業價值」，一位同事跟古德斯米特說。這也反映出這個產業多數人的想法，還有人說他做的事情「荒謬可笑」。

古德斯米特不想放棄，所以決定偷偷做，希望避開上級耳目。為了不讓那些八卦的同事通風報信，他把實驗室筆記本和其他材料貼上涵義模糊的標籤，例如「分析檢驗」，這樣他就可以繼續研究愛滋病。

二〇〇七年，巴魯克和古德斯米特有很棒的數據，可以向老闆分享。他們跟好幾位同事一起發表一篇論文，闡述他們用Ad26作為載體的疫苗可以在老鼠體內產生抗體。後來，研究員驗證他們的疫苗可以讓猴子不受「猴免疫缺陷病毒」（Simian immunodeficiency virus, SIV）侵擾。這是一種會使猴子感染的病毒，很類似人類身上的愛滋病毒。兩個人愈來愈樂觀，準備以Ad26為載體的愛滋疫苗做人體實驗。

在那之前，巴魯克在科學界就像避雷針一樣，讓大家又愛又恨。在哈佛醫學院有史以來最年輕的終身教授中，巴魯克不只定期發表論文，還都發表在最頂尖的期刊上。他在教學、研究、看診三個領域上對同儕產生威脅。有人說巴魯克是「神童」（boy wonder）。華特里得陸軍研究院（Walter Reed Army Institute of Research）的頂尖研究員尼爾森．麥可（Nelson Michael）更喜歡以簡稱「BW」或軍中用語「好酒」（Bravo Whiskey）來暱稱他。

「他能點石成金。小巴威脅到資深研究員了，有人會嫉妒。」麥可說。

後來，二〇〇七年，意想不到的事情發生了。默克奇糟無比的臨床試驗結果震驚全世界。巴魯克和古德斯米特的研究方法被認為和默克研究很類似，立刻從萬眾期待變成令人擔憂。對巴魯克和古德斯米特來說，默克遇到的挫敗證明他們得用其他的病毒載體，例如Ad26，而不是把使用腺病毒的理念整個抹煞。

「問題是可以解決的。」古德斯米特堅定地對一位同事說。

沒有人想聽這些。對某些競爭對手來說，這是個把砲火對準巴魯克的大好機會。頂尖科學家寄信、打電話給他，說他在浪費時間，不要再想用腺病毒製藥或開發疫苗。研討會上，朋友們把巴魯克拉到旁邊，勸他放棄。頂尖科學家遊說國衛院終止給他的經濟補助，說那些錢根本是浪費。對巴魯克來說，一夕間風雲變色。

異於傳統的新方法

巴魯克繼續做研究，準備要在二〇〇八年開始進行愛滋疫苗的人體試驗。雖然先前默克的研究大挫敗，他仍然相信自己的疫苗研發方法是可行的，也就是利用人類病毒運載病毒蛋白進入體內。就算不能對付愛滋病毒，也許可以對付其他病毒或沒那麼難對付的疾病。牛津大學的希爾同樣對自己的腺病毒方法很有自信。

當時，與弗沃維茲及微基因系統公司合作的蓋爾，開始在馬里蘭州一家默默無聞、名叫Novavax的生技公司工作。他還在努力改善他異於傳統的疫苗方法，用昆蟲病毒攜帶病毒基因蛋白進入細胞。希爾、巴魯克和蓋爾都不知道，這第三種、甚至有些激進的疫苗方法，即將顛覆整個現代史。

第四章

不穩定的mRNA

一九八八年——一九九六年

今日有人能坐在樹蔭下，是因為很久以前有人種樹。

——華倫・巴菲特（Warren Buffett）[1]

一群害怕又困惑的父母不停來到喬恩・沃爾夫（Jon Wolff）的辦公室。他是他們最後的希望。一九八〇年代後期，沃爾夫正在聖地牙哥加州大學從事一項神經科學的臨床醫學研究。他忙得不可開交，但只要有空，他就會替小孩看診。戴著眼鏡、滿臉鬍子、金色捲髮、笑容很有感染力的沃爾夫，很快就得到類似醫學偵探的名聲，因為他能診斷出其他醫生找不到、發生在小男孩和小女孩身上的罕見疾病。隨著口耳相傳，家長很快便搶著排隊求助這位診斷專家。很多家長連孩子究竟受什麼病痛折磨都不曉得，來找他時，很多人都已經放棄治療孩子的希望。

沃爾夫幽默又有熱忱，會跟家長聊天、幫孩子做檢查，經常能找出基因異常的問題。有時候是丙酸血症（propionic acidemia），一種讓嬰兒無法消化蛋白質和脂肪的遺傳疾病；有時候是苯酮尿症（ＰＫＵ），一種血液異常疾病，可能導致發育遲緩、精神疾病或早夭。還有一些孩子是肌肉萎縮症，是一組基因損壞的疾病，讓患者被迫在青少年時期就必須坐輪椅。

這些診斷經驗令人很崩潰，但晚上回家時，沃爾夫的臉上通常會掛著微笑。他的病患大多四處求醫，有時候已經花了好多年時間。沃爾夫確定他們的病情後，這些家庭才能夠稍微喘息。他和診所的人設計出讓孩子生活不那麼難受、甚至能開開心心的飲食。

沃爾夫的大多數患者都有某種代謝異常問題，通常是源自於基因異常。有缺陷的基因無法製造必須物質，或者導致某種物質無法正常運作。晚上待在實驗室的時候，沃爾夫努力尋找辦法協助患者。肌肉萎縮症協會願意支援，因此他定期會出現在該組織的勞動節電視節目中，節目主持人傑里．路易斯（Jerry Lewis）會向觀眾解釋沃爾夫等人為了戰勝惱人疾病所做的努力。有一次，沃爾夫的畫面接續在騎腳踏車的猩猩後面，他在家裡看電視的小孩看到猩猩時比看到他更興奮。

隨著時間過去，這個領域始終沒什麼進展，他覺得很沮喪。直至一九八〇年代後期，科學家們研究基因（內含去氧核糖核酸，或稱DNA的物質）已經將近一個世紀。他們知道DNA分子可以決定所有生物的遺傳特徵，從眼睛和髮色到身高和體重。他們還知道DNA是細胞核內的被動分子。這些知識帶來一個科學難題：固定在細胞核中的DNA究竟怎麼製造出維持人體機能的蛋白質？這些蛋白質明明是在細胞質中產生，而細胞質卻是完全不同於細胞核的地方呀！

一九六一年，加州理工學院的研究人員找到答案了。他們發現另一種叫做「信使核糖核酸」（mRNA）的核糖核酸（RNA）的分子，它可以將DNA的遺傳指令帶到細胞質裡。[2]這些指令會在細胞質裡轉譯成膠原蛋白、胰島素、抗體和數以百萬微小卻至關重要的蛋白質。

一九八八年，沃爾夫穿上平整的白色實驗服迎接下一組家庭時，他好希望能找到方法來治療那位年輕患者的缺陷基因。他經常是白天幫孩子們看診、回家與家人聊聊病患情況，然後晚飯後再回到實驗室，找看看有沒有能幫上忙的方法。

為什麼我們拯救不了這些孩子？沃爾夫不解。

這個難題占據了沃爾夫的心神，這似乎是他人生的某種模式。沃爾夫是紐約皇后區貝賽德（Bayside）附近的人，他小時候大部分時間都在拿科學大獎，以及和別人單挑籃球。單挑籃球是很激烈的遊戲，有時候會拳腳相向。沃爾夫十六歲時開始讀康乃爾大學的化學系，在班上名列前茅。但交女朋友就有點難了，因為沃爾夫有張娃娃臉，又愈來愈沉浸在科學研究當中。沃爾夫開始跟匈牙利女孩卡塔琳・碧朵索（Katalin Bujdoso）約會，但他經常遲到，常為自己沉迷於實驗而忘記時間道歉。

「抱歉，柱子超時了！」是最常聽到的話，指的是他在實驗室用的管柱。

碧朵索帶沃爾夫回家見父母時，他捧著一本厚重的醫學教科書，一直坐在他們家的沙發上全神貫注地看書。幸好碧朵索的爸爸是醫生，完全不在意沃爾夫不禮貌的行為。碧朵索花了很長一段時間才適應他這種無禮的行徑。

「最後我習慣了。」後來沃爾夫在巴爾的摩的約翰・霍普金斯大學（Johns Hopkins University）念醫學院第一年時，碧朵索跟他結婚了。

一九八八年，沃爾夫和家人從聖地牙哥搬到威斯康辛州的麥迪遜市，他在威斯康辛大學的麥迪遜醫學院擔任教職，一邊在小兒科看診，一邊做研究。他們一家在沃爾夫新實驗室另一頭的運動場附近買了一間簡樸的房子。很短的步行路程讓沃爾夫可以把更多時間花在研究上。不久後，碧朵索生下兩個男孩和兩個女孩，她和孩子喜歡傍晚時分坐在前門廊上，從運動場望過去，看看他實驗室的燈是否還亮著。如果燈關了，他們知道沃爾夫很快就會捧著科學期刊穿過運動場，而且把臉整個埋在期刊裡。

如同他對科學的追求，沃爾夫有新愛好時會「追根究柢」，找到可以進步的方法。他全心投入越野滑雪：找書看、找影片和上課。最後，他找到一連串可以讓他快速滑過雪面的步驟，例如雙腿重量要保持平均，這個發現遭到朋友嘲笑。

「沒錯，小沃，那叫做平衡。滑就對了！」他的朋友派崔克・雷明頓（Patrick Remington）笑他。

沃爾夫的孩子們也會對他翻白眼，但通常是因為他的審美品味。沃爾夫有次穿一件格子襯衫，搭配一條花色完全不同的格子褲，當家人都覺得很丟臉時，沃爾夫對家人說他的衣服和褲子「很搭」。碧朵索後來把丈夫的選擇當成他非凡的創造力。沃爾夫以初學者的心態面對生活；他是一位獨創的思想家，能從獨特的角度看待問題，她總結道。

「爸爸的想法很跳脫框架，跳到他都看不見框架。」碧朵索曾經這麼跟孩子說。

沃爾夫開始用創造力來幫助患者解決讓他們備受折磨和殘疾的遺傳缺陷。他重新開始尋找新方法。他知道人體很大一部分是由蛋白質組成，而蛋白質是維持多數生存和生產功能的複雜分子。當時，由於早期的科學進展，只要對生物學略知一二的人都很熟悉蛋白質生成的方式：在我們的細胞裡，DNA可以被複製或轉錄成mRNA，mRNA又會被轉譯成蛋白質。DNA讓mRNA生成蛋白質，進而孕育出生命，這是科學的中心法則。

沃爾夫意識到，DNA就像細胞的食譜，包含生命組成的基本元素。它充滿製造蛋白質的配方，但它又厚又笨重，必須保存在圖書館（細胞核）中，因為它重得沒辦法運送。沃爾夫知道DNA中發現的核苷酸鏈會產生特定基因，像是他努力想「矯正」的那些基因。但要製作食譜中的任何蛋白配方，首先需要把細胞核中的DNA轉錄成RNA分子，我們可以把這些分子看作是那本厚重食譜中臨時複印出來的幾頁紙。於是這種mRNA就可以很容易被運送到類似細胞廚房的細胞質。在那裡，蛋白質會在指示下生成，而mRNA完成工作後就會被分解。

但如果某人的DNA配方有問題，她可能會缺失一些蛋白質，可能是蛋白質過多或過少，或者蛋白質有缺陷，而這會攸關到沃爾夫的疾病治療。他知道DNA和mRNA是自然產生，但它們也可以在實驗室中製造或合成，就像可以製造天然的食品甜味劑一樣。

沃爾夫很好奇：如果我們能夠不出錯地合成正常的DNA或mRNA，直接運送進人體細胞，取代患者體內有缺陷的基因呢？也許這種方式，可以創造出有功能的蛋白質。

沃爾夫與同行分享他簡單卻古怪的想法時，他們並沒有太過驚喜。他們當然知道注射正常的DNA或mRNA可能是幫助多種疾病病患的方法。問題是要怎麼做？還有做法是否可行？科學家開始意識到，如果可以將DNA或mRNA遞送到人體細胞中，理論上它們就可以閱讀指令並製造出相應的蛋白質，有可能可以治療遺傳疾病。這是新的潛在治療方法，稱為「基因療法」。

但幾乎沒有人會考慮直接施打或「裸打」DNA，這種方法就算不危險，也很可能完全沒用。這個過程有兩個步驟的原因是：要從DNA到mRNA，再到蛋白質。在細胞內，DNA必須先轉錄成mRNA，然後才能產生有用的蛋白質。將DNA導入細胞，開始生成蛋白質並不容易。由於DNA是一個巨大的帶負電分子，多數研究人員判斷它會被細胞膜擋下，無法進入細胞。此外，把DNA弄亂似乎會有風險，因為DNA對身體會有永久影響。

沃爾夫的同事非常肯定施打mRNA沒有用，主要因為它是一種不穩定的分子。mRNA在細胞內移動到細胞質，提供製成蛋白質的必要指令後，通常就會在數小時內降解、分解。就像備用輪胎可以撐過短途路程，但是在艱辛的跨國旅行中會變形損壞。研究人員認為，期待mRNA能夠獨自進入細胞倖存下來，並製造很多蛋白質，實在是太蠢了。大家都知道，一旦施打mRNA，mRNA就會接觸到充滿酵素的體液，而酵素會立刻把它大卸八塊。

沃爾夫理解他們反對的原因，但他不想放棄。他開始尋覓可以讓DNA和mRNA進入細胞、啟動基因治療。他整個心思都放在這個難解的挑戰，無法說不做就不做。

「他一直都在想這個……讓基因進入細胞的科學難題。」碧朵索說。

最新進展顯示，將DNA或mRNA與某些液體或脂肪脂質混合再加到細胞裡，就可以誘導細胞消化DNA或mRNA。這個脂質混合物似乎能保護這兩種核酸，協助攜帶分子及其遺傳信息穿過細胞膜。但大部分研究用的都是培養皿的細胞。沃爾夫可是實驗主義者，所以他認為要繼續用小鼠實驗。他沒什麼好擔心的，反正他有來自各方充足的資金，包括詹姆斯．華生的律師。華生是協助辨識出DNA分子結構的分子生物學家，他的兒子患有肌肉萎縮症。

沃爾夫做了一連串實驗，測試粗脂質中的DNA或mRNA注射液能不能在小鼠體內產生蛋白質，並把這些注射液與不含脂質的「裸」DNA和mRNA對照組比較。

沃爾夫看到的結果非常驚人。脂質包裹的DNA和mRNA對小鼠沒有太大的影響，這個令人失望的結果與反對者預測的一樣。但是當沃爾夫將DNA和mRNA直接施打在小鼠的腿部肌肉時，發現可以成功在小鼠細胞中產生所需的蛋白質。控制組意外地比實驗組更有效。興奮的沃爾夫和同事們再次用DNA和mRNA施打額外的注射液，結果再次顯示小鼠細胞會吸收這些遺傳指令，然後轉為蛋白質，蛋白質有時可以持續存在兩個月或更久。

沃爾夫已經證明，將DNA或mRNA打進細胞裡，可以製造出有功能的蛋白質，這是以前沒人做過的事情。正如預期，細胞酵素會分解大部分的分子，但逃過身體防禦系統的分子量已經足以產生一點蛋白質。可以用不穩定出名的mRNA生成蛋白質這件事，讓沃爾夫和其他人非常驚訝。

「哇，mRNA真的很有趣！」沃爾夫看到結果後對一位同事說。

當時只有三十三歲的沃爾夫沒有把這個突破性的實驗告訴朋友，他知道距離開發治療方法或藥物還很遠。目前還不知道產生的蛋白質反應是否能夠解決基因或其他問題，也不清楚這有沒有其他好處，像是抑制腫瘤生長或中和病原體之類的。最重要的大概是，沃爾夫是用小鼠進行實驗，但究竟mRNA能不能在人體內產生蛋白質還不得而知。

儘管如此，沃爾夫的實驗還是令人大開眼界，尤其是mRNA運作的結果，根本沒有人能料到它可以被細胞完整吸收，並且轉譯成蛋白質。沃爾夫向其他研究員傳達一個明確的訊息：mRNA的潛力比想像的還要大。

一九九〇年三月，沃爾夫和幾位同事在著名的《科學》雜誌上發表他們研究，闡述首次成功的mRNA實驗。儘管沃爾夫沒有該領域的經驗，但他的研究顯示mRNA有朝一日可能可以用來製造藥物，甚至是疫苗，因為很顯然它可以生成蛋白質。後來其他科學家也在小鼠身上做出類似的結果，而另一些科學家則將mRNA直接注射到老鼠體內引發免疫反應，這些都是證明mRNA可能會是有用的治療方法。

沃爾夫知道，要讓mRNA持續在人體中產生蛋白質，還有許多困難要克服。接下來幾年裡，他專心研發將mRNA傳遞到身體細胞的方法，並避開一種降解mRNA分子的酶，叫做核糖核酸酶（RNase）。之前沃爾夫做實驗時，很可能就是這種酶在指令還沒完全傳到細胞前，便已經妨礙蛋白質生成。一九九五年，沃爾夫和另外兩名研究員創辦一家公司，根據沃爾夫首次使用的脂質去改良，製造出精細的膠囊或其他脂質或聚合物包裝，以便讓mRNA遞送顆粒時更穩定、更持久。雖然這家公司從來沒有製造出任何mRNA藥物，但幾年後，他們還是以一億多美元賣掉這家新創公司。沃爾夫帶著這些收益在麥迪遜的湖邊買一棟房子和一雙新滑雪板，除此之外，他還是過著一樣的生活。為了治療肌肉萎縮症或其他遺傳疾病，他長時間待在實驗室裡，仍在尋找把基因置入患者體內的方法。

沃爾夫並沒有機會實現目標。二〇一九年初，他確診食道癌，成了棘手疾病的患者。他好幾個月都在接受各種治療，即便是到美國各地找前同事、老師和摯友、向他們道別的期間。從某個時候，他開始吞嚥困難，但他很少抱怨。

「我坐著也不行，想做點事情也不行。」沃爾夫對加州的一位前同事說。

二〇二〇年四月，一種新型冠狀病毒在全球蔓延時，沃爾夫因癌症去世，享年六十三歲，家人在床邊。他當時並不知道，他之前做的研究將對開發某種疫苗方法有所貢獻，這個疫苗方法有機會幫助世界對抗這個來勢洶洶的病毒。

mRNA的潛力

埃利．吉波亞只是想讓免疫系統有反抗的機會。成長在一九五〇年代後期及六〇年代初期的以色列，吉波亞小時候過得很辛苦。他的父親以送雜誌維生，清晨總騎著藍色的蘭美達牌機車送雜誌到當地咖啡館，在雜誌裡放廣告傳單來賺一點現金。吉波亞的母親是一名工匠，她為以色列將軍摩西．達揚（Moshe Dayan）妻子露絲．達揚（Ruth Dayan）的知名時裝公司縫製手提袋。吉波亞的父母看似有不錯的工作，但他們幾乎付不起生活開支，一家人一直承受著經濟壓力。他的父母都是羅馬尼亞的新移民，由於無法照顧好吉波亞，他們把他送到集體農場的宿舍，他在那裡過得很不好。最後，達揚太太透過一些關係，把吉波亞安插到北特拉維夫（Tel Aviv）一所著名的寄宿學校。那裡有幾百名弱勢兒童和家庭條件不好的孩子，他們一邊讀書，一邊務農。在這所叫做「青年村」的學校裡，吉波亞是一位資質平庸的學生，但他喜歡照顧乳牛，也很開心有機會接生小牛。

吉波亞的課業漸漸進步，最後在以色列魏茨曼科學研究所（Weizmann Institute of Science）接受分子生物學家的培訓，後來在一九七七年到了美國麻省理工學院，在當時諾貝爾獎得主戴維．巴爾的摩（David Baltimore）的實驗室完成學業。吉波亞本來是研究愛滋病毒，但一九九三年加入杜克大學醫學中心時，他的研究主要在於協助免疫系統對抗癌症，這是困擾好幾代科學家的挑戰。

免疫系統比人們普遍認為的更會分辨及消除腫瘤細胞。屍檢研究顯示，車禍中死亡的五十五歲或以上男性中，有高達三成患有癌症。女性也有類似的狀況，很高比例有癌細胞卻不自知。

「我們多數人，可能包括所有人，都有癌症卻不自知，也永遠不知道。有很明確的間接證據顯示，很多情況下是因為有免疫系統在保護我們的身體。」吉波亞說。

然而，癌症經常會找方法避開身體防禦，並造成可怕的傷害。某些腫瘤，包括淋巴系統相關的腫瘤，甚至就在免疫系統裡面。

早年在杜克大學時，吉波亞主要研究活化免疫細胞的方法，好讓它們可以辨識並殺死腫瘤。他的實驗室延攬來自不同背景和非正統背景的研究員，希望他們能幫忙找到一種新的方法。該團隊包含印度孟買的免疫學博士後研究員史蜜塔．奈爾（Smita Nair）和資深技術員大維．博奇科夫斯基（David Boczkowski），後者曾在匹茲堡醫院（Pittsburgh hospital）從事輸血和其他工作十年。

吉波亞和團隊首先將小鼠和人類腫瘤細胞放入培養皿中，加入DNA指令來產生能夠刺激免疫系統的蛋白質。目標是將細胞重新置入小鼠體內，最後能夠注入人類患者體內活化免疫系統休眠的地方，即是以細胞為基礎的方法。

「我們來試試看刺激免疫系統。」吉波亞有一天在實驗室裡對奈爾和博奇科夫斯基說。

他們早期的實驗結果多半很普通。隨著時間過去，吉波亞和奈爾嘗試不同的方法：啟動樹突細胞。樹突細胞在活化T細胞和產生免疫反應時有關鍵作用，在對抗癌症可以更有利。奈爾「溶解」燒瓶中長出來的黑色素瘤，或用高頻聲波將其炸開，產生微小的癌細胞碎片。她將腫瘤碎片加到培養皿中的脂質聚合物中，並將這種混合物置入樹突細胞，全部都在一管液體中。他們得到一種混合物，也就是科學術語中的「溶液」（lystate），或吉波亞用意第緒語中稱為的「寶石」，那是來自癌細胞的DNA、RNA、蛋白質等。奈爾調配出各種成分稍有差異的混合物，並將大致清澈的混合物打到有惡性黑素瘤的小鼠體內，希望能縮小腫瘤。每一種嘗試都是為了吸引免疫系統的注意力，並教會它識別與攻擊癌症訊號，但吉波亞的團隊並沒有找到哪種混合物能用。

「就是亂猜一通。」吉波亞說。

團隊並沒有什麼進展，但至少吉波亞是個相處起來很有趣的人。他喜歡大笑，在實驗室裡放歌劇，並且因為喜歡慢跑、滿身大汗出席盛大的醫學會議上而出名。作為移民同胞，奈爾覺得與老闆特別投緣。也許最重要的是，吉波亞給研究員很大的自由，鼓勵他們研究新技術和新理論，還有做獨立實驗。

「能不能至少讓我知道你們在做什麼？」他曾經假裝沮喪地問過奈爾和博奇科夫斯基。

慢慢地，團隊有了一些進展。他們某一個「腫瘤寶石」的版本似乎可以縮小小鼠的腫瘤，雖然他們不知道為什麼。吉波亞和奈爾推測是因為混合物中的某種蛋白質成分刺激免疫反應，但博奇科夫斯基總覺得是因為別的東西。在早年職涯中，他於一九九三年在匹茲堡大學取得分子生物學碩士，並且曾在研究RNA（包括mRNA）的實驗室工作。大多數科學家對實驗中使用這種分子持謹慎態度，因為它消失得很快。但是博奇科夫斯基和匹茲堡的同事發現它比多數人想像的更堅固。對他來說，這是一個被低估和被忽視的分子。

「很多人不想研究RNA。他們覺得如果弄錯了，它就會分解。」博奇科夫斯基說，「我們尊重它，但並不害怕它。」

博奇科夫斯基想知道，小鼠的腫瘤會變小是不是因為混合物中的mRNA成分刺激老鼠的免疫系統。他想到：也許只需要mRNA就夠了，根本不需要混合物中的其他元素。

在一九九五年一個晴朗的秋日，奈爾準備另一輪實驗時，博奇科夫斯基遞給她一管清澈的液體，他開玩笑地貼上「解藥」的標籤。他請奈爾測試其他混合物時也一起測試這個東西。

「來，妳的解藥。」博奇科夫斯基臉上帶著頑皮的表情。

博奇科夫斯基不告訴奈爾神祕試管裡是什麼，但她猜就是某種腫瘤蛋白和抗原的混合物。幾週後，奈爾檢查她的小鼠。她的控制組中，沒有接種疫苗的小鼠肺部有嚴重癌症，不得不被安樂死，或者用科學家的語言來說就是「犧牲」。但接受各種疫苗混合物的實驗組小鼠比較健康，這對研究員來說是好的訊號：某些族群比其他人更健康。當奈爾從看起來最強壯的小鼠身上切下肺部並尋找癌症蹤跡時，並沒有看到太多癌細胞，她很詫異。她秤了牠們的肺，似乎完全沒有腫瘤。她真的興奮起來了。奈爾確認紀錄，發現最健康的小鼠打的是博奇科夫斯基的祕密配方。

奈爾衝去告訴吉波亞，他趕緊過來看結果。

「這組好像真的有用！」吉波亞驚呼道。

他和奈爾看著博奇科夫斯基，他們非常想知道他在神祕的疫苗裡放了什麼。

「是ＲＮＡ。」博奇科夫斯基告訴他們。

吉波亞驚訝地看著他。博奇科夫斯基解釋道，他已經從黑色素瘤的腫瘤中分離出mRNA，並將mRNA分子加入他給奈爾的疫苗管中。他說，他只放了mRNA。

吉波亞放聲大笑。

「太神奇了！」他說。

接受mRNA治療的小鼠並沒有比接受腫瘤寶石的小鼠好多少，但結果還是很令人驚訝。當時，無論沃爾夫幾年前發現什麼，大部分科學家都認為mRNA太不穩定，不能用來開發治療劑或疫苗。傳統觀點認為，細胞酵素會在mRNA分子活化免疫系統之前就將其分解。

可能嗎？吉波亞心想。

他得再做一次實驗。mRNA疫苗再次縮小小鼠的腫瘤。吉波亞和同事認為是因為mRNA教導樹突細胞生成腫瘤蛋白，進而刺激小鼠免疫系統中的T細胞和B細胞攻擊癌細胞。是的，大部分的mRNA可能已經被細胞的酵素切碎，但有足夠的mRNA使其進入樹突細胞的細胞質。看來，mRNA分子比預期的要堅固。它不僅能存活下來，還能幫助縮小小鼠的癌症腫瘤。

感覺到其中的無限可能，吉波亞的臉亮了起來：mRNA可能會是有效的藥或疫苗。

一九九六年八月，吉波亞和同事們在《實驗醫學期刊》（*The Journal of Experimental Medicine*）上發表他們的研究結果。這是翻天覆地的開創性研究。沃爾夫已經證明mRNA可以在小鼠體內產生蛋白質，也有人用mRNA來引發免疫反應。但是沒有人用這種飽受詬病的短命分子來縮小腫瘤。當然，吉波亞和同事實驗的是小鼠，不是人類。他們取出小鼠細胞，在實驗室的培養皿中把mRNA加進去，接著再把細胞注射回小鼠體內，這是一個複雜的療程。儘管如此，他們的實驗進一步顯示科學家低估mRNA分子。

大名鼎鼎的研究員都對結果很驚訝，有些甚至質疑實驗的真實性，這對吉波亞他們來說是很大的挑戰。注射mRNA仍然是一種異端的想法。那些研究員說：反正不可能。幾個月後，世界頂尖癌症研究人員菲利普・格林伯格（Philip Greenberg）在學術會議的數十位科學家面前，討論吉波亞提出的突破性研究。格林伯格說他試過重複杜克大學的實驗，但無法看到mRNA在樹突細胞中的效果。

「我嘗試過吉波亞做的實驗，但沒有看到成效。」格林伯格向大家說，吉波亞覺得整個會議室的目光都集中在他身上。

後來，格林伯格實驗室的一位新進研究員跟奈爾討論實驗該怎麼做，並按照奈爾的建議做了一些調整。不久，格林伯格和同事果然成功複製吉波亞的實驗，證實實驗的準確性，並為使用mRNA帶來新希望。

接下來幾年，吉波亞他們在臨床試驗中測試mRNA疫苗，希望能找到戰勝腦癌、前列腺癌和其他癌症的方法。二〇〇〇年，吉波亞創辦一家生物技術公司，生產自己的mRNA疫苗。然而，治療病患既令人開心又令人沮喪。有時，吉波亞疫苗會出現奇蹟。一名患有膠質母細胞瘤（glioblastoma）的女性飛往北卡羅來納州的杜克大學接受疫苗接種，成功抵禦致命又兇猛的癌症。奈爾和博奇科夫斯基很高興可以見到他們實際幫助過的人。

「有點神奇，通常我們都是看到小鼠。」博奇科夫斯基說。

然而，多數情況很讓人失望，因為即使疫苗產生免疫反應，也不足以幫助患者。吉波亞他們決定籌募更多資金來改善疫苗方法。

二〇〇五年九月，吉波亞和新同事布魯斯・蘇稜格（Bruce Sullenger）和杜克醫學院院長羅伯特・威廉斯（Robert Williams）見面，希望支援mRNA的研究。當時，蘇稜格已經是這個方法的忠實擁護者，並且自己也在做研究證明mRNA在疫苗和藥物研發上會有多大的前景。在大會議室裡，蘇稜格坐在威廉斯對面，熱情澎湃地講了一個多小時，分享mRNA很可能徹底改變患者的治療方式。他和吉波亞向威廉斯請款招聘一位研究員，讓他們可以研究mRNA的使用方法，除了可以對抗癌症，也可以用來對抗病毒和其他傳染病。

「這是未來趨勢！」蘇稜格對威廉斯說。

威廉斯沒有被說服。作為擁有多項成就的心臟專家，威廉斯對基因體學更感興趣，這是一個愈來愈受歡迎的領域，處理的是DNA，而不是mRNA。杜克大學正在招聘數十名有基因體專業背景的學者，導致其他領域沒什麼資源。吉波亞和蘇稜格沒有拿到資金。

對威廉斯而言，他說他必須在杜克大學研究員們每年提出的數百項補助申請中做選擇。他說，不是每個人都能拿到錢。當時賭在mRNA上似乎是危險之舉。

「我對RNA很有疑慮。雖然覺得吉波亞的研究很有趣，但他並不是基因療法這個領域的領頭羊。」威廉斯說。他指的是如何穩定RNA並將分子傳遞給細胞的棘手問題。

走出會議室，蘇稜格看到吉波亞臉上浮現失落的神情。

「我想走了。」灰心喪氣的吉波亞對蘇稜格說。

第二年，吉波亞離開杜克大學，前往邁阿密大學。不久，他對自己的mRNA方法產生懷疑。他懷疑用樹突細胞可能行不通。最後，他轉而研究其他活化免疫系統對抗癌症的方法。

「我放棄mRNA，完全離開這個領域。」他說。

奈爾、博奇科夫斯基和杜克大學的其他人繼續努力，甚至籌措資金買一種叫做「基因槍」(gene gun)的實驗設備，這樣他們就可以把mRNA注射進皮膚細胞。但他們也遇到困難，尤其是資金方面的問題，因此轉向其他研究領域。

「有時我會後悔沒有堅持下去，但人生的機運就是如此。」奈爾說。

奈爾和博奇科夫斯基確實在其他領域成功了：他們開始交往，並邁向婚姻。

吉波亞和同事的工作令人大開眼界，也具有開拓性，但要有實際的效果，還需要做更多事情。要醫生從患者身上抽血，分離細胞，在實驗室裡加入mRNA，再將細胞注入同一位患者體內，實在太不可行了。連吉波亞也認為直接注射mRNA沒有用，無論沃爾夫做過什麼，他認為身體的酵素都會在mRNA產生療效之前分解它。

在mRNA能夠治癒疾病或阻對抗疾病之前，需要更多不一定有把握的研究人員，才可能有意想不到的突破。

第五章

破解mRNA難題

一九九七年——二〇〇九年

偉大的科學經常是一群人的成果。

——英國生醫科學家 邁克爾・霍頓（Michael Houghton）[1]

卡塔林・考里科和德魯・韋斯曼的相遇是因為一台慢到令人抓狂的影印機。

一九九七年秋天，考里科和韋斯曼是賓州大學醫學院的研究人員。除此之外，他們幾乎沒有共同點。考里科是個愛社交、藍眼睛、頭髮蓬鬆的匈牙利移民，在賓州大學的神經外科部門工作。她藏不住心裡話，即便那些評論和意見會危及她的職涯。韋斯曼來自波士頓郊區，是一位禿頭、戴著眼鏡的醫學教授。他沉默寡言，以至於妻子曾經開玩笑說他每天開口說的話都有字數限制，不敢超過。

儘管天差地遠，考里科和韋斯曼都很喜歡他們那層樓一台工作量超載的全錄牌（Xerox）影印機。他們經常會走過來印那些還無法從網路上下載的科學期刊文章。在大多數時候，考里科和韋斯曼會小心翼翼地看著對方，有時會為誰先誰後吵架。

後來，考里科決定要自我介紹，並重新開始和韋斯曼建立關係。

「你是新來的吧？」她問，「我是考里科。我可以合成RNA，如果你想的話，我可以幫你合成RNA！」

韋斯曼並沒有欣然接受考里科的提議。韋斯曼是免疫學家，一年前來到這間位於費城的學校，負責一間實驗室。像吉波亞和他在杜克大學的同事一樣，韋斯曼正在研究培養皿中的樹突細胞。但韋斯曼的目標是研製疫苗抵禦愛滋病毒，而不是癌症。如同多數研究人員，無論吉波亞和其他人在做什麼研究，韋斯曼都對mRNA抱持謹慎態度。這種分子很難在實驗室中製造，也不能用來做實驗，因為它進入細胞後很快就消失了。

「如果妳成功了，我會試試的。」韋斯曼漫不經心地對她說。

在那之前，考里科花了近十年的時間試圖引起同事對mRNA的興趣，向三十多名賓州大學的研究員介紹mRNA，但沒什麼收穫。很少有研究人員想研究這種分子，想跟考里科合作的人甚至更少。那些輕蔑對待並沒有打擊到這位四十三歲的研究員。她已經習慣被拒絕，忍受失望和屈辱。

考里科出生在匈牙利中部的小新薩拉什小鎮（Kisújszállás），她的父母亞諾斯（János）和高絲（Gööz）在那裡過著舒適的中產階級生活。直到一九五七年突然發生變化，當時考里科才兩歲。那年亞諾斯公開批評執政的共產黨政府，他幾乎是立刻就失去可靠且收入豐厚的肉販工作。亞諾斯的餘生都在打零工，包括在酒吧打工、在當地蓋房子、農場工作，還有剪羊毛。考里科一家住在一個沒有自來水、冰箱或電視的兩房磚砌房屋裡。為了取暖，他們站在一個只有木屑的火爐旁。儘管生活拮据，亞諾斯仍然充滿喜悅和幸福，大部分時間都與家人一起唱歌說笑。他的妻子同樣保有樂觀的態度，女兒也深受其影響。

在高中時，考里科的指定讀本是奧地利出生的匈牙利科學家漢斯·謝耶（Hans Selye）寫的一本書。謝耶研究焦慮和緊張對身體健康的影響，並且有很突破性的發現。謝耶認為，怨恨和後悔是一種錯位的能量。他的書讓年輕的考里科很有共鳴，包括讓自己過無壓力生活的重要性。考里科誓言要過著平靜的生活，即謝耶所說的「體內平衡」（homeostasis），並改善她的心態，而不是抱怨命運。隨著考里科長大成人，她的誓言將受到考驗。

在塞格德大學（University of Szeged）攻讀生物學時，有一天考里科聽了一場關於mRNA分子潛力被低估的講座。她深深相信了。當時，科學家很期待以修改基因來治療或根除疾病的想法，也就是沃爾夫在威斯康辛州做的研究。這種方法通常表示要將DNA導入體內，某種載體或媒介會將遺傳物質帶進細胞，期望能生成缺失的蛋白質或功能性蛋白質。但考里科意識到，將DNA插入人體細胞的細胞核既棘手又危險，部分原因是那可能產生永久性的變化。由於細胞讀取指令並生成蛋白質之前需要將DNA轉錄為mRNA，考里科好奇如果跳過一個步驟，直接注射mRNA，會不會比用DNA來產生必要蛋白質更容易、更有效。

在匈牙利頂尖研究型大學拿到生物化學博士後，考里科取得塞格德生物研究中心博士後研究員的職位，她開始合成mRNA，以便將其用在各種實驗。考里科嫁給一位名叫貝拉．弗朗西亞（Béla Francia）的工程師，他們很快就有了女兒。

然而，研究中心資金短缺時，考里科失業了。她考慮在匈牙利找教學職位或其他工作，那裡生活成本低，而且有父母幫忙照顧小孩。但考里科很投入她的mRNA研究，並希望能對世界有所影響。謝耶說過，要判斷一個人所處的環境，並評估那個環境是否適合個人成長。匈牙利似乎不是那樣的地方，考里科是時候該離開了。

「我想看看自己還能做什麼。」她說。

一九八五年，考里科決定移居美國，雖然她和弗朗西亞幾乎不會講英語。他們買了單程機票，希望逼自己在新家撐下去，別想著回匈牙利。在布達佩斯登機時，考里科比多數新移民更緊張。匈牙利政府禁止公民攜帶大量現金出境，因此考里科把家裡的積蓄，大約兩千兩百元美元，也就是賣掉車子的錢，縫進兩歲女兒蘇珊的泰迪熊肚子裡。泰迪熊玩具逃過一劫，那筆現金是他們一家人剛到紐約、展開新生活時僅能依靠的錢。

考里科在天普大學（Temple University School）醫學院生物化學系教授的實驗室找到一份工作，羅伯特．蘇哈多尼（Robert Suhadolnik）教授研究的是愛滋病治療。錢比她預想的更緊，考里科每年賺一萬七千美元，而找不到工程師工作的弗朗西亞在當地公寓大樓當維修經理，負責修理暖氣和供水系統，年收入和她差不多。他們的公寓沒有洗衣機，所以考里科每隔幾天就要把全家的衣服拿去附近大樓的地下室洗。

不過，考里科並不在意這些挑戰，因為她正在拓展自己的 mRNA 專業知識。有了蘇多尼的指導，她修飾 mRNA 分子的方法愈來愈完美。改變 RNA 的結構（一種稱為核苷〔nucleoside〕的東西），就可以在實驗室製造出新分子來生成蛋白質。她和蘇多尼日以繼夜地工作，在有威望的科學期刊上發表論文。考里科的職業生涯似乎重回正軌，而且走上了快車道。

就在那時候，她犯了作為學者的第一個錯誤。考里科接受約翰・霍普金斯大學更高薪的職位，但沒想到要事先告訴蘇多尼她在找新工作。蘇多尼聽到這個提議時勃然大怒，誓言要盡其所能讓她無法離開。在一次與考里科很不愉快的談話中，他明明白白地說她只有兩個選擇。

「在我的實驗室工作，或者回家。」他告訴她。

蘇多尼繼續脅迫她，向當地移民辦公室說她是非法居民，應該被驅逐出境。考里科和丈夫不得不花大錢請律師來駁回引渡令。那時，約翰・霍普金斯大學因為擔心聘到疑似逃犯的人而撤回聘書。蘇多尼繼續講考里科壞話，讓她找不到新工作。她努力用謝耶的話提醒自己不要氣餒。最後終於在貝塞斯達海軍醫院（Naval Hospital）遇到一位研究員，他也曾與蘇多尼有過不愉快的經驗，因此儘管她聲名狼藉，仍願意雇用她。幾年後，在一九八九年夏天，考里科找到更好的工作，於賓州大學醫學院心臟病學系擔任研究助理教授。

她很快便意識到，自己在常春藤盟校裡是次等公民。她的工作是做研究和教授研究所的課，但與多數教職員工不一樣的是，她沒有資格取得終身教職。心臟病學系裡都是醫生，他們治療病患、做研究，並帶著計畫補助金進來。像考里科這樣的博士是要協助這些醫生研究員。研究助理教授通常是外國研究人員，有些教職員工說他們是「外星人」，願意領微薄薪資，只為了在世界一流的大學實驗室工作，以及賓州大學說會協助申請綠卡的承諾。

次等公民的地位讓考里科過得很不容易。有一次，她因為沒有爬五層樓去不同實驗室，而是用了實驗室裡資深研究員的去離子水而被罵。申請計畫補助時，有時審定委員會因為她的職銜提出質疑。新同事進來，考里科會問要不要一起研究，她在mRNA的專業可能對他們有幫助。不過，新同事發現考里科不是同級別的臨床醫生之後，總會找理由推拖。

「大家會覺得『她到底怎麼回事？』，她不是正規職員一定是因為有什麼問題。」考里科說。

她沒有糾結於自己的地位，有機會可以做mRNA研究就很開心了。在部門裡，她對人友好、活力充沛，熱情地帶匈牙利料理到辦公室與同事分享。但考里科也對於被冒犯很敏感。有一次，她在系所辦的聖誕晚會中與同事聊天時，一位教授提到考里科正在「替他」做一個計畫。她臉色鐵青。

「你覺得我在替你做事？」她問他，周圍的研究員感覺有點尷尬。「我來這裡是為了促進科學發展，絕對不是替你做事，也不會替你做事！」

考里科在乎研究勝過任何事情，不是交朋友、玩弄權柄，也不是提升自尊心。簡報時，她經常是第一個指出同事研究錯誤或對不夠充分的論點提出批評的人。她並不是難搞或是要羞辱別人，只是覺得有必要指出錯誤。反正她不可能拿到終身職位，所以她不擔心同事會怎麼想。

但即使她很努力控制自己，也不一定做得到。考里科記得有一次，在聽一位熱愛腺病毒載體的學者公開演講時，她提出很多很難的問題，以至於賓州大學心血管內科主任朱蒂・斯溫（Judy Swain）制止她，說她在製造混亂。還有一次，她看到兩名同事研究數週的細胞已經降解且無法再生長，在未經許可的情況下就把那些細胞丟掉，讓同事大吃一驚。

「這是垃圾。」考里科跟他們說。

「她非常聰明，但她去挑戰別人會讓人不開心，尤其是那些沒有安全感的人。考里科很麻煩，因為她才不在乎別人喜不喜歡她。」一九九〇年代初，賓州大學神經外科住院醫生戴維・蘭格（David Langer）是少數支持考里科的人。

一天，考里科被找去向部門主任斯溫報告。

「大家都對妳很不滿，」斯溫告訴考里科，說她「不合群」。

身高一八〇公分的考里科比斯溫高很多，她站起來質問老闆。

「每個人是指誰？他們不滿什麼？現在就打電話給他們……如果我有不對的地方，我也想知道。」

斯溫沒有打電話。

那時候，考里科的薪水大約每年四萬美元，即便保險、通勤費和其他費用愈來愈多，也幾乎沒有調過薪。教授們對考里科多年來總是開舊車到學校很不以為然，這些車都是她先生撿回來修理的。在實驗室度過漫長的一天過後，她會回家寫計畫申請，希望以mRNA開發囊腫性纖維化（cystic fibrosis）、中風和其他疾病的治療方法。她的英語還不夠好，所以得比其他人花更多時間寫提案。她很少申請到經費，政府和其他單位通常對使用mRNA的想法嗤之以鼻。沒有充分數據，尤其是能夠在細胞和動物體內生成治療性蛋白質的證據，很難申請到計畫補助。

沒有自己的資金，考里科的薪水就得仰賴其他人申請到的經費，通常是來自心臟病專家埃利特．巴納森（Elliot Barnathan）的經費，因為他是系上少數讚賞考里科的研究和決心的人。考里科和巴納森很快就有令人刮目相看的進展。他們把mRNA插入培養皿的細胞裡，讓細胞製造一種叫做「尿激酶受體」（urokinase receptor）的蛋白質。對考里科來說，這種感覺很像在授予權力。

「像上帝一樣。」她說。

考里科看起來很順利。她比以往更加醉心於mRNA，她與巴納森計畫要用這種分子來改善冠狀動脈繞道手術的血管，甚至可以延長人體細胞的壽命。[2]

不過，她的時運不太好。約莫同一時間，考里科的同事開始傾向用DNA來做他們野心勃勃的實驗。因為考里科比較喜歡mRNA這種不太受歡迎的分子，而不是DNA，所以同事更有理由忽視她的研究。

不能怪賓州大學的教授們不想碰RNA。DNA有兩條核苷酸鏈，像扭曲的梯子一樣相互纏繞，所以很穩固。相比之下，mRNA是單鏈，而且以變化大和不穩定著稱，這是許多人覺得很難用它來做實驗的原因。在細胞裡，mRNA通常只存在一下子，接著就會被迅速切碎分解，變成細胞自然更替的一部分。而且因為很多病毒用RNA當作遺傳物質，身體已經發展出很精密的方法來抵禦這種分子。

考里科並不是第一個對mRNA的可能性有所期待的研究人員。但是最後，大家都覺得這種分子太浪費時間了。如果mRNA幾分鐘內就會消失，怎麼能把mRNA插入體內，期待它製造出所需的蛋白質？一九六一年發現mRNA的加州理工學院學者在他們代表性論文的標題上，對這個分子發出強而有力的警告：「不穩定的訊息攜帶媒介：從基因到核醣體、再到蛋白質合成。」如同哥倫布航行到美洲，寫了一封家書，標題是「新大陸：不值得一遊。」

膽敢在實驗室用mRNA的人都知道，這絕對是一場惡夢。因為我們皮膚上有大量的核糖核酸酶，研究員必須戴上手套才能觸碰與這個分子接觸的儀器。只要接觸一絲呼吸氣息，這個儀器就不能用來做mRNA實驗了。研究這種分子的玻璃瓶必須在高溫下烘烤，才能破壞核糖核酸酶，有時這會導致意外。有一次，一位杜克大學的助理教授在五百度烤箱裡準備mRNA用的移液管（pipette），結果把系上的部分建物燒了，包括系主任的辦公室。對於一個想得到終身教職的學者來說，這在職涯中並非明智之舉。

考里科聽過各種抱怨和批評，但她已經練就可以在別人找麻煩時往好處想的功夫。對她來說，mRNA是完美的分子，它只需要進入細胞質就可以製造蛋白質，不像DNA得進到細胞核才能作用。她知道mRNA分子很短命，但她認為這可能是好事。許多疾病和病痛似乎不需要插入新的基因才能治療，畢竟基因會對身體產生永久影響，但她的同事卻想用DNA來治療。有時身體只需要短期加強或調理，不需要長期的改變。

例如，為了治療需要暫時輸血的貧血患者，考里科想用mRNA來製造一種稱為紅血球生成素（EPO）的蛋白質，以刺激紅血球生成。為了驗證假說，她讓實驗室的動物注射紅血球生成素mRNA。他們製造出很多紅血球，動物像被輸血一樣，證明mRNA可能是一種有效的短期療法。

她發現如果要用mRNA分子來製造短期蛋白質，就必須定期注入mRNA，這可以讓mRNA藥物有固定的銷售市場。換句話說，mRNA的影響力轉瞬即逝這件事，可以讓它更有利益。

「它會降解是**好事**。」她對抱持懷疑態度的同事說，同時試著讓他們採用mRNA。

考里科成為這種分子的傳道士，主動替同事製造mRNA。想找有用的蛋白質嗎？怎麼不考慮用mRNA？他們通常會露出奇怪的表情，或在她背後議論：**那個mRNA瘋女人來了**。

一九九五年，考里科的命運急轉直下。她發現自己長了腫塊，醫生懷疑很可能是癌症。她去看醫生和準備手術時，丈夫因為處理簽證問題在匈牙利受困好幾個月。就在那時，斯溫再度要考里科到她的辦公室去。這次斯溫發出最後通牒：離開賓大或同意降級。

考里科很詫異。是的，她申請的計畫沒有通過，得仰賴系上別的職員付她薪水。而且，她在實驗室待得實在有點痛苦。但她很確定，她的mRNA實驗有所進展了，而且會帶來一些重大改變。

當時，考里科已經四十幾歲了，幾乎沒有其他工作選擇。她女兒蘇珊是頂尖的高中排球員，她想上賓州大學。如果考里科離開學校，蘇珊就沒辦法享有賓州大學提供給教職員子女的學費優惠，家裡也負擔不起賓州大學的學費。於是她忍氣吞聲，接受薪水較低的職位：資深研究調查員。對賓州大學來說，這是一個全新的職位，但這不是什麼值得慶祝的事情。這個職位之所以很新，是因為賓州大學從來沒有人被系所開除後還繼續留在學校。

考里科努力保持樂觀，提醒自己別在意這些屈辱。就某些方面而言，降級反而讓她感覺如釋重負。

「就像《鬥陣俱樂部》（*Fight Club*）這部電影說的：失去一切時，你就無所畏懼了。」她說。

她不斷修正實驗，希望可以成功。那時，以前支持她的巴納森已經離開學校，所以她轉到醫學院的神經外科系，找到願意支持她的神經外科住院醫生戴維·藍格。考里科對於自己還有一個「冷板凳的位置」、又有實驗室可以讓她繼續研究mRNA而心懷感激。

她心想：**只要我還可以做實驗，就還有機會幫助別人。**

成功用mRNA製造蛋白質

一九九七年，考里科在影印機旁遇到韋斯曼時，他正在用DNA做實驗，如同賓州大學和很多其他地方的人一樣。幾個月來，韋斯曼一直在用DNA轉染或裝載樹突細胞，希望能教導免疫系統識別和對抗病毒。這種樹突細胞上有一種關鍵性的愛滋蛋白，叫做「醣胺聚醣」（Gag）。這代表韋斯曼要把DNA（這種情況下是一種叫做「質體」〔plasmid〕的環狀DNA）引入樹突細胞，因此它們會產生關鍵的愛滋蛋白。剛好在這時，考里科建議韋斯曼不要依賴DNA，試著用mRNA來製造愛滋蛋白。

韋斯曼對考里科的遭遇一無所知，也不知道她最近剛被降級。反正他也不在乎這些。韋斯曼在辦公室不講八卦，也不寒暄或閒話家常。只要跟科學研究無關，他都沒什麼好說的。但是，只要他開始講起實驗或免疫學，就很難停下來。

他很少笑，甚至不露齒笑，即使在拍照時都擺出一副令人反感的嚴肅表情。但同事愈了解他，就愈能感受到他的溫柔和善良。韋斯曼很願意幫助年輕研究員，是個冷面笑匠，幾乎每天都穿著藍色牛仔褲和白色運動鞋，讓穿著正式的學者都感到不可思議。

他愛貓如癡，愛到讓其他人震驚。韋斯曼的女兒從當地收容所收養生病、被丟棄的貓，有些貓嚴重貧血，所以韋斯曼覺得有必要定期幫牠們打紅血球生成素。久而久之，他對這個「儀式」愈來愈投入。有一次，韋斯曼差點沒趕上去參加重要會議的飛機，因為他正拿著注射器在家裡追貓。

韋斯曼的同理心和他想治療貓朋友的渴望，可能是因為他的身體狀況不太好。六歲時，韋斯曼被診斷出患有第一型糖尿病。韋斯曼的血糖常會無來由地劇烈波動。有時同事有時會發現他倒在辦公室的地板上，因為他的血糖降得太快，他來不及反應。韋斯曼也會在外面開會時失去知覺昏倒。有時血糖變化會影響到他的認知功能，他會對同事講一些莫名其妙的言論。最終，他們系上會固定在辦公室冰箱裡放一罐可口可樂，以便在他血糖突然下降時讓他醒過來。

韋斯曼早年在位於華盛頓的美國國家過敏及傳染病研究所的安東尼・佛奇實驗室擔任愛滋病研究員，並在其中學到很重要的事情。韋斯曼看到國衛院的研究員因為計畫被許多政府機構拒絕感到沮喪，便要佛奇運用影響力去替他們爭取重要資金。佛奇每次都拒絕，所以那些研究員會說佛奇壞話，在媒體上散布他的負面報導，但他還是堅守原則。

「他教會我科學研究要誠實，還有數據要很純粹。」韋斯曼說。

一九九八年，韋斯曼和考里科開始合作，但很快就遇到困難。考里科製造mRNA，韋斯曼把mRNA插入培養皿裡的人類T細胞和B細胞，但這些分子完全無法轉譯或生成蛋白質。基因指令似乎沒用。但是，當他們把考里科的mRNA插入韋斯曼的樹突細胞時，卻有大量蛋白質生成，這讓他們很困惑。韋斯曼認為，是因為mRNA教樹突狀細胞在細胞外製造和展示愛滋蛋白，立即觸發免疫反應：這個機制似乎很適合拿來做疫苗。考里科和韋斯曼用螢光酵素轉譯mRNA，這樣蛋白質生成時就會發亮；結果細胞真的亮起來了，而且產生的亮度很高，以至於他們用肉眼都能看見。

二〇〇〇年，這兩位研究員在一份科學期刊上發表他們的研究，認為將mRNA引入樹突細胞「可能是有效抵抗愛滋病毒T細胞的疫苗」。他們證明mRNA比大多數人想的更有潛力，證實吉波亞在杜克大學與同事做出來的結果。

他們知道要幫助患者最實際的方式就是直接施打mRNA，而不是像吉波亞團隊做得那麼複雜，還得在培養皿中把mRNA插入細胞。因此，考里科和韋斯曼開始在小鼠身上打mRNA分子。他們遇到令人震驚的情況：小鼠一直生病，有時甚至會死掉。「沒有人知道為什麼，」韋斯曼說，「我們只知道小鼠生病了。他們的毛亂七八糟，身體捲曲，不再進食，也不跑動了。」[3]

小鼠先天的免疫系統似乎將mRNA分子識別為威脅，發起毀滅性的反應抵禦外來物質。之前考里科和韋斯曼在培養皿中將mRNA放入細胞時，完全不必擔心免疫系統會反擊。但現在他們將mRNA注入動物體內，卻啟動發炎細胞激素（inflammatory cytokines），代表他們無意間活化了抵禦病原體入侵的第一道防線。小鼠細胞彷彿受到mRNA分子及其遺傳指令的嚴重威脅，導致寧可傷害自己也要避免受其影響。

賓州大學的其他研究員對韋斯曼實驗室發生的事情一無所知，這可能是好事。如果他們知道考里科和韋斯曼遇到的麻煩，很可能會說「早就告訴過你們了吧」，甚至可能說出更不禮貌的話。考里科和韋斯曼發現mRNA不僅脆弱又轉瞬即逝，還會引發毀滅性的免疫反應，生物學家稱之為「細胞死亡」（cell death）。

他們必須找到一種方法來讓mRNA偷偷避開免疫系統，否則就沒有任何治療或其他價值了。大家會覺得他們的研究在浪費時間，同事又會有其他理由揶揄他們。畢竟，哪個醫生會想要注射一種不但幫不了患者、還可能傷害患者的分子？

他們的首要任務就是找出問題根源。花了一年多的時間，他們才總算確定哺乳動物細胞中的某些受體（receptors）像偵查員一樣，一旦發現像mRNA這樣的外來者，就會發起傷害小鼠的激烈免疫反應。

接下來，他們必須找到一個方法，讓mRNA可以避開這些受體。由於考里科製造的mRNA沒有發揮作用，他們覺得也許可以調整一下，讓它可以發揮效用。這並不難，考里科的博士研究就是找出各種修飾RNA的方法，或是改變其化學成分。改變可以是自然發生，或是在實驗室中製造出來；有些可以幫助細胞存活，但有些可能會導致癌症或引發其他疾病。考里科知道，有一百多種方式可以調整組成分子結構的四種核苷。她和韋斯曼開始測試哺乳動物和細菌細胞的各種不同RNA，想找到一種不會引發免疫反應，又能產生蛋白質的RNA。

他們注意到一個有趣的現象：RNA核苷的內在結構修飾得愈多，它們愈不會活化細胞的免疫系統；修飾得愈少，就愈能夠啟動免疫系統，這個負相關性令人很詫異。他們發現，無論mRNA的修飾是自然產生或是人為的，都能夠繞過讓人生畏的細胞受體，也就是免疫系統的哨兵，從而避免發炎反應。

做了一些實驗後，他們發現只要RNA的某個稱為尿苷（uridine）的核糖核苷（ribonucleoside）出現在mRNA中，就會觸發免疫反應。但是，當尿苷因為某種自然原因轉變為稍微不同的假尿苷（pseudouridine）形式時，細胞的免疫系統就會忽略mRNA。他們很好奇：避開免疫系統的訣竅是否就像把尿苷換成假尿苷一樣簡單？

為了驗證這個理論，考里科和韋斯曼做了一種稍微修飾過、以假尿苷為基礎的mRNA，縮寫代碼為Ψ，而不是一般的尿苷或U。他們還用5－甲基胞苷（5 methylcytidine）取代另一種核苷。將修改後的分子注射到小鼠體內後，他們看到驚人的結果：沒有發炎或其他免疫反應的跡象，完全是他們希望的結果。微調後的mRNA似乎對小鼠的防禦系統無害，可能是因為病毒和其他入侵者的mRNA不會有修改痕跡，就算有也很少，所以修改過的新mRNA被當作自體產生而無害。

二〇〇五年，這兩位科學家將研究結果發表在一篇意義重大的論文裡。後來，他們將實驗延伸到猴子身上，他們發現這種分子不但會偷偷進入細胞質中，還會製造大量的紅血球生成素，這代表他們終於達到目標了：用mRNA生成蛋白質。紅血球生成素是考里科早期曾使用過的蛋白質，也是韋斯曼為生病的貓施打的蛋白質。

這些結果出現時，考里科和韋斯曼看了彼此一眼。實驗室裡只有他們，一時間，兩個人都不知道該說什麼。經過如此漫長的時間、多年的辛苦研究和滿是挫折的實驗，他們總算成功在動物體內製造出蛋白質。

「真不敢相信！」韋斯曼對考里科說道。

他們終於有了突破性的進展：找到讓mRNA通過人體精心設計的防禦系統並進入細胞的方法，而分子的遺傳密碼在細胞內成功製造大量蛋白質。考里科和韋斯曼就像多年來看著我方戰機被敵軍雷達挫敗的將軍。現在，只要換掉飛機上一個無足輕重的小零件，就可以無聲無息地飛入敵方領土！

他們彼此恭喜，笑得合不攏嘴。那天晚上，韋斯曼驅車三十分鐘回到賓州溫尼伍德（Wynnewood）郊區的家，而且一直恍惚發楞。他睡不著，想著自己和考里科可以運用這份新的力量做的事情。他們可能有機會做出**任何**類型的蛋白質，包含各種藥物和疫苗等等，突然之間這一切都觸手可及。他們的職涯新篇章開始了。

潛能無限，韋斯曼心想。

質疑不斷

韋斯曼很確定，他和考里科已經為現代科學史上可能最重要的賽事鳴了槍。既然他們已經找到能在體內製造所需蛋白質的有效方法，其他人一定會急起直追，開發有效、甚至能夠拯救生命的治療方法。為了在這場競賽中領先，他們開始成立自己的生技公司，取名為RNARx。他們與創投業者見面，並且從美國政府拿到近百萬美元的小型企業補助，可以用在更多動物研究上。

但是當韋斯曼回頭一看，發現根本沒有人想追上來。醫學研究員連繫好鞋帶都懶。韋斯曼參加全國各地著名的科學會議，對數百名似乎對他的研究有興趣的研究員演講。但韋斯曼跟他們交流時，發現他們對mRNA的疑慮從未改變。他們的回應都一樣：**恭喜你們發表的論文，真的很有趣。但天啊，mRNA真的很難用，我還是先不要碰這東西**。

一位審稿人透露，考里科和韋斯曼的某篇論文差點不能發表。那位審稿人說，沒什麼人會為這種研究感到驚嘆。韋斯曼和政府的資深研究員討論mRNA的研究，但他們質疑這麼不穩定的分子要怎麼量產，「讓我很失望。」他說。

其他人則懷疑賓州大學的研究人員是否真的有突破性的發現。抱持懷疑態度的人認為，至少就疫苗來說，最不需要的就是避開或抑制免疫反應。畢竟疫苗的目的就是引發免疫反應。還有一些人問細胞的免疫反應真的會有這麼大的問題嗎？他們不懂為什麼考里科和韋斯曼沒有用他們的技術「做出很酷的東西」。一家名為CureVac的德國公司正在測試一種使用天然mRNA或「裸mRNA」的疫苗，他們認為也許不需要修飾mRNA。

考里科多年來一直沒有得到同儕的認可和尊重，所以這些反應並沒有困擾她。她覺得，她和韋斯曼只是想創辦公司，開發出改變世界的療法。然而，考里科再度在賓州大學受阻。要取得科技研發許可，學校開出一個很高的價格，根本不可能從投資人那裡募到這麼多資金。

「他們要的太多了。」韋斯曼說。

有一次，考里科拜託一家生技公司的主管提供一種脂質物質給她和韋斯曼，他們發現可能需要包裹mRNA才能運載足夠的基因來治療疾病。那位主管拒絕了。

「我差點要跪下來了，」她說，「那是我最低潮的時候。」

最終，賓州大學通過這項研究的許可，但不是授權給考里科和韋斯曼，而是威斯康辛州麥迪遜市一家名為「細胞轉錄」（Cellscript）的小公司，這家公司一直努力研究可以用修飾核苷製造mRNA的試劑盒。直到二〇〇九年，考里科和韋斯曼已經放棄創辦生技公司的希望。他們仍然相信mRNA，但很少人認同他們。他們留在賓州大學，但大家已經遺忘他們的mRNA研究。

直到一位有情緒問題的英國工程師和一位環遊世界的加拿大人出現，才證明他們研究的價值。

第六章
把人體變成蛋白質工廠
二〇〇七年——二〇一〇年

科學很少像外人所想的那樣有直接了當的邏輯。

——美國分子生物學家詹姆斯·華生

路易吉·沃倫正在經歷中年危機。

一九九〇年代晚期，住在洛杉磯的軟體工程師沃倫已經在資訊業打滾近二十年，事業蒸蒸日上。他個子不高、打扮乾淨整齊、很帥氣，頂著棕色小平頭。他很少認真打扮，但看起來總是像搖滾明星一樣完美。他過著不錯的生活，曾在索尼影業（Sony Pictures）、ＩＢＭ和其他知名大公司做過很有挑戰性的工作，經常到紐約出差和玩樂。但是當沃倫接近四十歲生日時，他覺得很空虛，沒有成就感。寫程式很枯燥，他擔心日子會愈來愈乏味。他渴望改變，於是決定找回年輕時的興奮感。

沃倫的母親是義大利人，父親是英國人。他在倫敦郊區的布羅姆利（Bromley）長大，這裡是英國搖滾音樂家大衛・鮑伊（David Bowie）兒時的家。沃倫很喜歡科幻小說和太空旅行。他讀了羅伯特・海萊恩（Robert Heinlein）、以撒・艾西莫夫（Isaac Asimov）和亞瑟・克拉克爵士（Arthur C. Clarke）的作品，也受到美國導演史丹利・庫柏力克（Stanley Kubrick）的《二〇〇一：太空漫遊》（*2001: A Space Odyssey*）深深吸引，九度到電影院看這部電影。[*1]受美國太空總署阿波羅太空計畫的影響，沃倫打算成為太空人，或者至少要當上太空工程師。

「我有點不切實際。」他說。

現在，他生活乏味、步入中年、渴望改變。二〇〇一年，四十一歲的沃倫搬到紐約市，在那裡租一間一百二十坪的公寓。轉職之後，他開始在哥倫比亞大學通識教育學院念生物學系，這是一個充滿活力和可能性的領域。野心勃勃的生技公司正在籌募巨額資金，科學家對人類ＤＮＡ序列的了解有巨大的進展，這個壯舉對於找出人類為什麼會得到某些疾病有重要的價值。

沃倫又有新的動力，得到生物學位後，他搬到加州帕薩迪納市（Pasadena），於二〇〇七年在加州理工學院取得生物學博士學位，之後在史丹佛大學開始做研究。沃倫在那裡認識一位叫德里克・羅西（Derrick Rossi）的博士後研究員。羅西是土生土長的加拿大多倫多人，下巴有一撮很特別的小鬍子，他比大多數同齡人都要大，跟沃倫一樣。他遊歷全世界，很欣賞沃倫繞了一大圈才到他們實驗室的精神。最重要的是，他是鮑伊的死忠粉絲，知道沃倫在布羅姆利長大而興奮得不得了。

沃倫當軟體工程師的經驗成為他操作實驗時的重要技能。做生物實驗需要清楚的設計、高效的執行力和有效的錯誤排除分析，才能處理錯誤和失誤，就像電腦工程一樣。這兩個領域都需要重複做實驗，直到發現或開發出最終的產品。研究人員經常會透過特定的DNA片段進行細胞編碼，引導細胞遵循一組指令來製造各種蛋白質，有點像電腦工程師開發精密演算法來解決問題或達到目標。

一起在實驗室裡工作時，羅西看到沃倫可以設計RNA，還能操作別人做不來的棘手實驗。「沃倫做實驗一絲不苟，注重細節，可能是我見過最會做實驗的人。」羅西說。

---

* 搖滾樂手鮑伊年輕時也看過無數次《二〇〇一：太空漫遊》，他某次看完電影後就寫下經典歌曲作品〈太空奇觀〉（Space Oddity）。

二〇〇七年，羅西被哈佛醫學院幹細胞與再生生物學系的附屬機構聘為助理教授。他問沃倫要不要當他實驗室的第一個研究員，沃倫答應了，不久便搬到麻薩諸塞州的劍橋，在羅西的實驗室擔任博士後研究員。

沃倫的樂天其來有自。他還處於第二職涯的初期階段，但四十七歲的他已經在全球最負盛名的大學裡擔任新實驗室的重要成員，與欣賞他獨特才能和背景的朋友共事。如果他做得好，又能幫羅西的團隊帶來科學成果，就有機會開啟自己的學術生涯。然而，沃倫才工作幾個月，就和一位以色列免疫學家大打出手，逼得羅西必須介入這場爭端。後來羅西與妻子講到這件事時，他對於實驗室這麼快就充滿戲劇化感到很驚訝。

羅西和沃倫開始做一個大膽的研究，目標是改進後來諾貝爾獎得主的代表性研究。一年前，日本京都大學的幹細胞研究員山中伸彌（Shinya Yamanaka）和他的研究生震驚了科學界，因為他們將基因放進反轉錄病毒（retroviruses）裡，藉以重編成體細胞（adult cells）；反轉錄病毒是一種入侵宿主細胞並將其基因組與細胞DNA結合的病毒。山中伸彌用這種技術創造出「多功能」細胞，其作用與胚胎幹細胞（embryonic stem cells）非常相似。山中伸彌有效地將細胞恢復到原始狀態，彷彿讓時間倒流。

這個發現改變了科學家看待細胞身分以及細胞實際變動性的看法。同樣重要的是，這個進展讓研究人員有希望得到一組非常有用的全新細胞。因為胚胎幹細胞能夠轉變為幾乎任何類型的細胞而備受推崇，在各種醫學療法上都很有價值。但是胚胎幹細胞通常是來自體外受精療程中丟棄的胚胎，長期以來都飽受強烈批評，因為有些人認為不應該用胚胎進行醫學實驗。山中伸彌的研究為他贏得二〇一二年的諾貝爾獎，讓科學家可以不用胚胎細胞，而是使用「誘導多能幹細胞」（induced pluripotent stem cells，或稱 iPS 細胞），因此得以避開爭議。山中的方法也證實能製造出細胞和組織，即便進行移植也不會有排斥風險。

科學家競相將山中伸彌的方法運用在各種治療方法上，但幾乎立刻就面臨嚴重的風險。改變細胞 DNA 的反轉錄病毒可能是危險的，因為這種外來 DNA 融合到細胞基因組中，可能會導致很危險的突變。多年後，研究人員從一名七十歲的患者身上採集皮膚細胞，從中提取「誘導多能幹細胞」，並轉化為治療黃斑部病變的視網膜細胞。患者的視力有明顯改善，讓醫學界很吃驚。但是，當研究員檢查第一位患者的「誘導多能幹細胞」，並在基因組序列發現一種可能導致癌症的突變後，便停止對第二位患者進行類似的治療。[2]

羅西和沃倫希望能製造出工程幹細胞，或將細胞轉化為初期多能的狀態，但是他們也擔心使用DNA病毒會有問題。羅西和沃倫覺得他們可以試著使用mRNA分子，如同之前的沃爾夫、吉波亞和考里科一樣。因為mRNA可以攜帶遺傳指令進入細胞，但不會與細胞核結合，羅西和沃倫知道這可能比DNA更安全、更有效。

由於沃倫在科學界還算是新人，對mRNA還沒有偏見，對於使用這個分子抱持著開放的態度。同時，在實驗室合成mRNA需要調整構成分子核苷酸的四個基因碼。對沃倫來說，另一個吸引他的原因是，這感覺很像電腦程式。最重要的是，另一種製造幹細胞的方法（生成和純化蛋白質）實驗時間長達數小時，部分原因是要把蛋白質放進細胞非常困難，另一個原因是沃倫希望在他們的實驗中嘗試使用mRNA。

「蛋白質太麻煩了，而且我怕病毒。」沃倫說。

沃倫的目標是利用mRNA將遺傳指令插入成人的皮膚細胞，將皮膚細胞重新編碼為幹細胞。沃倫和羅西沒有聽說過考里科和韋斯曼，也不知道他們突破性的mRNA研究。儘管如此，他們並沒有被這個分子臭名昭彰的不穩定性嚇跑。他們認為只要在某些地方調整mRNA，就能讓它存活到足以製造出幹細胞。

沃倫開始在羅西的實驗室嘗試用mRNA製造蛋白質，這是前期測試。他用mRNA分子合成一種稱為「綠色螢光蛋白」（GFP）的水母蛋白，並將其導入人體皮膚細胞。隔天，沃倫叫羅西來看他的顯微鏡。羅西看到細胞發出明亮的螢光綠，顯然沃倫成功用ｍＲＮＡ製造出這種水母蛋白了。用ｍＲＮＡ就能創造奇蹟，誰還需要ＤＮＡ？

羅西站起來，對沃倫會心一笑。

「沒錯，這東西真的有用。」沃倫說。

繼續做，羅西對他說。天生樂觀的羅西開始相信實驗室可以用ｍＲＮＡ製造幹細胞和其他蛋白質。對於生物化學家來說，這是夢寐以求的東西。

「一定可以！」羅西有一天說。

然而，不到幾個星期，沃倫就遇到困難了。他在培養皿中製造出額外的蛋白質，但很多細胞在一天左右就死亡，根本不能使用。只要追加ｍＲＮＡ劑量，細胞都會像自我毀滅一樣更加受罪。

沃倫不確定為什麼會遇到這麼多問題，但他和羅西推斷，ｍＲＮＡ可能會觸發細胞的免疫系統來攻擊他插入的ｍＲＮＡ分子，阻止蛋白質生成。（這個分析也有賴以色列免疫學家的幫忙。以色列免疫學家在大吵後就沒跟沃倫說過話，但還是會跟羅西討論。）沃倫問了一些免疫系統的專家，包括附近波士頓兒童醫院的人。醫院的人證實他們的推測沒錯：免疫系統覺得病毒在攻擊細胞，所以會消滅mRNA、抑制蛋白質反應，並導致細胞死亡，就跟困擾考里科和韋斯曼的問題一樣。

沃倫必須替mRNA找到方法避開免疫反應，這樣他和羅西才能製造出幹細胞。他開始埋首研究，所有醒著的時間都在尋找解決方案。沃倫發現擠出更多時間做實驗的方法，像是每天早上穿同樣的衣服：黑色西裝外套、黑色V領T恤、藍色牛仔褲和黑色靴子。這樣，他就不用在衣櫃前浪費寶貴的時間決定要穿什麼衣服。同事都注意到，他可以好幾天都不換衣服，而且經常不吃飯。那年感恩節，羅西邀請沃倫和實驗室夥伴吃感恩節大餐時，沃倫拚命往嘴裡塞食物，讓他的朋友看得目瞪口呆。

「他吃了四個人的分量，像條蛇在囤積一週熱量一樣。」羅西的朋友、哈佛教授查德．考恩（Chad Cowan）說。

同事都覺得沃倫的怪癖很有趣，包括談話時盯著遠方的習慣，好像機器人在處理訊息。沃倫的能量和緊繃度就快要超載了，但他並沒有像一般人那樣坐立不安或釋放緊張情緒。他將所有精力都集中在研究上，彷彿mRNA這個挑戰是他生命中唯一真正重要的事。沃倫有種英式冷笑話的幽默感，有點像那種口口聲聲說要捍衛個人權利，卻在加州非法擁有槍枝的陰謀論者，但實驗室夥伴都很喜歡他奇葩的英式幽默。但他努力想解決mRNA的問題時，朋友能看出他的壓力和焦慮愈來愈嚴重。不久，沃倫便陷入長達數月的恐懼。

沃倫會緊張是有道理的。通常局外人關心的只有從學術或生物技術實驗室獲得職位所帶來的聲望，還有那些解決重要問題或參與公司上市的人會有多少獲利。科學工作往往是腦力激盪，同事聰明能幹，醫學研究人員可以讓世界更好，但是做研究也很常會讓人產生焦慮和低潮。研究員將全身心投入研究，經常要跟世界各地的超級天才競爭，他們全都在拚命找出最新研究的錯誤。

「我們是一群對誰都不信任的人。」羅西說，「如果有人給出一個數據，我們第一個反應是去找實驗有沒有問題：哪裡可能分析錯了？或者根本是人為瑕疵，不是什麼新發現？」

生物學進展緩慢，很少有特別的新發現，所以會累積愈來愈多壓力。論文發表太慢，競爭對手就會打敗你，毀掉你的職業生涯。

倫敦帝國學院（Imperial College London）實驗室的負責人丹尼．阿特曼（Danny Altmann）說：「當你等到確保證據充足，可以提出新穎、有可信度又有啟發性的論點時才送出論文，卻發現另一個實驗室的競爭對手降低標準、搶在你之前發表論文。他們的論文其實不夠完整，只是他們是第一個發表，這才是最重要的。」

沃倫面臨著挑戰，但和考里科不同的是，至少他不是女性，也不是少數族群。傳統上，白人男性本來就在科學界占有主導地位，而其他人則必須遵守更嚴格的標準。但有部分的問題是，科學成就幾乎沒有客觀的衡量標準，年長的研究人員也可能會遇到困難。就像年華老去的好萊塢明星一樣，資深科學家也會有不安全感作祟，擔心過去成就會崩塌，未來的論文可能會被拒絕刊登。

有些人會屈服於壓力。在醫學界，尤其是生物醫學領域，充斥著詐騙。[3]有時研究員會捏造實驗結果來推進自己的職涯發展，而其他人則有意識或無意識地想辦法讓數據符合預設的結論。

「實驗室裡會發生很多扭曲的事情。」沃倫說。

捏造數據雖然不常見，但卻違背研究人員以「邏輯」和「客觀」為主的理性形象。甚至知名的研究人員和期刊都可能捏造數據。

「要時刻保持警覺，只要他們發現你或你的學生違反眾多醫療法規的其中一項，你的職業生涯就會被虎視眈眈的競爭對手或學術研究人員殘酷地畫下句點。」阿特曼說。

科學家的生活可能辛苦乏味又令人不滿。研究人員在職業生涯早期就知道，他們可能頂多對自己的研究領域做出很渺小的貢獻。哦，忘掉下次烤肉時要給鄰居留下深刻印象這種事吧——他們對傳染病和免疫系統通常不會像你那麼著迷。

阿特曼說：「大家的眼神很快就會轉為呆滯。」

有一次去中國的時候，阿特曼坐在一位病毒學家的旁邊，於是他開始聊起新的T細胞研究。結果那位同事用口罩蓋住眼睛，還戴上一副耳機。

「那是我最後一次見到她，」阿特曼堅稱自己在開玩笑，當時他建議要在要在十一個小時的航程中全程討論免疫系統。

就像美國政客通常花更多時間在籌款，而非擬定實際政策一樣，醫學研究人員也總是不停地尋找研究資金。補助申請被拒會讓人愈來愈焦慮。科學家可能會被認為是書呆子，反而是那些性格外向的人，尤其有點狂妄自大和過度自信的人，更容易出人頭地。只有做出夠戲劇性又讓人信服的簡報，才能讓基金會和投資人驚嘆；要能夠興高采烈地消除懷疑和批評，才能吸引投資人。對內向、謙虛或自我懷疑的人來說，籌錢是一項挑戰。

幾年前，英國一家大型健康基金會「惠康基金會」（Wellcome Trust）發表一篇研究，指出科學界的人與其他人一樣，都喜歡很會說話的人，這個研究結果迫使其修改給予補助金的方式。

「荷包滿滿的都是那些很會畫大餅的人，不是結巴、害羞又緊張的科學家。」研究期間負責惠康基金會感染和免疫策略的阿特曼說。

科學工作會吸引投資人的注意，包括風險投資公司，他們可以拿到新興公司的股份，但持股的潛力愈大，競爭和忌妒的情況就愈多。

「這真的是個毒窟，尤其是哈佛、麻省理工、柏克萊、史丹佛大學之間的人脈網絡。」沃倫說，「他們能帶來巨大的回報，但他們也因此促成不好的行為。」

身為博士後研究員，沃倫的立場尤其艱難。他住在波士頓，美國最貴的城市之一，但四萬美元的年薪卻只夠租一間小套房。沃倫不常在家，博士後研究員一週待在實驗室的時間常常會超過八十個小時，而且他的工作只是暫時的。除非博士後研究員努力發表學術論文，最好發表在排名很好的期刊上，才有希望找到全職工作或繼續學術生涯。

並不是每個人都欣賞沃倫擅長調整RNA結構的技能，讓他的挑戰更加艱鉅。不過，羅西仍然支持他。羅西對沃倫很有信心，相信他會找到解決免疫系統問題的方法。

「你會弄清楚的。」羅西告訴沃倫，想讓他開心點。

羅西的背景與沃倫一樣非正統，所以他很了解沃倫。羅西身高一七五公分，頂著不羈的髮型、戴著五顏六色的粗框眼鏡，酷似演員小勞勃道尼（Robert Downey）。羅西的父母都是從馬爾他共和國搬到加拿大多倫多，於青少年時期在加拿大城市的馬爾他同鄉會相識。他們沒有受過多少教育，也沒有賺到很多錢。羅西的父親阿爾弗雷德（Alfred）很孤僻，經營一家汽車修理廠，每天晚上回家都很沉默寡言，很少跟羅西或他的四個哥哥姐姐說話。

「他是一個安靜、簡單的人，沒有什麼人生經驗可以分享。我這輩子聽他講過的詞彙應該不超過一千個。」羅西說。

相比之下，羅西的母親艾尼絲（Agnes）是一位熱情、友善、很有愛心的人，她每天都去天主教會做彌撒，大概有部分是因為在家沒有可以聊天和陪伴的人。羅西的哥哥史蒂夫（Steve）大概是影響他最多的人。史蒂夫對外來種動物有莫名的熱忱。多年來，他在家裡養過大鵰鴞、食人魚、松鼠和浣熊，還有很多蛇。有一次，他甚至在臥室裡養了一隻一百二十公分長的鱷魚，後來史蒂夫才發現牠非常不適合當寵物。

有段時間，羅西很確定自己想當獸醫。但是就讀十一年級時，一位老師介紹分子生物學時，他被DNA、遺傳學和細胞的內部運作迷住了，羅西發現那是自己的天職所在。

在多倫多大學取得科學學士學位後，羅西覺得應該要搭飛機離開這個國家。他的旅行癖很可能是出於童年時很少有假期或家庭旅行。為了逃避現實，他沉浸在書裡，包括傑克・凱魯亞克（Jack Kerouac）和亨利・米勒（Henry Miller）的作品，閱讀他們多彩多姿的旅程。當羅西長大成人，他渴望有自己冒險的經歷，希望離家愈遠愈好。

「這個世界上所有不同的語言和人都很吸引我，還有各種不同人種的女人。」他說。

羅西啟程前往中非，獨自搭便車穿越非洲大陸五個月，途中多次遭遇暴力衝突。羅西穿越盧安達去看著名的山地大猩猩（mountain gorillas）時，烏干達的邊防軍指控他在境內進行黑市交易。他們用機關槍指著羅西的臉，說要把他送進監獄。羅西立刻明白自己被威脅的真正原因：烏干達軍人發現他藏的一百二十五元美元，想勒索他。但羅西接下來的旅程中很需要現金，不能給他們。

他開始即席演說，告訴邊防軍自己在他們美麗的國家度過六個星期，還打算要推薦其他人來烏干達。但在這個國家迫切需要遊客的時候，他們這樣對他，有損這個國家的名聲。

「來呀，把我銬起來，但你們把一切都搞砸了！」羅西說。

邊防軍覺得有點羞愧，讓羅西走了。羅西躲過危機，進入盧安達。幾週後，他開始為自己的聰明感到後悔。在盧安達叢林的時候，不知道從哪裡跑出來一隻銀背大猩猩

（silverback gorilla），朝羅西直衝過來，拔草丟他。在幾公尺之外，大猩猩停下來，羅西看著牠巨大的臉龐。這一切發生得太快了，他連害怕的機會都沒有。但這個意外結束得很快，大猩猩畫好自己的地盤後就慢慢地走開了。

在後來的非洲之旅中，羅西與一位來自澳洲的旅伴坐獨木舟順流而下，當時他看到水裡有一條讓人很好奇的蛇，於是用槳把牠撈起來。當他把蛇拉近一些，卻發現是眼鏡蛇。羅西將蛇丟回水裡，澳洲人則瘋狂划槳，讓獨木舟倒轉一圈，但那條蛇又游上船。這次，羅西用槳把眼鏡蛇舉起來，用力丟出去，他和澳洲人努力划槳才逃過一劫。

羅西回到多倫多大學並拿到碩士學位後，前往巴黎攻讀分子生物學博士。可是這個二十八歲的人仍然躁動不安，讓研究很難有進展。

「我很累，我玩得太過頭了。」他說。

不久，羅西前往達拉斯（Dallas），在德州大學的實驗室工作，最後於二〇〇三年在芬蘭赫爾辛基大學（University of Helsinki）取得博士學位。那時，他已經玩夠了，「人生經驗」比多數同齡人都來得多，所以他準備好要全心做研究。羅西發表幾篇有影響力的學術論文，並在史丹佛大學頂尖的幹細胞實驗室獲得一席之地，他在那裡遇到沃倫。他們兩個人都來自勞動階級的家庭，也都不是依循一般常見的途徑來到實驗室裡，這可能是他們如此容易對彼此產生共鳴的原因。

「他很有趣，一個穿越非洲的時髦人士。我覺得他是可以當朋友的人。」沃倫說。

沃倫很努力想解決mRNA實驗中的免疫問題。雖然羅西一直鼓勵他，但沃倫很快就變得鬱悶起來。為了找到答案，他有時會晃到附近一間研究室，那是免疫系統專家、哈佛醫學院助理教授孫荷（Sun Hur）的研究室。孫荷和同事不太喜歡突如其來的訪客，覺得沃倫踩到他們的界線，但孫荷還是努力配合，回答他關於免疫系統的問題。

二〇〇八年十月的某天，沃倫邀請孫荷實驗室裡一位年輕的博士後研究員艾里絲・沛斯蕾（Alys Peisley）在附近的星巴克見面。喝咖啡時，沃倫告訴沛斯蕾，自己有多挫敗，並問為什麼沒辦法讓mRNA逃過免疫系統、產生蛋白質，讓幹細胞重新編碼？

「妳會怎麼做？」他問她。

沛斯蕾本來以為她只是來喝杯咖啡而已，但時間已經過了一小時，她很想離開。可是沃倫很緊繃，好像快要放棄他的研究計畫了，所以沛斯蕾建議他問孫荷有沒有解決的方案。

不久後，孫荷給了沃倫一些建議。

「要不要試試看一些修飾方法？」她問他。

孫荷寄了一個連結給沃倫，是考里科和韋斯曼之前寫的論文，內容大概是他們怎麼對mRNA分子做微調修飾，讓它們自己生成蛋白質。多數研究員要不是忘了前人的研究，就是從來不知道有那些研究的存在。但是對孫荷這樣的免疫系統專家來說，考里科和韋斯曼用假尿苷代替尿苷、將新分子施打進到小鼠和猴子體內以產生大量蛋白質的做法，令人印象深刻。透過調整分子的組成結構，他們讓mRNA避免發炎反應和其他免疫反應。孫荷建議他，如果用類似的方法，也許會有驚喜。

沃倫興高采烈，在十月二十一日的實驗室筆記中寫到，他一直在考慮其他五種可能的方法來解決困境，但馬上就發現轉換核苷酸是「目前為止最有希望」的做法。最重要的是，測試這個方法很簡單。他向一家廠商訂了修飾過的核苷酸，並與羅西實驗室的其他人合作製造出新的mRNA。沃倫再次創造一組基因序列來製造水母的綠色螢光蛋白，但這次他利用許多種修飾過的核苷組合。他和同事把新修飾過的分子導入人類皮膚最外層的角質細胞，等著看會發生什麼事。第二天，他們的細胞還活著，每個細胞都在製造大量的綠色螢光蛋白。即使重複使用新修飾過的mRNA，細胞還是能茁壯成長並製造出綠色螢光蛋白。他們的問題解決了。

解決了主要難題，沃倫把注意力轉回「多能幹細胞」，最終用五種不同的修飾

mRNA轉譯出五種不同的蛋白質。

二〇〇九年十一月的某天，沃倫衝進羅西的辦公室。「來看一下！」沃倫臉上帶著頑皮的笑容說。

沃倫把羅西帶到實驗室的角落，有一台顯微鏡架在培養皿上。羅西往裡面一看，看到一種螢光色。這是幹細胞新生成群體的證據。它們很小，只有幾個群體，但是培養皿中的細胞很強健。羅西團隊成功將皮膚細胞轉化為幹細胞樣本，這正是他們這一年半來想做的。

羅西從顯微鏡抬起頭來，笑得合不攏嘴。「就是這樣！」他說，「我們成功了。」[4]

羅西立刻知道，他的團隊達成了巨大的成就。他們不但製造出幹細胞，還生成八種蛋白質，打開許多可能性。

「我們興奮死了！」羅西說。

考里科和韋斯曼的論文對羅西、沃倫和他們的同事來說，就像是一塊刻有不同語言的羅塞塔石碑（Rosetta stone）*，只是他們的實驗是在地上，不是埋在地底下。

比起開心的情緒，沃倫更覺得鬆一口氣。他已經沮喪和自我懷疑很久了。他的職涯開始起飛，包括他的教授職位，似乎就要到手了。沃倫終於要出人頭地了。

關鍵突破

考里科和韋斯曼邁出關鍵的一步，發現調整mRNA分子的組成結構可能就足以顛覆分子生物學。他們將合成的mRNA注入小鼠和猴子體內製造紅血球生成素。但他們並沒有做出有療效或是非常有用的東西。他們開發出美味的食譜，但從來沒有機會把食物煮熟。

相反地，沃倫、羅西和同事用修飾過的mRNA重新將成人皮膚細胞編碼、產生人體蛋白質。他們是用實驗室的細胞完成實驗，所以還沒有證實是否可以在動物體內製造蛋白質，更別說人體了。即便是這樣，沃倫和羅西還是趕緊去申請專利。羅西甚至開始計畫用這個正在開發的技術創辦公司。沃倫和同事很確定，他們現在就可以寫一篇震驚全世界的論文，告訴大家他們研究成功了。

團隊又花了一年做實驗驗證和擴展這個概念，然後又花幾個月的時間完成一篇描述他們重要突破的論文。接著他們開始思考要投哪家科學期刊，這時實驗室的氣氛又緊張起來。羅西認為他們的工作非常重要，應該要投這個領域最有聲望的《細胞》（*Cell*）。

* 編注：刻有古埃及法老王詔書的石碑，這塊石碑上的一段碑文同時以三種不同的語言表現。

沃倫強烈反對。他聽說德國有個研究團隊和其他人可能在做類似的研究，如果另一個團隊收購羅西的團隊，他們所有的重要研究都將付之東流。沃倫告訴羅西和其他人，不值得冒這個險。《細胞》可能會拒絕他們的論文，或花好幾個月才能發表。沃倫說，如果投品質比較低的期刊就可以很快發表。即使可能不會那麼受關注，但至少確定會是第一篇發表的論文。

隨著煙硝味愈來愈濃，沃倫很生氣，揚言要在網路上發表實驗結果，讓整個團隊都嚇到了，羅西回憶道。某天，沃倫說要退出實驗室。羅西想慰留，卻說不動他。

「投出去就是了！」沃倫對羅西說，比之前在實驗室時更生氣。

沃倫已經四十九歲，他想當教授，而期刊發表是學術界的交易貨幣。羅西是實驗室負責人，負責幾十個計畫，只要有一個計畫成功就可以達陣，為他的職業生涯加分。這個分散風險的賭注前途無限，但沃倫只有mRNA的研究。競爭對手步步逼近，沃倫愈來愈焦慮。

「我的職業生涯就靠這項研究，如果有人比我早發表，無論我的研究再好都沒用。」沃倫說。

對羅西來說，沃倫根本不需要緊張。他們的實驗很複雜，而且他們的論文也繁複到別人很難輕鬆匹敵。羅西覺得大家有實驗成果、想追求更高的目標，這是很令人驕傲的事。由於羅西是實驗室負責人，他按照自己的主意行動，將這篇論文投給《細胞》期刊。如同沃倫擔心的情況，這篇論文沒幾天就被退回。《細胞》建議羅西將論文投到姊妹期刊《幹細胞》（*Cell Stem Cell*），這本期刊只限特定領域，卻是幹細胞領域中最負盛名的期刊。即使沃倫悶悶不樂，羅西還是充滿希望。

幾個月後，《幹細胞》的編輯戴波菈．史葳特（Deborah Sweet）打電話給羅西。審稿人對這篇論文提出一堆出乎意料又尖銳的問題。對羅西和同事來說，有些拒絕理由似乎太無限上綱，而且居心叵測。他拒絕回答某些問題，但同意花時間回答其他問題，把那些問題當做發表論文本來就會經歷的混亂過程。他告訴團隊，審稿人的任務就是吹毛求疵。

「這是遊戲的一部分，審稿人在糞坑裡挖呀挖，總會挖出一些狗屎。」羅西說。

不過，沃倫被激怒了。他覺得那些人對論文的吹毛求疵證明他本來的想法是對的。

「論文早就該發表。我告訴過你了！」沃倫對羅西吼叫。

漸漸地，實驗室的人發現沃倫變了。以前，他是一個有趣的陰謀論者，古怪又敬業的研究員。現在，他顯得不安又躁動。

「你可以看到他的心理變化。」羅西在哈佛的朋友考恩說。

一天下午，沃倫走過他們那棟樓的走廊，遇到孫荷。這位教授曾建議他去看考里科和韋斯曼的論文，算是幫助過他。她很想知道沃倫的研究進展怎麼樣，還有他們的論文有沒有投出去，於是她露出微笑。

「嗨，沃倫！」孫荷向他打招呼。

沃倫低著頭，直接從孫荷身邊走過，完全沒有理會她。

「他看起來真的很沮喪，好像快要崩潰了，他的處境很不好，」她說。

這一切對沃倫來說太沉重了。有天在實驗室工作時，他衝出去砰地一聲關上門，再也沒有回來。

「挫敗感太大了，」沃倫說。

很快地，換羅西生氣了。有一天，史葳特告訴羅西，《幹細胞》即將發表他們的論文。她甚至提到可能會把這篇論文放在雜誌封面，讓羅西和實驗室夥伴受寵若驚。但好景不常，史葳特再次聯繫羅西，帶來的卻是令人震驚的消息。一位匿名舉報人質疑這篇論文數據的真實性，聲稱無法複製實驗結果。

「有人質疑實驗結果，所以你得找人來複製結果才行。」史葳特指的是羅西實驗室的數據。

羅西很震驚。質疑他們的實驗結果是假的，這不但羞辱人，還很失禮。實驗室的其他人覺得有可能、甚至是非常有可能是有人故意要拖慢他們的進度，也許是要讓競爭對手發表類似的結果。畢竟，沃倫的擔憂不無道理。

沃倫在一家生物技術公司擔任諮詢顧問，不在實驗室工作了，但羅西覺得他有權利了解論文最近遇到的阻礙。沃倫聽完後臉色鐵青。在他看來，對他們數據的懷疑根本無憑無據。沃倫已經不再插手了，不太方便回應，但他擔心就算論文最後發表了，他的信譽還是會受到影響。最可惡的是，這些指控很侮辱人。

「這個意思是，我是騙子。」沃倫說。

沃倫發現自家公寓離芬威球場（Fenway Park）很近，距離《幹細胞》期刊的資訊廣場辦公室只有幾步之遙。他暗忖：何不直接去找編輯談？不久後，沃倫走過街道，往他們的辦公室走去。快到門口時，沃倫打電話給羅西，說自己在《幹細胞》辦公室門口。

「不行、不行，不能這樣！我們會處理！」羅西連忙勸退他。

「我受夠了，我要直接找她談。」沃倫指的是史葳特。接著他掛掉羅西的電話。

沃倫走進大樓裡，走到最近的電梯，搭到五樓的《幹細胞》辦公室。

「我要找史葳特。」沃倫告訴櫃檯人員。

櫃檯人員不知所措。從來沒有科學論文的作者為了抗議審稿內容親自上門。沃倫看起來很生氣。櫃檯人員對他說，史葳特不在辦公室。據羅西說，雖然沃倫離開了，但《幹細胞》的員工被他突如其來的造訪嚇到，後來這些員工都被送回家。羅西說他在路上接到沃倫的電話，擔心了起來。

「我打電話給《幹細胞》辦公室確認情況。他們跟我說那天提早下班，確保大家都平安到家。」羅西說。（沃倫對這次事件提出異議，他說：「我很生氣，而且我的確衝過去了，但我什麼也沒做。」）

另一位研究人員複製了他們的實驗，得到相同的結果，讓史葳特和《幹細胞》放下心中大石。該論文最終於二〇一〇年九月下旬發表，沃倫是第一作者。

不久，沃倫便收拾行李搬回加州。他與羅西分道揚鑣，開始他職涯的新篇章，在幹細胞領域擔任諮詢顧問，也創辦了公司，替客戶生產「誘導多能幹細胞」。

「很遺憾我們的關係變質了。」沃倫說，但他總算能從自己的研究中獲利。

第一家mRNA公司成立

大家立刻明白沃倫和羅西的研究有多重要。他們在論文中提出，只需將合成mRNA注射進普通細胞，就能將普通細胞重新編碼，成為「多能幹細胞」，從而開發出一種「可廣泛應用於基礎研究、疾病模式和再生醫學」的技術。沃倫和羅西是第一個證明可以用mRNA製造出具有潛在療效的東西，並且可以讓細胞時鐘倒轉。這項研究被《科學》期刊評為二〇一〇年的十大科學突破之一，《時代》雜誌並將羅西列為年度風雲人物，認為他的「新技術可用於糖尿病和帕金森氏症等疾病，讓幹細胞療法更快從實驗室進到臨床治療」。

沃倫很高興這篇論文能得到認可。他沒想到他們的研究會得到這麼多人注意，也沒想到會有什麼太大的影響。科學是他的第二職涯，而他已經做出可能會名留青史的貢獻，但他有了新的挫折感。那年的某天，他參加羅西在丹娜法伯癌症研究所（Dana-Farber Cancer Institute）舉辦的研討會。演講最後一張投影片特別指出沃倫的貢獻，但他覺得羅西應該要更大方地讓別人知道他的功勞。

「那些是我寫的、我的想法、我提出的解決辦法，」沃倫說，「感覺有點不爽。」

對羅西實驗室的某些人來說，他們覺得是沃倫拋棄他們。他們對於沃倫不幫忙向審稿人說明、捍衛論文內容感到不滿，甚至還要擔心沃倫可能會在網路上公布數據來毀掉他們的發表進展。

至於羅西，他在爭取論文發表的那段時間有些難過，也有些沮喪。就在論文發表的幾個月後，羅西在加州大學舊金山分校演講，分享團隊突破性的研究實驗。同時間，他的父親在多倫多家中昏倒並過世，對他來說是突如其來的意外。

那時，羅西全心全意要用實驗室的新技術創辦一家公司。幾個月前，羅西拜訪了羅伯特・泰珀（Robert Tepper）。泰珀是研究員，也是「三石創投」（Third Rock Ventures）的共同創辦人。「三石創投」是一家在波士頓成立三年的風險投資公司，因為精準的生物技術投資而聞名。羅西發表很長的簡報，希望「三石創投」能夠支援他的創業提案。

泰珀沒什麼興趣。羅西是一名助理教授，從來沒有向創投公司提案過，所以他的演講不是很完美。他和同事已經說明要怎麼使用 mRNA 來把細胞重新編碼和製造蛋白質，但他們的實驗是在培養皿裡進行，沒有在動物或人類身上測試過。他們都知道要證明技術能否成功，可能得花數年的時間。泰珀說羅西的數據「很有趣」，但他不願意投資。

羅西想辦法找到羅伯特・蘭格，希望能得到一些建議。蘭格是麻省理工學院的化學工程師，發表過一千多篇科學論文，還協助創辦數十家公司。蘭格找了羅西和有時會投資生技公司的哈佛醫學院教授迪莫西．斯普林格（Timothy Springer）一起到他辦公室。

那是一個溫暖的春日午後，他們圍坐在蘭格的辦公室會議桌旁，辦公室裡有一扇窗，可以看到劍橋市。蘭格穿著輕鬆的黑色牛仔褲和Polo衫，但他的辦公室令人生畏。從地板到天花板，每一面牆都貼滿榮譽學位和獎項。西半球似乎沒有一所學校沒有頒發獎狀給蘭格。斯普林格本身就是著名的學者和投資人，十年前靠賣掉生技公司賺了一億美元。羅西知道他要表現得好才能引起他們的興趣。

羅西綁起長髮，拿出筆電，開始針對實驗室的幹細胞研究做簡報。羅西分享團隊收集的幹細胞數據，並且大略描述新公司可行的三種商業模式：生產研究工具；將皮膚細胞轉換成其他細胞類型並提供藥物測試；製造可作為治療劑的新型蛋白質。蘭格和斯普林格對前兩個模式沒什麼興趣，羅西陷入窘境，但用mRNA開發蛋白質這個可能性讓他們感到好奇。

「可以用這個方法製造任何蛋白質，這太棒了！」蘭格愈聽愈有興趣。

後來，斯普林格又安排一次聚會，這次邀請努巴．阿費揚來蘭格的辦公室。身為一位生物工程師和貝魯特人（Beirut），阿費揚十年前創辦一間旗艦先鋒創投公司

（Flagship Pioneering），他認為大型製藥公司膽小又畏首畏尾。他們花太多時間擔心「浪費時間」、「讓人丟臉的損失」和由此而生的「責任」，所以大多數製藥公司都太專注在發明單一藥物或逐步改善現有藥物，而不是尋覓新型藥物。尋覓新型藥物正是阿費揚成立公司的目標。然而，旗艦創投成立十年來投資無數家公司，卻沒有一家的藥物或疫苗通過認證，引發創投界的一些懷疑聲浪。儘管如此，阿費揚仍然滿懷信心。

聽著羅西的簡報，阿費揚很難有什麼興奮的感覺。對於轉換細胞或羅西團隊完成的其他實驗，他看不到市場價值。

「我不知道山中伸彌研究的東西價值在哪。」他指的是羅西實驗室的幹細胞研究。但是阿費揚開始對羅西著墨不多的這個想法好奇起來：用mRNA在患者體內製造特定蛋白質。需要史他汀類藥物、免疫抑制劑或其他藥物嗎？只需用mRNA傳遞訊息給身體細胞，就可以生成蛋白質。實際上，mRNA或許能夠將身體變成實驗室，根據需求產生特定的藥物。

「病人可以生產自己的藥嗎？」阿費揚問道[8]。

「我不知道有沒有人試過。」蘭格說。

科學家花了一輩子在實驗室中研究怎麼用活細胞來製造蛋白質，藥物就是這樣煉成的。即便考里科、韋斯曼和之前研究員的實驗有成功跡象，但「人類或許可以教導身體自製蛋白質」的想法還是很偏門。不過，愈多人討論這個方法，就似乎愈值得一試。

不久後，羅西在哈佛的一位醫學科學家兼同事錢肯（Kenneth Chien）有了重要發現。錢肯專注於心血管研究，一直以來都在尋找一種讓心肌和血管再生的方法來治療心臟病患者。他注射一種叫做血管內皮生長因子（VEGF）的蛋白質，在試驗時失敗了，因為它降解得太快而無法有效作用。但錢肯後來要求哈佛實驗室的研究員與羅西實驗室的人合作，把修飾過的mRNA注入小鼠的心臟肌肉，希望這可以讓小鼠的身體在需要的地方精準地製造蛋白質。

在最初的一個實驗中，睡眼惺忪的研究員在凌晨三點注射的mRNA成功產生螢光素酶，這是一個好徵兆，他們可能可以在心臟中生成不同種類的蛋白質。後來，實驗室的博士後研究員呂愛蘭（Kathy Oi Lan）寄信告訴錢肯非常好的消息：他們的mRNA有再生能力，確實增強小鼠的心臟功能。

「這很讓人興奮，因為這是第一次有**體內**數據，代表RNA可以在**體內**轉譯。」她寫道，指的是將mRNA直接注射到心臟這件事。

現在有證據證明，將mRNA注射到肌肉中可以在體內生成蛋白質，不僅僅在實驗室的培養皿中才可行，這讓羅西和其他人對創業的想法躍躍欲試。阿費揚同意成立公司，旗艦先鋒創投公司、羅西、蘭格和錢肯共享股份，斯普林格則是公司創立初期的天使投資人。他們沒有花太多時間想公司名稱，阿費揚簡單地將其稱為NewcoLS18，代表他的公司協助成立的第十八家生技公司。阿費揚喜歡為旗艦先鋒的新創公司編號，而不是取一個名字，部分原因是這樣他才不會投入感情，以便隨時可以抽身。

該公司於二〇一〇年底成立，資金約有兩百萬美元，剛好足以讓公司運作。羅西和夥伴信心十足，相信他們有機會改變科學的軌跡。事實證明，這比他們想像的更難。

第七章

莫德納公司與班塞爾的野心

二〇一〇年——二〇一四年

德魯．韋斯曼的訪客愈來愈惱火。

羅西和阿費揚在二〇一〇年創立他們的mRNA新創公司。幾個月後，韋斯曼和研究夥伴卡塔林．考里科在賓州大學，坐在他的辦公室裡，與葛雷格．席茲凱維奇（Greg Sieczkiewicz）見面。席茲凱維奇是位年輕的專利律師，代表阿費揚的旗艦創投來協商。老闆給他一樁困難的任務。他們公司想要利用mRNA分子傳遞指令給人體細胞，使人體自身的細胞自行製造蛋白質，進而治療疾病，甚至治癒病人。

然而，如果要產生任何治療成效，羅西及研究夥伴知道他們的mRNA分子進入細胞時必須設法避免觸發免疫系統的反應。幾年前，考里科和韋斯曼已破解這個難題，知道如何避免誘發激烈的免疫反應。但賓大不願將此技術授權給旗艦創投，而羅西拿到的初步專利價值有限。阿費揚與羅西等人的公司在創立之初就陷入困境：如果他們不能依循賓大教授的路線圖，如何使mRNA變成一種藥物？

席茲凱維奇搭乘美國國鐵（Amtrak）來到費城，探詢是否還有其他辦法讓旗艦創投的新創公司運用考里科和韋斯曼的技術。如果他們正在設計新方式，或是以既有的技術為基礎，進行技術迭代，問題就可迎刃而解。一開始雙方態度友善，談得很融洽。考里科與韋斯曼告訴席茲凱維奇，他們非常希望這項技術能應用在治療上，願意傾囊相助，讓旗艦創投研發出好的藥物。

然而，這次會談很快就陷入僵局。席茲凱維奇不久就明白，韋斯曼無法授權給他們。癥結在於校方，身為教授，他們實在無能為力，也沒有其他新技術或方法可以提供給旗艦創投。

韋斯曼回憶說，席茲凱維奇臉色愈來愈難看，然後就生氣了，站起來，在拂袖而去之前轉向他們，放話說：「等著瞧，我們一定會設法繞過你們的專利。」

這是威脅嗎？韋斯曼和考里科面面相覷，不可置信。

（席茲凱維奇說，他並沒有威脅的意思，只是指出生技公司經常會以既有的技術為基礎，推陳出新。）

儘管旗艦創投在費城走進死胡同，阿費揚決心繼續挺進。二〇一〇年，劍橋另一家生技公司把地下室的實驗室空間分租給旗艦創投，羅西等人就在此進行研究工作。羅西、蘭格等公司創辦人都願意指導他們的新創公司，但不想放棄自己的學術工作，也沒有經營企業的經驗。因此，阿費揚聘用傑森．施朗（Jason Schrum）。施朗是公司的第一位員工，必須研究如何不用考里科和韋斯曼的解決方案，成功把mRNA置入細胞。

賓大的研究人員修飾mRNA的組成結構，使分子得以逃過免疫系統的偵測，沃倫和羅西已經證明賓大韋斯曼和考里科的技術可用來生成多種有益的蛋白質。施朗在劍橋肯德爾廣場（Kendall Square）附近一棟大樓的實驗室裡埋頭苦幹，想要找出其他修飾mRNA的方式，他們的新公司才有一線生機。

施朗似乎是這個任務的最佳人選。幾個月前，他從哈佛大學取得生物化學博士學位，主要的研究領域是核苷酸化學。施朗看起來像是能成大事的人。這位年僅二十八歲、有著一張娃娃臉的科學家喜歡輕鬆、自在的打扮，就像一般新創公司的人：卡其褲、牛津衫和Converse帆布鞋。

然而，施朗正在忍受無可言喻的壓力。他沒告訴任何人，他的雙手和關節疼痛難耐，因為他不幸罹患退化性關節炎。不久，他左手有兩根手指不能彎曲，實驗室的工作成了苦差事。因此，他志願參加一種新藥的臨床試驗，但這種藥物對他沒有幫助。儘管施朗接受注射皮質類固醇和抗發炎藥物的治療，左手依然疼痛不堪，動作受限，做實驗時很不方便。

施朗指著他那被疼痛折磨的手說道：「這隻手廢了。」

儘管如此，施朗咬緊牙根，堅持下去。二〇一〇年秋天，每天他穿過雙重氣鎖門，走進無菌的無塵室，然後進入位於地下室的實驗室，在那裡工作到深夜，研究修飾mRNA核苷的方法，希望藉此製造蛋白質。這裡就像所有位於地下室的房間，沒有窗戶，因此施朗要看時鐘才知道是白天還是黑夜。席茲凱維奇偶爾會過來看看，施朗幾乎都是一個人孤軍奮戰。

公司有幾個創辦人想知道施朗會不會成功，擔心羅西的結果只是僥倖，他們的事業打從一開始就注定失敗。菲立普・馬諾斯（Philip Manos）曾經參與羅西突破性的幹細胞論文，但是對他們的新創公司沒有信心，因此不想在這家公司工作，決定去諾華製藥集團（Novartis）。mRNA可能無法製造蛋白質，至少穩定性是個大問題。

但施朗在二〇一一年一月測試修飾的mRNA時，立即有了發現。考里科和韋斯曼把構成mRNA物質之一的尿苷換成假尿苷，人體免疫系統因而不會把mRNA

判定為異物。施朗發現，用另一種假尿苷，也就是N1－甲基－假尿苷（N1-methyl-pseudouridine），不但可以降低先天性免疫系統對mRNA的攻擊，效果更佳，而且產生的蛋白質甚至比考里科和韋斯曼要來得多。此外，與未修飾的分子或賓大研究人員修飾的mRNA相比，施朗的mRNA反應持續時間也比較長。施朗獨自一人忍受劇痛，晝夜不分地在沉悶的地下室埋頭苦幹，終於研究出更好的mRNA。需求確實是發明之母。

這正是阿費揚一直希望聽到的好消息。現在終於有一種潛在的方法可以讓mRNA產生夠多的蛋白質，具有發展成藥物的潛力。即使沒有取得考里科和韋斯曼的專利技術，依然能夠成功。阿費揚及合夥人如獲至寶。他們該為新公司取個名字了。羅西決定用修飾的英文「modified」加上「RNA」，創造出「Moderna」（莫德納）這家公司的名字。*

阿費揚立即招兵買馬，聘請更多科學家，在旗艦創投公司投資的另一家生技公司旁邊租新的辦公室。辦公室設計新穎，讓人感覺某種革命性的產品即將誕生。施朗領養了

* 他們也曾考慮命名為「Syndesta」，也就是「synthesize」（合成）和「destiny」（命運）結合而成的字。

一隻小柴犬，取名為史黛拉，給她戴上玫瑰粉的項圈，繫上粉紅牽繩，帶著她到處走，也帶她到辦公室。不久，他就和同事修飾不同的mRNA，產生新的蛋白質。他們似乎不費吹灰之力就做出來了，大家都覺得這根本沒什麼。這時，阿費揚開始為公司物色執行長。他看中一位三十八歲的法國人。此人就是斯特凡．班塞爾。他開始策劃如何說服班塞爾加入這家剛起步的公司。

從閱讀障礙到成為藥廠執行長

多年前，如果說班塞爾可能會被一家前景看好的生技公司禮聘，擔任高階主管，似乎沒有人相信，甚至認為這是天方夜譚。班塞爾在馬賽長大。馬賽在法國南部，粗樸古拙，由於這裡是通往北非和地中海的門戶，吸引了大批移民，呈現多采多姿的樣貌。班塞爾的父母在一九八〇年離婚。那年他八歲。他和父親盧西安（Lucien）關係疏遠，但母親布麗姬特（Brigitte）一直陪伴在他身邊，很疼愛他。布麗姬特是在當地的英國石油公司煉油廠擔任駐廠醫生，她為兩個兒子立下遠大的目標，希望大兒子斯特凡和小兒子克里斯多夫（Christophe）能像她一樣成為科學領域的高材生。但斯特凡的生物成績慘不忍睹，其他科目也很糟，讓她失望。更令人不安的是，這孩子不知怎麼回事，似乎很快就把學到的東西忘得一乾二淨。

「從書本學習難得要命，我總是會搞混，」他說，「我就是記不住。」

日後，班塞爾經醫生診斷患了閱讀障礙症，難怪他有那麼多的學習困難。其實，他算術很好，數學和物理也不錯，具有數理邏輯能力。班塞爾的外公有時會在早上六點叫醒他，在他吃麵包、喝巧克力牛奶時考他九九乘法表。但他的生物學通常只有六十幾分或不及格，讓布麗姬特憂心忡忡。她擔心孩子日後上不了大學，更別提成為出類拔萃的專業人士。

班塞爾每天搭公車到市中心的學校上學。想到隔天要上學，他就恐懼不已。老師和教務主任不知該拿這孩子怎麼辦，不知他未來會如何。他明明很聰明，很多學科卻一塌糊塗。

有一天，教務主任告訴他母親：「我實在不知道斯特凡是笨，還是在搗蛋。」

布麗姬特萬念俱灰，有一年春假把兒子送到一個農場，讓他在那裡待兩個星期，跟西班牙移民一起採摘蘆筍。她想，至少兒子能向他們學習勤奮工作的精神。

「這就像一種懲罰。」班塞爾說。

班塞爾對科學興趣缺缺，尤其討厭生物學，卻受到科技的吸引。十歲那年的聖誕節，他收到的禮物是一部電腦，就這麼一頭鑽進電腦世界，熱中程式設計，學習BASIC、C語言、Pascal等語言。後來，班塞爾讀了蘋果公司創辦人史帝夫．賈伯斯的傳記，心生嚮往，因此立志成為一名工程師，甚至希望有一天能經營一家公司。

他後來說：「想到使用電腦創業，在一無所有的車庫白手起家，實在令人興奮莫名。」[1]

不過，上中學時，教務主任明確表示，只有全校前兩名的學生才能被頂尖的預備學校錄取。班塞爾知道，如果他想當工程師，最好能上預備學校。

他想，**媽的，我連前十名都進不了吧。**

班塞爾還有三年的時間可以努力。老師懷疑他是否做得到。幾年後，一位老師告訴克里斯多夫，他哥哥沒被退學已經是奇蹟了。

「因為他是我哥，老師為了顧及禮貌，沒說他是笨蛋，」克里斯多夫回憶道，「但她的意思已經很明白了。」

班塞爾想出一套辦法來因應自己的學習障礙。他認真做筆記，發現把日期等事實寫下來能提高記憶力，很可能是因為他比較擅長用視覺來處理訊息。他習慣透過概念來思考，因此把故事和主題加在各種主題和課題上，來彌補語言能力的不足。全心全力投入和毅力也有幫助。班塞爾發現，透過設立遠大的目標，使他能聚精會神，也知道如何抒壓。他希望自己有一天能執掌一家公司。他知道自己不可能一步登天，因此花許多時間研究實現這個目標所需的步驟。

「我的大腦擅長把點和點連接起來，把情境設想出來，移動一步如何影響到全局，」他說，「我是活在未來的人。」

班塞爾錄取巴黎中央理工學院（École Centrale Paris），也就是法國排行第二的工程技術大學，差一點就可以上第一志願。他在一九九五年獲得碩士學位，然後在美國明尼蘇達大學修習化學工程科學碩士課程。由於班塞爾急著進入職場，胡維碩教授讓他選擇只需九個月就能完成的畢業論文。

班塞爾在明尼蘇達大學人緣很好，跟教授和同學都處得很不錯。大家欣賞他的幽默和樂觀。由於他是對美酒和美食有特殊堅持的法國人，會開玩笑地指責教授乳酪配白酒實在不三不四。班塞爾為自己的研究計畫設立一個網站，在首頁放上自己在艾菲爾鐵塔拍的照片，並加上這樣的文字：「單身，尚無穩定交往的對象。」同學看了哈哈大笑，幾個女生甚至因此對他感興趣，但他最後還是把這樣的自我介紹文字刪掉了。

他在明尼蘇達州完成學位後，心想如果想要成為一家企業的執行長，那他需要有在亞洲的工作經驗，因此他在日本的法國生技公司生物梅里埃（bioMérieux SA）的銷售和行銷部門工作。這是家跨國大公司，專門生產、研發醫療臨床診斷工業用途的診斷產品。兩年後，也就是在一九九九年，他進入哈佛商學院就讀時，發現自己的步調和大多數的同學不一致。那時，網際網路風起雲湧，同學都一窩蜂地湧向電腦科技公司，有些人輟學加入新創公司，還有一些則在和公司簽約時就獲得可觀的認股選擇權，甚至才剛上班，就用股票套現了幾百萬美元。

班塞爾似乎活在不同的世界。他穿著熨燙筆挺的襯衫和運動夾克去上課，渴望獲得製造方面的知識，認為如果有一天他經營一家藥廠，這方面的知識將使他具有優勢。

商學院的同學葛雷格．李克來（Greg Licholai）回憶說：「他比其他同學更專注、更認真，也比較講究穿著。」

畢業後，班塞爾到製藥巨頭禮來公司（Eli Lilly & Co.）工作，在製造部門擔任高階主管，讓自己的履歷更加完整，在三十三歲那年當上生物梅里埃生技公司執行長，達成他年少時為自己訂立的人生目標。班塞爾使這家擁有六千人的大公司銷售成長，他鼓動三寸不爛之舌說服投資人，也賺進幾百萬美元。但下屬如有延誤，趕不上重要截止期限，他就會大發雷霆。他想要進行一樁大型收購案，卻遭到來自禮來家族的阻力。不久，他就想要另謀出路。

班塞爾過去為生物梅里埃找尋收購目標時認識阿費揚，因此同意在二〇一一年二月的一個寒夜去旗艦創投看看。他和阿費揚面對面坐在會議室。阿費揚給他看羅西把mRNA注射到十隻小鼠體內產生紅血球生成素的數據。紅血球生成素是一種糖蛋白激素，為促進紅血球生成的主要調節因子。

班塞爾用懷疑的目光看著阿費揚。

「不可能吧。」他用帶著濃重的法語腔說道。

他知道要製造蛋白質有多麼困難。他在化學工程研究所和禮來都曾用老式的方法製造蛋白質，也就是把人類基因置入細菌或酵母中，這是個艱辛的過程。是的，「重組DNA革命」在一九八〇年代初期就開始了，像基因泰克這樣在舊金山地區的新創公司，透過DNA剪貼的技術製造可作為藥物的蛋白質，如糖尿病病人需要的胰島素及新型的抗發炎藥物。像復邁（Humira）這樣的自體免疫藥物也是DNA重組的產物，這就是施朗等退化性關節炎患者的救星。然而，不是每一種蛋白質都能在實驗室製造出來。羅西只是把mRNA注射到小鼠體內，要讓它創造出人類蛋白質，似乎是不可能的。每個人都知道mRNA太不穩定了，必然會觸發反疫系統的反應。羅西的數據必然只是巧合。

班塞爾說：「在學術界，每天都可以看到這種數據漂亮的報告，但這樣的數據根本就無法吻合。」

阿費揚笑了笑。他答道，他們會有足夠的時間來驗證羅西的結果。現在，假定數據是準確的，這代表什麼？班塞爾想了一會兒，腦子裡的齒輪在轉動：如果mRNA能注射到人體，進入細胞，製造出蛋白質呢？他開始連珠砲似地列出所有的奇蹟。首先，如果能製造出一種蛋白質，那就能製造出更多種蛋白質。再者，若是對一個病人有效，可能對大多數的病人都有效。

他說：「如此一來，**你就能製造幾百種的藥物**。」說著說著，他愈來愈興奮。

利用mRNA製造藥物，也意味研發過程迅速，藉由特定的遺傳密碼和廉價的酶來製造蛋白質。反之，如果用傳統方式，建造工廠和處理細胞，成本很高。而且，mRNA不會進入細胞核，不會以任何方式改變人體的DNA或與DNA產生交互作用，而基因療法是把DNA引入細胞，會導致突變的風險。再者，mRNA技術非常新穎、獨特，很可能不會侵犯到現有的專利，這意味幾乎每一種藥物都可以生產，而且不會有侵權的問題。最重要的是，如果病人可自行製造蛋白質，等於**體內就有一座製藥**

工廠。

班塞爾口沫橫飛，滔滔不絕地說，每說出一個新的觀點，就更加亢奮。阿費揚只是點點頭，希望班塞爾能接受自己說出的概念。阿費揚等他說完，做了個總結。

「我們有百分之五的機會可以永遠改變醫學，」阿費揚說，然後笑著跟他道別，「好吧，祝你有個美好的夜晚。」

那晚，班塞爾走路回家，經過郎法羅大橋（Longfellow Bridge），走向畢肯丘（Beacon Hill）。他的腦袋在瘋狂轉動，停不下來，他幾乎感覺不到冬天的寒冷。接下來的幾天，他幾乎沒睡。後來，他遇見莫德納的共同創辦人錢肯，在檢驗他的數據之後，班塞爾更加好奇了。

班塞爾和老婆開了一瓶酒來喝。他說：「我們得有心理準備。這種做法不一定會成功。」他還在考慮怎麼給阿費揚答覆。

她說：「你們法國佬老是猶豫不決，別想太多了。」她鼓勵班塞爾冒這個險。

他了解，如果mRNA可以作為一種藥物，要是他拒絕這個機會，日後必然會懊悔不已。於是，他打電話給阿費揚，接受這份工作。

mRNA專利大戰

班塞爾第一天去莫德納上班，走進辦公室時，公司裡的人看到的是一個自信滿滿、野心勃勃的年輕人。他五官特出，是非典型的帥哥，雙唇豐厚，下巴中間有條淺淺的溝。他理了個平頭，額頭頭髮有點稀梳。他的穿搭風格是矽谷的輕便揉合巴黎的時尚。他偏好賈伯斯那樣的高領衫加上半拉鍊套頭毛衣，配上合身的深色長褲、深色鞋子和有著一個巨大的H字型的愛馬仕金屬皮帶扣。

不到幾個星期，班塞爾的驕傲自滿就消失了，變得憂心忡忡。他了解，利用mRNA分子來生產有治療功效的蛋白質是個相當簡單的概念。考里科和羅西發表的研究報告皆已公開，可供任何人查詢。如果mRNA真的可以為醫藥界帶來革命性的影響，製藥公司、生技公司及其他公司必然會抓住這個機會。德國公司CureVac已經利用mRNA技術研發疫苗，只是該公司沒修飾其mRNA的核苷。另一家德國公司BNT也在進行mRNA實驗。

班塞爾認為，莫德納必須證明自己的方法能夠奏效，以募集大量資金，在被對手趕上之前開發出多種藥物。生技先驅基因泰克是第一家生產重組蛋白的公司，搶先推出第一批的生技藥品，包括人類胰島素和生長激素。但是其他公司很快就加入戰局，以免讓基因泰克獨占市場。班塞爾覺得他們還是浪費了寶貴機會。現在，莫德納有機會在mRNA療法的領域稱霸，甚至可能創造歷史。然而，他們必須迅速採取行動。

班塞爾召集十幾個阿費揚雇用的研究人員來開會，並分配一些艱巨的任務給他們。有一個小組負責用猴子進行一項大規模的安全性實驗，以證明mRNA沒有毒性，其他人則必須設法在小鼠和大鼠身上製造一百種不同的蛋白質。這是發展mRNA療法的第一步，以取代有缺陷的蛋白質，或是看病人缺乏哪種蛋白質，就提供給他們。

班塞爾告訴一個研究人員：「把人體中的所有蛋白質都製造出來吧。」

莫德納開始瘋狂地申請專利，每製造出一種新的蛋白質，就申請一項專利，也就是所謂的先下手為強。不久，研究人員還沒用實驗證明他們可以把某些蛋白質製造出來，就申請專利了。這都是為了瘋狂爭奪智慧財產權，為了他們研發的產品鋪路。

班塞爾開始和規模較大的藥廠主管接觸，希望發展出合作關係，為莫德納帶來急需的現金。接著，他急忙回到辦公室，命令團隊生產潛在合作夥伴最感興趣的蛋白質，以說服他們mRNA真的是明日之星。但是班塞爾未曾參與過新藥開發，因此抱持不切實際的期望。他與禮來的主管洽談後，給研究團隊兩個星期的時間利用mRNA製造胰島素，然而這項工作通常需要一個月以上的時間。結果，他的團隊沒在指定時限內達成任務。他勃然大怒。

他對研究人員怒吼：「你們沒做好自己的工作！」他突然發飆，團隊成員都受到驚嚇。

接著，班塞爾大發牢騷，用英語和法語咒罵，而且傳送不堪入目的電子郵件給下屬，幾乎每一個字都用大寫，以強調他的不滿。

有個人回憶道：「每個人都難逃他的毒舌。他會說，你他媽在搞什麼啊？該死，怎麼這麼久還做不出來？」

他還會侮辱人。

有一個研究人員讓他失望，被他罵道：「這想法真蠢！」他對另一個人說：「你根本沒有能力，不知道自己在做什麼。」

員工愈來愈怕讓他失望，更怕被他罵。儘管他公開表示，他將提高莫德納人員的素質，加強他們的科學能力，以加速藥物研發的步伐，但員工認為這些說法是暗示他要他們走路，並引進新血。

有些員工因而到人力資源網站Glassdoor匿名爆料，指陳莫德納公司的黑暗面，抱怨班塞爾這位老闆超級機車。最後，這些批評傳到董事會和公司創辦人那裡，有些人擔心員工士氣低落。[2]還有人在維基百科為班塞爾創立一個頁面，包括一些不實陳述，例如他在巴黎學過芭蕾舞。這些偏離事實的部分後來都被刪除了。

到了二〇一二年，員工都努力配合班塞爾的步伐，達成他的期望。他們也感覺到有壓力是必然的，畢竟這家新公司如果能改變醫學，將是千載難逢的機會，因此不得不在被人趕上之前取得進展。有時，他們會把自己逼得太緊。有位名叫桑默·席迪奇（Summar Siddiqui）的研究人員因為每天工作十二個小時，有一天竟然在辦公室的茶水間昏倒，被送到急診室。

「我想我得了流感，但不想承認我不舒服，」她說，「我們的生活就是工作，除了工作，還是工作。但我們都知道公司發展的方向，因而受到激勵。我才剛來這裡上班，不想失去這份工作。」

還有一位研究人員因為在巨大的壓力下工作心力交瘁，某天在家裡倒下，頭撞到桌子，失去意識。他在血泊中醒來，被送到急診室。另一位則是在洗澡時昏倒。還有位研究人員在公司附近的停車場暈倒，被同事救醒後，她堅持要進公司工作，後來才聽同事的勸告去附近的奧本山醫院（Mount Auburn Hospital）接受檢查。

有時，莫德納的研究人員會出現令人尷尬的失誤，讓班塞爾氣得七竅生煙。有一天，有兩個年輕的研究人員誤解賈斯汀・昆恩（Justin Quinn）隨口說出來的一句話，在mRNA實驗中不再使用一種酶。因為這個錯誤，幾個星期下來的努力可能白費工夫。當時，二十八歲的昆恩負責mRNA製程的改善。班塞爾不得不將昆恩解雇。

他告訴昆恩：「你得走人。」

同事看到昆恩熱淚盈眶，清空他的座位，離開公司。

昆恩說：「我很難過，我讓他失望了。班塞爾從不打馬虎眼，他是個冷血殺手，但我真的喜歡他。」

在班塞爾看來，憤怒和急躁是必要的。莫德納有機會掀起醫療革命，他確定競爭者就快追上來了，因此他必須鞭策團隊用最快的速度前進。至於他對屬下說的那些難聽的話，他說，他只是求好心切，因此不覺得自己有什麼責任。

「如果不是有意傷害別人，就沒關係吧！」班塞爾說。

班塞爾加入莫德納，說來風險很大。他不但拒絕其他大公司的高薪工作，還拿儲蓄的一大筆錢投資這家新公司。為了在mRNA領域拔得頭籌，好好把藥品研發出來，莫德納需要大量資金。班塞爾不知道旗艦創投會資助多久，更加深他的憂慮。他來自大藥廠，然而現在他發現自己在一間小辦公室，四周是二手顯微鏡和老舊的設備。

不久，他就和施朗產生衝突。有一次，施朗在實驗室挑燈夜戰，直到凌晨三點多才回家睡覺。他在九點前一刻到公司，要去實驗室時，和班塞爾擦肩而過。

「你去哪裡了？」班塞爾問道，「為什麼這裡沒有人？」

施朗試著向他解釋說，他和幾個同事幾乎徹夜工作，但班塞爾似乎不在乎。

「這樣質問實在教人心灰意冷，」施朗說。

一年後，施朗辭職，去別的地方工作。

班塞爾的脾氣陰晴不定，團隊莫不戰戰兢兢。如果他們申請到一項重要專利或達成另一個目標，班塞爾就興高采烈、誇獎大家，這時的他就很好相處。在這樣的日子，他回到家會告訴老婆，說他覺得自己站在世界的頂端。

「我們只要在截止期限前達成任務，他就會感謝整個團隊，帶大家出去玩或請我們吃午餐，」早期加入莫德納的研究人員肯尼吉．易傑畢（Kenechi Ejebe）說道，「他要是高興，就會對我們很好。」

但是如果研究團隊遭遇挫折或是數據令人失望，班塞爾就會陷入煩悶，常常突然翻臉，他的心思會鑽進一個黑暗的地方。

他心想，**完了，看來不會成功**。

有一次，他告訴老婆，也許到莫德納工作是個錯誤。

「我懷疑這麼做是對的嗎？」他對她說。

員工想出種種對策來因應他的情緒。

「他很難控制自己的憤怒。他會到處宣洩他的怒氣，」易傑畢說，「你只得設法保持距離。這就是我的策略。我會把我辦公室的門關上。」

其他人則盡量別把他那嚴厲的言語和責罵放在心上。他們知道班塞爾只是心直口快，他說的都是實話，這種高壓環境也有助於成長。科學就是一個競技場，嚴厲的批評是家常便飯，有時甚至免不了肢體衝突。例如揭露DNA雙螺旋結構奧祕的是羅莎琳·富蘭克林（Rosalind Franklin），她的實驗結果卻被詹姆士·華生（James D. Watson）和法蘭西斯·克里克（Francis Crick）「整碗端走」，搶先發表。在他們發表前夕，怒不可抑的富蘭克林從劍橋大學實驗室衝到華生面前，想要給他一拳——這樣的場景已經成為科學史上的傳奇。[3]

班塞爾對自己有很高的期許。他底下的研究人員看得出來，他真的相信莫德納有個獨特的機會可以改善病人接受治療的方式，並且擔心會浪費這麼寶貴的機會。其實，公司裡很多人都有這種感覺。他對未來的專注讓員工大為折服。由於mRNA生產方式可能頗為複雜，他強調發展製造能力的必要性，不可以依賴他人。最重要的是，班塞爾傳福音似地講述mRNA技術的潛力及莫德納在公共衛生可能扮演的角色。他的熱情鼓舞了一些研究人員。

他對一個研究人員說：「mRNA就是生命的軟體。」

有一天，班塞爾和團隊提到未來的大流行病，以及莫德納正在研發的技術如何能拯救性命，其中一個原因就是mRNA的開發要比其他藥物和疫苗快得多。

「我們必須做好準備！」他告訴他們。

莫德納搬進劍橋第一街的新辦公室，與劍橋廚藝學院在同一棟大樓。這是個奇異的組合。書呆子般的科學家有時會與身上有刺青的廚師擦肩而過。那些廚師常一邊抽菸，一邊討論藍帶小牛肉，即使他們想跟莫德納的研究人員聊聊，但是莫德納團隊知道要盡量避免與外人接觸。這家公司神祕兮兮，沒有架設網站，也不跟媒體打交道，甚至強迫員工簽訂保密協定，以免他們洩露訊息，連對自己的配偶也得守口如瓶。[4]研究人員已經累積一些寶貴的數據，但阿費揚和班塞爾不希望他們發表在科學期刊。其實其他生技公司多半也是如此。班塞爾不想讓潛在競爭對手知道他的團隊在做什麼，也不希望驚動大藥廠，畢竟他們可能來挖角，把幾十個研究人員拉到他們旗下，為他們開發mRNA

技術。

班塞爾告訴一個同事：「等我們做出成績再給基因泰克瞧瞧吧。」

有一段時間，莫德納的創辦人願意提供建議，以改善公司的運作。有些人比較有空，也有意願來幫忙。麻省理工學院的化學工程師藍格要帶學生進行研討會，還要跑好幾家生技公司。有一次，他開著他的賓士C系列紅色跑車來開董事會。他找不到車位，索性把車停在大樓前，沒熄火，車燈也還亮著，就衝進辦公室，問一個助理：「你能幫我停車嗎？」莫德納的員工需要幫助或有問題時，他很樂意指導，不過他更喜歡不插手干預。

反之，羅西會寫電子郵件或打電話來，也經常現身，問施朗及新上任的科學長東尼・德佛傑羅斯（Tony de Fougerolles）工作進度如何。他個性爽朗、熱情洋溢，提出的建議有時多到讓團隊成員難以招架。

後來，他和班塞爾發生爭執。羅西希望對公司的發展方向有所貢獻，而且他聽到一些班塞爾辱罵員工的傳言，看不慣班塞爾的所作所為。羅西說，班塞爾要求他透露他在波士頓兒童醫院的新研究，讓莫德納得以申請這項研究的專利。

羅西說：「他竟然要求我偷走醫院的智慧財產。這個人根本沒有道德底線。」

班塞爾則說，他要求羅西別在波士頓兒童醫院進行ｍＲＮＡ研究，因為這家醫院可能是莫德納的競爭對手，對羅西來說可能有利益衝突，畢竟他也是莫德納的股東。班塞爾還告訴其他人，羅西沒有管理公司的經驗，也不曾製造藥品，他的建議只會讓團隊無所適從。羅西一度召集莫德納的創辦人開會，試圖從班塞爾手中奪回權力，但是孤掌難鳴。

莫德納的共同創辦人錢肯說：「他以為你創辦一家公司，就會經營了。這是錯的。」

班塞爾重申自己的權威，羅西最後賣掉一些持股，專注在自己的研究和其他科學事業上，但依然和莫德納員工和其他創辦人保持連繫。

現在，儘管班塞爾可以放手去做，他的策略卻窒礙難行。他希望和大藥廠成為合作夥伴，為莫德納注入資金，以換取莫德納正在開發的某種藥物的專利，但他四處碰壁。禮來公司和羅氏大藥廠（Roche Holding AG）都拒絕了，對ｍＲＮＡ技術的發展存疑，不知道莫德納的人體試驗要等到何年何月。二〇一二年，班塞爾從幾位富豪那裡募集到兩千五百萬美元，然而要研發、生產一系列的藥品，還需要更多的資金。

有一天，羅西告訴錢肯，他聽到一些小道消息，公司裡有人說錢肯為公司做得不夠多，他的股份可能不保。錢肯曾利用mRNA製造出VEGF蛋白質（即血管內皮生長因子），他因此成為英國大藥廠阿斯特捷利康（AstraZeneca，後簡稱AZ）的顧問。這家藥廠因為一連串的臨床試驗失敗，導致一千多名研究人員被裁員。由於產品青黃不接，該公司的新任執行長蘇博科（Pascal Soriot）急著開發新藥。於是錢肯為班塞爾穿針引線，介紹他認識AZ的研發主管馬丁．麥凱（Martin Mackay）。不久，班塞爾就坐上飛機，降落在達拉瓦州威明頓（Wilmington），AZ的美國分公司就在附近。他將和蘇博科和麥凱進行早餐會議。為了幫公司省錢，他在I-95公路附近的汽車旅館過夜，但他對第二天的會議很有信心。

蘇博科對利用mRNA技術發展新藥的想法讚不絕口。他知道錢肯以前的研究數據顯示，mRNA可以用來製造VEGF蛋白質，並對這項研究印象深刻。更重要的是，他和班塞爾一拍即合，畢竟兩人都是野心勃勃的法國人。蘇博科問班塞爾，為什麼莫德納需要現金。班塞爾說：「我們希望在這個領域稱霸。」

班塞爾膽子很大，要了**一大筆錢**。AZ最後同意支付二．四億美元，以獲取數十種mRNA藥物的專利權，包括一種治療心血管疾病的藥物。他們還承諾，如果莫德納達到某些技術的里程碑，將再支付一．八億美元。突然間，莫德納滿手銀彈，阿費揚和班塞爾再度燃起希望。

這筆交易讓生技界和創投界的人大吃一驚。AZ付了那麼多錢，卻尚未取得任何一種藥物的專利，甚至連莫德納的股份都沒拿到。班塞爾很快又和其他公司簽約，籌集了數億美元。他還招募更優秀、更有經驗的研究人員，包括曾是醫生的麥肯錫公司合夥人史蒂芬．霍格。

與AZ的交易完成後，班塞爾和阿費揚在劍橋的一家露天咖啡館喝啤酒。班塞爾樂不可支，覺得莫德納就要掀起革命。阿費揚潑他冷水，說他忽略某件重要的事情。

「現在，每一個人都恨你。」

班塞爾驚愕失色，甚至有點受傷。

「每一家生技公司的董事會都質問他們的執行長，為什麼不能像莫德納談成那樣的交易？」阿費揚說。

班塞爾想了一會兒。

「該死，你說的沒錯。」

莫德納現在銀彈滿滿。但班塞爾在無意間讓莫德納成為眾矢之的。

陷入瓶頸

班塞爾也在其他方面樹敵。二〇一三年十月下旬，他飛到古色古香的德國城市圖賓根（Tübingen），第一次與其他ｍＲＮＡ研究人員接觸。這個圈子很小，然而已漸漸擴大。圖賓根是個人口不到十萬人的小城，以鵝卵石路面、文藝復興時代的建築和豐富的科學傳統聞名。早在一八六九年，圖賓根大學一位瑞士裔的生化科系學生弗雷德里希・米歇爾（Friedrich Miescher）首度發現了核酸（nucleic acid），也就是包括ＤＮＡ和ＲＮＡ的分子組。在一九三〇、四〇年代，該校曾大力支持納粹政策，甚至將猶太裔教師開除或強迫他們退休，因而聲名狼藉。近年來，圖賓根大學的科學家致力於ｍＲＮＡ的研究，試圖利用ｍＲＮＡ技術開發各種藥物。

一百多個人來到一個十四世紀的城堡，聚集在宏偉的大廳，傾聽這個研究領域的先驅發表專題演講。其中一位主要講者是生技公司CureVac的創辦人英格瑪・霍爾（Ingmar Hoerr）。CureVac的公司就在附近，已經在ｍＲＮＡ這個領域努力了十三年以上。考里科也來了，還有沙爾藥廠（Shire Pharmaceuticals）的麥克・哈特萊因（Michael Heartlein）。十幾年來，哈特萊因一直在研究人體自癒。ＢＮＴ的創辦人吳沙忻和班塞爾也在這場研討會發表演講。

班塞爾很快就激怒大家。他和其他講者不同，拒絕談論莫德納研究的細節。他提到自己募集多少錢，關於莫德納如何推出新一代藥物則語焉不詳。他告訴mRNA的信徒，他們必須負起「責任」，別把事情搞砸。班塞爾指著一張幻燈片，上面是詹姆斯·威爾森（James W. Wilson）一篇報告的封面。威爾森是賓州大學一間實驗室的負責人。一九九九年，有個青少年因罹患OTC缺乏症（一種罕見的代謝性肝病）接受威爾森的實驗療法，以腺病毒作為載體，將正常OTC基因片段的腺病毒載體直接注射到病人的肝臟。患者不幸在注射後引發嚴重的免疫反應，導致多重器官衰竭，在注射九十八小時後死亡。這樁悲劇使基因療法被打入冷宮多年。[5]

班塞爾警告說，類似的錯誤將使mRNA研究「倒退五年」。

聽他這麼說，與會的科學家翻白眼，甚至有人發出不滿的冷哼聲。這些聽眾心想，**我們都很清楚威爾森這個前車之鑑，還需要你提醒嗎？**中場休息時，哈特萊因和一位同事去找班塞爾，希望談談雙方公司的進展情況，進行交流。班塞爾伸出手阻攔他，隨即轉身離去。

「他那手勢就像海斯曼（Heisman），」哈特萊因指的是美國大學美式橄欖球最佳球員獲得的海斯曼青銅獎杯，獎杯雕塑的是海斯曼在場上的英姿：右腿向前，左手抱球，右手僵硬地向前伸。他說，班塞爾和莫德納「想跟每一個人合作，但這種合作是一條單行道。」（班塞爾則駁斥說，這「純屬虛構」，他沒對哈特萊因伸出手。）

班塞爾和莫德納已經成為生技圈的壞男孩。但他們的實驗室出現一個更大的問題：他們沒辦法讓mRNA發揮作用。

失敗的新藥，完美的疫苗

莫德納的研究人員第一次做實驗時，利用的是幾乎「全裸」的mRNA，他們在實驗室裡創造出一種包含指令的mRNA分子，只包覆一層非常粗糙的化學物質，就將它直接注入體內。這種裸露的mRNA能反覆實驗，使小鼠體內生成足夠的VEGF蛋白質（血管內皮生長因子），AZ因此寄與厚望，希望利用莫德納的mRNA技術來製造心血管藥物。

然而，到了二〇一三年初，顯然VEGF蛋白質的生成是個例外。莫德納團隊試圖研發可以治療其他罕見疾病的mRNA分子，發現幾乎無法生成足夠的蛋白質，無法幫助任何人。幾乎所有進入體內的mRNA，在進入細胞之前，就被核酸酶（nuclease）切割、消滅了。為了解決這個問題，莫德納的研究人員用LNP（脂質奈米顆粒）把mRNA包裹起來，有這個保護層，mRNA就能順利進入細胞中。早在一九七〇年代，蘭格等人已經開始利用脂質和其他物質做實驗，最後發現這些物質能保護像DNA和RNA這樣大而複雜的分子，使其容易進入細胞中。於是莫德納用LNP把mRNA包裹起來，創造出更有效的分子，注射到肌肉時，LNP能把mRNA直接送到腋下的淋巴結，就像搭上順風車，進入免疫系統的中心。

但這些研究人員遇到一個更大的難題。他們以小鼠和猴子作為實驗對象，第一次把用LNP包裹的mRNA注入這些動物的體內，產生很多的蛋白質，因此非常興奮。但在一週左右的時間內，經過後續注射之後，研究人員發現蛋白質的生成量急遽下降，似乎身體的防禦系統已經知道如何抵禦這些注射至體內的分子及其基因有效負載（genetic payload）。

考里科和羅西等mRNA先驅未曾重複注射，也沒有嘗試製造足夠的蛋白質以供新藥開發，因此他們沒有用LNP把mRNA包裹起來，沒有遭遇過這種「曇花一現」的問題。莫德納研究人員不敢相信自己的眼睛。他們在重複注射兩週左右之後檢測實驗動物，幾乎看不到mRNA刺激生成的蛋白質。看來，修飾mRNA的組成結構還不足以躲避免疫系統。

研究人員不知道問題的癥結在哪裡：是mRNA，還是LNP？是蛋白質沒生成，還是生成之後很快就被消滅，因此無法發揮功用？研究人員束手無策，陷入沮喪，有些人甚至悶悶不樂地走來走去。如果生成的蛋白質在短短幾天內就消失了，要如何製造出有用的藥物來取代缺少或有缺陷的蛋白質？使用裸露的mRNA似乎是唯一可靠的方式，但只能注射一次或兩次。因此一來，能治療的疾病根本寥寥無幾。

這個消息讓班塞爾火冒三丈，有些員工擔心就要被炒魷魚。

「為什麼不能重複注射？」班塞爾問道，「為什麼沒有進展？！」

科學研究部門的主管霍格向來平靜、樂觀，連他都不免擔心自己錯了，為了莫德納放棄麥肯錫高薪工作是否為明智之舉？霍格焦躁不安地在辦公室裡走來走去，一邊把橄欖球拋到空中，一邊思索解決方案。他請公司裡的資深研究人員黃翊群過來，重新檢視這個困境，看是否遺漏了什麼。

黃翊群接受了這個任務，一邊應付班塞爾的急躁。早先，他曾向他的導師請教，導師提醒他，科學發現需要時間。

「科學會按照自己的速度前進，這是急不得的。」她說。黃翊群聽了，感到比較安心，但他知道這句格言不能對班塞爾分享。

如果有個杯子裝了一半的水，黃翊群會說杯子是半滿的。他就是這樣的樂觀主義者，傾向看到事情好的一面。他在臺灣出生、成長，十四歲那年跟父母移民美國。一開始，他不會講英語，很想念家鄉，但他父母希望他留下來，在美國接受好的教育。儘管孤獨、沮喪，他決定把這個新環境當作一個機會。

他想，**爸媽不會讓我回臺灣的**。

最後，他在紐約大學取得寄生蟲學的博士學位，之後又拿到企管碩士。現在，他決定用新的角度來看莫德納碰到的這個難題。公司裡的每一個人看到的都是mRNA不能做什麼，也就是在重複施打之後，不能產生有效的、足夠的蛋白質。但黃翊群著眼於mRNA能做的：儘管存在時間短暫，依然能在被消滅之前進入細胞，製造出足夠的蛋白質。不知道為什麼，以LNP包裹、帶有基因有效負載的mRNA注射到肌肉，就能被輸送到淋巴結，即使劑量很低，也能引發強烈的免疫反應。黃翊群心想，的確，這樣無法讓蛋白質持續生成，或許這也不是壞事。

黃翊群在研究生涯早期曾從事瘧疾疫苗的研究。莫德納的mRNA難題提醒他有效疫苗都會如此：教導免疫系統識別病毒，隨即功成身退。對疫苗而言，無法持續生產蛋白質並不重要，重要的是誘發免疫反應。莫德納的研究人員很沮喪，因為mRNA

無法製造大量可用於製造新藥的蛋白質，也許他們錯了。生成的蛋白質有限，不是他們的技術有問題，引發強烈的免疫反應也不是缺點。這正是mRNA的特點。

黃翊群靈機一動：**這不就是完美的疫苗？**

二〇一三年春末，黃翊群把這個想法告訴霍格：莫德納應該製造疫苗，而不是藥物。如果mRNA刺激生成的蛋白質具有免疫原性，黃翊群說，那就好好利用這個特性吧。

霍格發現黃翊群說的論點頗讓人信服，但他對莫德納業務焦點的轉移有很大的疑慮。莫德納以一家能夠生產蛋白質來治療疾病的公司自居，說服投資人和合作夥伴相信自己是蛋白質藥物的新星。公司的目標是新藥開發，而不是疫苗。拜託，公司全名是莫德納**醫療**公司（Moderna Therapeutics, Inc.），又不是莫德納疫苗公司。*德國的CureVac已經在疫苗方面努力好幾年，還沒搞出什麼名堂。儘管莫德納的主管考慮過研發疫苗，還是決定不做，因為大家都知道疫苗利潤低，有如做功德，賺不了大錢。

儘管如此，霍格要黃翊群使用mRNA製造流感疫苗，在小鼠身上進行實驗。除非確定這個新方法能成功，否則不能告訴任何人。只有他們的mRNA疫苗產生令人驚豔的結果，遠勝過其他疫苗，公司才會主張改絃易轍。

那年感恩節假期前幾天，黃翊群接到一家檢驗公司研究人員打來的電話，說要把流感疫苗小鼠實驗結果的電腦檔案傳給他。黃翊群盯著檔案中的數據，驚訝得久久說不出話來，最後才問：「這些數據沒錯吧？」

那位研究人員向他保證，數據完全正確。他的mRNA會在小鼠體內製造一種關鍵性的流感蛋白，激發免疫反應，血液中的抗體或效價高得驚人。小鼠得到的保護力比既有的流感疫苗、包括CureVac研發的疫苗及其他流感疫苗（如使用裸露的mRNA）要高一百倍。

他想，**怎麼可能？一定有人搞錯了吧**。

他重複實驗，發現數據真的是正確的。疫苗似乎使實驗小鼠獲得高超的保護力。後來，黃翊群和霍格也在實驗猴子身上得到同樣令人驚異的結果。

稍後，霍格在公司走廊看到班塞爾，走到他面前。

「有件事我得告訴你，」霍格說。

＊譯注：莫德納醫療公司在二〇一八年八月更名為莫德納公司（Moderna, Inc.）去掉「醫療」二字，目前是新冠肺炎mRNA疫苗主要供應商，除了mRNA疫苗產品線，還有其他預防性疫苗、癌症疫苗、局部再生療法、全身性分泌治療和全身性細胞治療。

班塞爾得知流感疫苗實驗數據，知道問題可能迎刃而解，興奮得不得了。阿費揚、董事會和公司早期資助者也雀躍不已。儘管疫苗研發不是公司的首要目標，但他們的藥物研究遭遇瓶頸。黃翊群和霍格得到的數據實在不可思議。如果流感疫苗能夠奏效，其他疫苗應該也可以。他們終於有機會做出不同凡響的事。

第八章

被忽視的冠狀病毒

二〇一五年——二〇一七年

傑森．麥克萊倫從研究所畢業沒幾年，就已經在醫學研究領域有重大的突破。由於他在國衛院工作期間成果豐碩，因此累積令人豔羨的人脈。二〇一五年，年僅三十二歲的他獲聘擔任新罕布夏州漢諾威達特茅斯學院的蓋瑟醫學院（Geisel School of Medicine）助理教授，他還有自己的實驗室。

然而，麥克萊倫申請不到任何研究經費。他花了好幾個月向美國聯邦政府等機構申請，卻一再遭到拒絕。二〇一五年秋天，他心急如焚，畢竟巧婦難為無米之炊，沒有經費，他的實驗室和研究生涯都岌岌可危。

麥克萊倫的研究領域和考里科、羅西及莫德納團隊大多數的人不同。他是結構生物學家，研究蛋白質、核酸和碳水化合物的分子形狀，看如何改變其功能和行為。多年來，研究人員無不希望對疾病相關分子的結構能有更進一步的了解，以設計出更有效的藥物和疫苗來對付這些病原體。儘管尚無成功的跡象，麥克萊倫等人依然努力不懈。[1]

麥克萊倫多年來不斷地研究結構的組建和拆解。在成長的過程中，他擁有多套樂高積木，常常一玩就是好幾個小時。他會用五顏六色的積木，以驚人的速度拼湊出令人讚嘆的建築。他運動細胞發達，是足球健將，而且他的空間視覺和推理能力極佳，更是玩俄羅斯方塊等電玩的高手。只是當時沒有人知道他能把這樣的技能運用在實驗室。後來，他與研究夥伴旋轉胺基酸小分子的長鏈，來調整蛋白質結構。

麥克萊倫的父親是雜貨店經理，母親則在一家公司兼職，擔任行政人員。他在密西根的聖克萊爾海岸（St. Clair Shores）長大，離底特律十三英里，那一帶的居民多半是中下階層。麥克萊倫高中畢業時，代表全體畢業生致謝詞，但他的父母無法負擔私立大學或密西根州立大學的學費。結果，麥克萊倫獲得韋恩州立大學全額獎學金，這是一所位於底特律的公立學校，他在此完成化學學士學位，成為家族中第一個大學畢業生，之後進入約翰·霍普金斯醫學院攻讀博士學位。

麥克萊倫肩膀寬闊，有張年輕的臉龐，露出親切的笑容。二〇〇八年，他加入國衛院疫苗研究中心鄺廣傑（Peter Kwong）主持的實驗室。鄺廣傑是著名的科學家，正在調整愛滋病毒蛋白質的結構，以研發對抗愛滋病的疫苗。他的實驗室在四樓，由於沒有多餘的空間容納另一位博士後研究員，麥克萊倫只好到與同棟大樓二樓相連的別館，靠近傳染病學家巴尼．葛拉漢的實驗室。

葛拉漢是疫苗研究中心的大將，身高一九五公分，留著濃密的山羊鬍，頭髮梳理得一絲不苟，看起來像好萊塢男星傑夫．布里吉（Jeff Bridges），只是乾淨清爽得多。幾年前，小布希總統去疫苗研究中心訪問，看到葛拉漢，上下打量著他，以拖長尾音的德州口音喚他：「大巴尼。」這個綽號因此不逕而走。葛拉漢比同事講究穿著，通常是卡其褲配扣領格子襯衫，有時甚至會打領帶，加上運動外套。研究同仁通常壓力大又過勞，他們喜歡聽葛拉漢聊天，講科學、他的家庭和他的非洲之旅等，不管什麼他都可以談。他的聲音有一種療癒的力量，讓人想起在壁爐旁講故事的慈祥老爺爺。

儘管葛拉漢外表看起來很平靜，其實是個不畏艱難的硬漢，把吃苦當吃補。二〇〇八年，麥克萊倫來到他的實驗室，拉了張凳子跟他聊天時，葛拉漢已經努力了二十年，試圖為兩種最難纏、致命的病毒開發疫苗：愛滋病毒和呼吸融合病毒（respiratory syncytial virus）。呼吸道融合病毒簡稱RSV，是一種既常見又可怕的呼吸道病毒，每年致使數百萬嬰兒住院。一個月大到一歲大的嬰兒受到RSV感染致死率是七％，也會使一些老年人的性命受到威脅。[2]

RSV疫苗的研發可謂多災多難。一九六六年，也就是科學家發現這種病毒十年後，國衛院研究人員以死亡（去活性）的病原體製成疫苗進行人體試驗。結果接種疫苗的嬰兒當中，有兩個在幾個月後感染RSV不幸死亡，希望頓時轉為噩夢，還有其他嬰兒必須住院治療。這些悲劇顯示疫苗的保護力不足，甚至可能使病情惡化。這樣的災難讓藥廠和大多數的研究人員打退堂鼓，之後多年不敢再向這種病毒挑戰。

但葛拉漢沒有放棄。他想了解疫苗失敗的原因。困難反而激起他的鬥志和好奇心。他在堪薩斯的一個農場長大，那裡有奎特馬（Quarter Horse）、牛隻和幾千隻的肉豬。「在農場上，你得花半天的工夫來修理機械，然後利用剩下的半天幹活。」葛拉漢說。[3]

葛拉漢在一九八〇年代中期踏進RSV研究領域。當時他在田納西州的范德比大學（Vanderbilt University）接受訓練。他的任務是在實驗室培養RSV，使小鼠感染這種病毒。他在自己的小隔間裡花了七個月的時間進行這項研究，開始對這個領域著迷，欲罷不能。

「你在某方面有了進展，就會覺得這是你的領域，」他說，「我就這麼一頭鑽進

ＲＳＶ研究。」

二〇〇八年的一天，麥克萊倫走進葛拉漢的辦公室，聊起了ＲＳＶ。葛拉漢問他是否願意一起研究ＲＳＶ疫苗，畢竟他們的團隊還沒有結構生物學家。儘管鄺廣傑要他三思：ＲＳＶ研究吃力不討好，而且過去歷經不少波折，可能不利他的生涯發展。

葛拉漢和麥克萊倫的挑戰很明確：先前失敗的疫苗把ＲＳＶ的關鍵蛋白（即Ｆ蛋白）引入人體之後，使病毒得以和人類細胞結合，並觸發免疫系統。這種疫苗也能產生足夠的抗體，使之與ＲＳＶ顆粒表面的Ｆ蛋白結合。問題在於這些不是中和抗體，不能抵禦感染。

麥克萊倫和葛拉漢發現問題的癥結在於Ｆ蛋白在侵入細胞之後會重新排列，隱藏病毒的脆弱點。由於先前ＲＳＶ疫苗攻擊的是融合後、重新排列的蛋白，而非融合前的蛋白，肺部因此充滿非中和抗體，造成發炎，甚至比自然感染的ＲＳＶ更為致命。換言之，早先疫苗使用的蛋白質是正確的，只是形狀或結構是錯誤的。

為了研發一種具有保護力的疫苗，葛拉漢和麥克萊倫了解他們必須把Ｆ蛋白鎖定在融合前的狀態，才能活化中和抗體。但這說起來容易，付諸實行則困難重重。Ｆ蛋白很不穩定，就像變形金剛，要鎖定在融合前的狀態實在非常困難。

麥克萊倫花了一年多的時間研究各種X光結晶技術，並利用其中的一些來研究愛滋病毒的膜蛋白。他是捕捉F蛋白融合前圖像的第一人。他認為融合前的F蛋白看起來就像一顆橄欖球。[4]二〇一三年初，疫苗研究中心的麥克萊倫、葛拉漢、鄺廣傑等人利用麥克萊倫捕捉到的圖像設計出新的F蛋白。他們調整這種蛋白質的基因序列，把四個胺基酸換成其他胺基酸，填滿蛋白質結構中的空隙，使分子連結在一起，以避免變形。[5]

麥克萊倫用他修改後的DNA感染哺乳動物的細胞，以產生融合前蛋白，成為新疫苗的抗原，在動物身上誘發出來的中和抗體要比以前的RSV疫苗多達四十倍。麥克萊倫等人如何穩定蛋白質的研究報告發表在二〇一三年十一月號的《科學》期刊，成為年度十大突破的第二名。到了二〇二一年夏天，已有幾家公司利用麥克萊倫、葛拉漢等人的研究成果來研發RSV疫苗。

在二〇一三年，儘管麥克萊倫已經在達特茅斯取得教職，仍無法申請到研究經費。翌年，他以RSV研究三度向國衛院申請研究經費，但每次都被拒絕。麥克萊倫為自己的未來擔憂，也煩惱就要付不出薪水給實驗室的博士生和博士後研究員。

麥克萊倫說：「那是我人生的低潮。」

麥克萊倫打電話給葛拉漢徵求意見。葛拉漢語氣溫柔地建議他研究另一種病原體：冠狀病毒。冠狀病毒並非公眾注目的焦點，大多數科學家也不關心，但這種病毒和RSV相關，因此葛拉漢認為麥克萊倫最近的研究可能會有助益。RSV和冠狀病毒的基因組都是由RNA構成，藉由蛋白質與細胞融合，並透過飛沫微粒傳播。葛拉漢指出，似乎每十年左右就會出現一種危險的冠狀病毒。其實，當時就有一種新的冠狀病毒在中東傳播，令人憂心。

麥克萊倫聽從葛拉漢的建議。不久，他就潛入科學研究的蠻荒之地。

冠狀病毒與SARS爆發

幾十年來，冠狀病毒鮮為人知，科學家基本上認為這種病毒沒什麼影響。這種病原體可能在豬、雞、狗、貓和老鼠的身上引發嚴重疾病，對人類來說頂多造成普通感冒。

這個領域的專家不介意沒有人關心這種病毒。對他們來說，冠狀病毒是不尋常而且很有趣的病原體，會以獨特的方式表現自己的基因和蛋白質，滿足研究人員的好奇心。對一些人來說，這種病原體的隱晦反而更令人著迷。由於冠狀病毒的研究比較冷門，投入這個領域的科學家也就沒那麼多，也就比較有機會有新發現。他們就像尋寶者，如果能發現新東西，總是雀躍不已。因此，很多研究人員雖然已經七、八十歲，仍不願意退休。

冠狀病毒還是吸引一些微生物學家在這個領域默默耕耘。他們遠離鎂光燈，不想上頭條新聞或是創立價值數十億美元的新創公司。他們的研究報告極少出現在權威期刊上。對冠狀病毒有興趣的研究人員常看的期刊通常是他們的發表管道，被接受的機率也比較高。

蘇珊・魏斯（Susan Weiss）說：「我巴不得沒有人關心這種病毒。」她從一九七〇年代末期開始投入冠狀病毒的研究，後來成為賓州大學教授。

其他研究領域的科學家莫不競爭激烈、勢不兩立，冠狀病毒研究人員則是志同道合，團結合作。一九八〇年，全世界的冠狀病毒專家總計約六十人左右，聚集在德國烏茲堡（Würzburg）一座古老的城堡舉行研討會。這次會議令人難忘，研究人員在此結交氣味相投的朋友、品嘗美食、美酒，全神貫注地聆聽精采的演講。

那時，有人主張可能在十九世紀就已經出現人類冠狀病毒，亦即ＯＣ４３，或許是從牛隻傳播到人類，然後融入文明的背景，成為普通感冒的成因之一。這些球狀的病毒表面有許多王冠般的蛋白突起，就像尖刺。這也就是為何英國病毒學家大衛・泰洛爾（David Tyrrell）和瓊・阿梅爾達（June Almeida）在一九六八年將這種病毒命名為冠狀病毒（coronaviruses），在拉丁文中「*corona*」意謂「王冠」。[6]

泰洛爾決心找到治癒普通感冒的方法。一九五七年，他成為威爾特郡（Wiltshire）普通感冒研究室的負責人，帶領團隊收集兒童的鼻腔分泌物，並使志願受試者接種原始感冒病毒。為了證明這種病毒多麼容易傳播，研究人員把摻了螢光染料的溶液滴入一個實驗室工作人員的鼻腔裡，讓他跟幾個人一起打牌。後來，他們把燈關掉，打開一盞螢光燈。結果令人震驚：螢光染料出現在紙牌、手指、桌子，以及房間裡的每個角落。[7]

泰洛爾很沮喪，因為幾乎沒有人把引發感冒的冠狀病毒當一回事。他引用英國幽默作家艾倫・派翠克・赫伯特（Alan Patrick Herbert）寫的一首詩，斥責醫生無視感冒這種最常見的病原體，說什麼得到感冒順其自然就好了，反正感冒自己會好。

但我實在不得不生氣，
「這該死的東西源頭在哪裡？」[8]

最後，研究人員讓牲畜接種冠狀病毒疫苗，以保護其脆弱的呼吸道和腸胃系統，免於受到病毒的侵襲，但大多數的人都認為這是小題大作。只是流鼻水、喉嚨痛等有點不舒服的症狀，有必要用寶貴的資源來預防嗎？然而，過了一段時間，科學家終於比較了解這種病毒。在一九七〇年代，凱瑟琳・霍姆斯（Kathryn Holmes）等科學家在研究一種會影響小鼠的冠狀病毒時，發現病毒粒子表面的棘蛋白會附著在宿主細胞上。這種棘蛋白的頂端會與宿主細胞表面的受體結合，而每個棘蛋白的底部會發動融合機制，使病毒外膜與宿主的細胞膜融合，宿主因而受到感染。冠狀病毒的基因體要比其他RNA病毒來得長，約是愛滋病毒的三倍、流感病毒基因體的兩倍。

二〇〇二年，一種截然不同的冠狀病毒出現在中國南部的廣東省，可能源於蝙蝠糞便，透過一種稱為果子狸的貓科哺乳動物傳播到人類。這種病毒使食品工廠的工人受到感染，然後傳給醫院裡的醫護人員，其中一名醫生不知不覺地把病毒帶到香港一家飯店。不久，這種冠狀病毒就傳播到亞洲多個國家和世界各地。這種病原體就叫做SARS相關冠狀病毒，簡稱為SARS病毒，而SARS是嚴重急性呼吸道症候群（severe acute respiratory syndrome）的英文首字母縮略字。很快地就有人死於SARS，SARS死亡率達到一〇%。

痴迷於冠狀病毒研究的科學家十分驚訝。他們不知這種病原體竟然會致人於死。突然間，這個領域成為科學界及社會的熱門話題。

那時，魏斯寫了一封電子郵件給一位研究同仁：「**你相信這是冠狀病毒嗎？**」

不過，SARS病毒大約在八個月後就消聲匿跡了，造成的死亡人數不到一千人。只要及早防範，包括戴口罩、洗手和量體溫就可以阻絕疫情的擴散。再者，病毒主要是由發病的人傳播，而非無症狀感染者，因此隔離與追蹤接觸者是有效的公衛措施。有幾家公司試圖開發SARS疫苗，包括葛蘭素史克（GlaxoSmithKline）和一家馬里蘭的小型生技公司Novavax（即微基因系統公司的蓋爾．史密斯任職的那家公司），由於SARS來得急去得也快，他們的SARS疫苗研發也就派不上用場。

不過，SARS病毒現身的時間仍足以讓科學家進一步了解冠狀病毒。研究人員發現病毒棘蛋白的尖端會藉由ACE2（第二型血管收縮素轉換酶）附著在體細胞，病毒就利用這種酶作為受體。由此可見，棘蛋白可能是未來冠狀病毒疫苗的重要目標。科學家現在也很清楚，冠狀病毒會突變，也能由動物傳染給人類或人傳人。

SARS疫情落幕後，該領域的研究經費又變少了，科學界的秩序恢復了。然後，在二〇一二年，沙烏地阿拉伯傳出發燒、咳嗽和呼吸急促的案例。一種病毒性的呼吸道疾病蠢蠢欲動，也就是中東呼吸症候群（Middle East respiratory syndrome），縮寫為MERS，源於一種新的冠狀病毒。這次是由蝙蝠傳給駱駝，再傳給人類。MERS甚至比SARS更致命，死亡率高達三六％，個案可能因接觸或吸入患病駱駝的飛沫或分泌物而感染，人與人之間的傳播主要以院內感染為主，無持續性人傳人的現象。

不久，MERS即席捲全球，MERS傳播到數十個國家，對全球健康造成威脅，重新引發世人對冠狀病毒的關注，麥克萊倫終於申請到他所需要的研究經費。

麥克萊倫和葛拉漢以MERS疫苗的研發為目標。一位來自中國的年輕研究人員成為他們的重要助力。

對抗MERS病毒

王念雙是一九八〇年代出生在中國山東淄博的農家子弟。父母在田地幹活，種植小麥、玉米等作物，也在當地工廠工作。一家人有足夠的糧食獲得溫飽，但很節儉，為了省錢，很少吃肉、喝牛奶。王念雙常害怕上學。冬天酷寒，而教室沒有暖氣，王念雙和同學常裹著厚重的大衣，冷得直打哆嗦。有時，他的手腳都凍傷了，手痛得無法握筆。每答錯一題，就會被老師打一下。王念雙坦承嚴師出高徒，老師的鞭策使他成為更優秀的學生。

「體罰有用，但也很痛。」他說。

探索大自然則是王念雙最喜歡的學習方式。他會在居住的村子和周圍地區漫遊，抓蠍子和捕蝗蟲之類的昆蟲，觀察魚類和植物。他對支配動植物生命的科學規則總有問不完的問題。

「我想知道動物背後的故事，」他說，「我不會很在意成績，但對科學非常好奇。」

王念雙高中入學考試成績極佳，不但學費獲得全額補助，還能支領一些獎學金當生活費。後來，他錄取位於青島市的中國海洋大學，主修生物學，希望能為年少時的問題找到解答。青島是個擁有九百萬人口的港口都市，他發現自己難以適應都市生活。第一次上超市買東西時，他不敢把食物放在籃子裡，擔心會被當成竊賊而被捕。坐公車時，他不知道要怎麼付車資，室友還嘲笑他玩遊戲機的樣子像低能兒。

「他們認為我是大笨蛋。」他說。

不過，優異的成績讓王念雙信心大增。二〇〇九年，他到全國頂尖名校北京清華大學攻讀結構生物學博士。二〇一三年，王念雙已經決定致力於冠狀病毒的研究。十年前，中國是SARS風暴中心，染疫人數超過五千人，造成三百四十九人死亡，並引發社會經濟動盪不安。一九五八年，毛澤東寫了兩首七言律詞〈送瘟神〉，還不到五十個年頭，瘟疫就突然降臨，讓中國措手不及。[9]

跡象顯示MERS病毒在中東地區傳播時，王念雙已經是北京清大一個研究團隊的成員，在研究這個新病毒棘蛋白受體結合區的構造，也就是病原體感染身體細胞的位置。王念雙所屬團隊打敗其他研究團隊，拔得頭籌。這是他首次締造了不起的科學成就。

王念雙方頭大耳，頂著深色的刺蝟頭。他相信冠狀病毒必然會持續威脅全球健康，但目前科學界對這種病毒知之甚少，讓他惶恐不安。他得知麥克萊倫在RSV的突破，就申請到他的實驗室工作，希望能進一步發展他在這個研究領域的專長，說不定有希望研發出一種能對付冠狀病毒的疫苗。

他一搬到達特茅斯，就有如魚得水之感。他欣賞麥克萊倫的幽默感，發現他多半穿T恤和牛仔褲，一副輕鬆自在的模樣。如果麥克萊倫不同意某人的觀點，頂多只是稍稍揚起眉毛。王念雙也喜歡麥克萊倫的平靜、穩重，不管實驗室出了什麼事，就算是天大的危機，麥克萊倫依然一整天嚼軍用咖啡因口香糖來提神。*

最重要的是，王念雙愛上寧靜的校園。達特茅斯學院座落在新罕布夏州漢諾威的森林裡，那裡有熊、蝙蝠和麋鹿，讓王念雙回想起家鄉的野生動物。

二〇一五年初，王念雙和麥克萊倫在研究研發MERS疫苗的方法，重點在如何教導免疫系統識別病原體的棘蛋白。他們的策略很合理。後天免疫系統有時需要幫助，才能識別敵友。我們的免疫系統是好學生，一旦記住學到的東西，在接下來的好幾個月，甚至好幾年，都會與敵人作戰。研究人員的挑戰在於，如何教導身體偵測病原體。最好病毒的某些部分非常獨特，讓免疫系統一眼就能看出來，即使只是病原體的一部分，也能辨識。就像我們只要看到美式足球傳奇四分衛湯姆・布雷迪（Tom Brady）的蘋果下巴、安潔莉娜・裘莉（Angelina Jolie）的性感豐唇或名媛金・卡戴珊（Kim Kardashian）的蜜桃電臀，免疫系統只要看到病毒某個獨特的部分，就能識別。[10]但科學家首先必須看出哪個部分是病毒最顯著的特徵，就像布雷迪的下巴、裘莉的嘴唇，或是金・卡戴珊的屁股。

棘蛋白就是冠狀病毒最特出之處。麥克萊倫和王念雙知道，如果能製造MERS棘蛋白，將其暴露在人體的免疫系統中，就會產生保護抗體，也就不必用活病毒減毒或死病毒碎片製成疫苗。

---

* 麥克萊倫解釋說：「喝咖啡太慢了，要等腸胃接收，咖啡因才會發揮作用。口香糖的咖啡因則是從牙齦進入，五分鐘內就在體內循環。而且不含卡路里。」

但他們有好幾個月碰到瓶頸。MERS病毒表面的棘蛋白就像RSV的F蛋白，不會靜止不動，在感染細胞前後形狀大不相同，有點像玩偶盒裡的螺旋壓縮彈簧，蓋子一掀開，彈簧就會彈出。王念雙、麥克萊倫和葛拉漢實驗室裡的成員在源於人類胎兒或中國倉鼠卵巢的細胞中插入基因片段，以產生棘蛋白，但生成的棘蛋白效力不夠強大，無法作為疫苗的抗原。

他們不斷調整插入的基因片段，每一個變化都需要幾週的時間來創建、測試，仍苦無進展。免疫系統需要看到融合前的蛋白質結構，才能產生具有保護力的抗體。然而，MERS病毒棘蛋白的鎖定和RSV的F蛋白的鎖定不同。麥克萊倫和王念雙試著用比較傳統的技術去做，也沒有結果。

葛拉漢提出新的建議：何不暫時把MERS擺在一邊，研究HKU1？HKU1是一種比較良性的人類冠狀病毒，會引發流感。葛拉漢實驗室裡有個年輕研究人員感染了這種病毒，因此他們很容易取得抗體。麥克萊倫和王念雙與加州拉霍亞（La Jolla）斯克利普斯研究所（Scripps Research）的安德魯．沃德（Andrew Ward）合作。沃德是個年輕教授，利用低溫電子顯微鏡首次捕捉到棘蛋白的分子結構細節，包括其莖部的捲曲螺旋，似乎和MERS病毒棘蛋白的莖部區域類似。

現在，麥克萊倫和王念雙對這些蛋白的結構有更全面的了解，覺得有信心可以回去研究MERS。他們急著測試一個想法，看能不能把病毒的棘蛋白鎖定在理想的融合前狀態。王念雙坐在電腦前，設計了一個基因序列，也就是在MERS病毒的棘蛋白莖部增加兩個剛性的胺基酸，也就是脯胺酸（proline）。王念雙和麥克萊倫就像重新設計一棟大樓的建築承包商，在建築結構加上鷹架，以防止大樓倒塌。

二〇一六年二月，王念雙把基因片段插入人類細胞培養皿中，發現可產生穩定的棘蛋白，而且數量很可觀。

他寫電子郵件告訴麥克萊倫：「成功了！」

葛拉漢實驗室新聘用的病毒免疫學家奇茲梅基亞．科貝特開始在小鼠身上測試新疫苗，證實疫苗的效價是未穩定棘蛋白的五倍之多。儘管他們尚未證實這種疫苗對其他動物也有保護力，更別說是人類了，但麥克萊倫和葛拉漢相信他們已經研發出一種可以對付MERS病毒的有效疫苗抗原。這是了不起的成就。

整個團隊欣喜若狂。好吧，只有一個人例外，也就是王念雙。

MERS疫苗

儘管王念雙來美國才短短幾年，因為他的貢獻，研究團隊更了解HKU1，也知道如何攻擊這種病毒。他還設計基因序列，以產生形狀完美的MERS病毒棘蛋白，這種蛋白可教導免疫系統抵禦病毒。也許更重要的是，王念雙和研究夥伴確定，下一次冠狀病毒爆發或出現其他依賴棘蛋白的類似病原體時，他們的技術就可以派上用場。

然後，在二〇一六年三月，也就是他取得突破的一個月後，王念雙的妻子喬伊（Joy）為他生下一個女兒，取名為葛瑞絲（Grace）。可謂喜上加喜。

王念雙卻鬱鬱寡歡。

王念雙和麥克萊倫、科貝特、葛拉漢研究團隊及沃德實驗室的人提交一篇研究報告，詳細說明他們的MERS研究，證明可以穩定冠狀病毒棘蛋白，以研製有效的疫苗。王念雙等人向五家頂尖科學期刊投稿，卻遭到每一家期刊拒絕。有一位審查委員說他們的數據是「捏造」出來的，另一位則批評說這項研究「概念進展性有限」。

王念雙心如刀割。

他希望有一天能在學術界立足，帶領自己的實驗室，但他知道，如果研究報告無法發表，一切都是白費工夫。喬伊和麥克萊倫為他打氣。麥克萊倫勸他別急，說新的研究要贏得同儕的肯定需要時間。

但王念雙仍在憂鬱的深淵。不只是實驗室，其他地方也給他壓力。他花了很多時間在MERS疫苗研究和寫報告，因此忽略了妻子和剛出生的女兒。

有一天晚上，喬伊告訴他：「這個家也需要你。」

王念雙答應說他會幫忙做家事、照顧女兒，但還是得先發表研究報告。他說：「這是革命性的研究，會改變這個領域，為下一場大流行病做準備。」但喬伊不相信他說的。

對王念雙來說，每一次被拒絕，就像是新的打擊。他不是HKU1研究的第一作者，因此他需要一篇屬於自己的報告。於是他開始找尋全新的研究題目。他必須投入多年心血，發表一篇新的報告，才能得到新的工作。麥克萊倫到德州大學奥斯汀分校擔任分子生物科學系教授，也把他的實驗室搬過去，王念雙只好跟著過去。不久，他就非常懷念達特茅斯。

他的焦慮愈積愈多。因為他只是博士後研究員，收入有限，多了個孩子，開支也變多。他和喬伊沒有綠卡，無法在美國永久居留，他擔心簽證過期後會被遣送回中國，他在美國的努力到頭來成為一場空。

研究團隊的報告終於被一家二線期刊接受了，但大多數科學家依然忽視他們的研究，很多人仍對冠狀病毒興趣缺缺，王念雙也就更加沮喪。

「真金不怕火煉，有一天你會出頭的。」麥克萊倫鼓勵他，試圖讓他振作。

夜晚，王念雙難以成眠。早上，他沒有力氣下床。他被悲傷和疲憊擊垮了。喬伊覺得她的丈夫可能得了憂鬱症，要他去看心理醫師，麥克萊倫也認為他該接受治療。

王念雙去看了當地的一位心理醫師，也服用抗憂鬱劑。雖然情緒好轉，但他發覺自己的思考變得雜亂無章，因此自行停藥。他變得煩躁不安，經常跟老婆和麥克萊倫吵架。

「我變得非常敏感，」王念雙說，「他們兩個好心要幫我，我卻與他們發生衝突。」

王念雙慢慢走出黑暗的幽谷，決定把家庭放在第一位，不再那麼在意同行對他的評價。他終於了悟，在期刊上發表不是一切，不能用期刊來定義一個人的天賦和成就。

「我接受我自己，決定從最底下爬上來。」他說。

大約在二〇一七年的年底，他與麥克萊倫的研究開始得到更多認可，至少已經獲得冠狀病毒專家的肯定。王念雙、麥克萊倫、葛拉漢及研究同仁對冠狀病毒的結構與如何馴服多變的棘蛋白有所了解。至於如何研製有效的MERS疫苗，他們也有一份藍圖。

只是他們仍是紙上談兵，尚未證明自己的方法是有效的。他們需要更多幫助，才能研發出有效的疫苗。畢竟建築師的設計圖是一回事，能不能蓋出宏偉的建築又是另一回事。他們需要一家公司幫他們生產MERS疫苗，並找到一個有效的方法使之進入人體細胞。

葛拉漢開始對班塞爾和莫德納公司感興趣，相信mRNA是一種理想的疫苗，也知道該公司有遠大的目標。

但他完全不知莫德納遭遇到的難題。

第九章

惡血案爆發，莫德納受疑

二〇一四年——二〇一七年

凱莉・貝尼納多正為了莫德納的大難題絞盡腦汁。

三年前，也就是在二〇一四年，黃翊群和霍格說服班塞爾及莫德納高層把公司目標從藥物研發轉移到疫苗。這樣的轉變似乎可以使莫德納免於一敗塗地。到了二〇一七年，莫德納和國衛院葛拉漢的研究團隊已經在討論研發 mRNA 疫苗的合作計畫。莫德納高層對雙方合作寄予厚望。

只是莫德納正面臨巨大的障礙，就看貝尼納多這位四十歲的有機化學家能否為他們解決這個難題。三年前，她剛來公司時，已經隱約知道這一關不好過。當時，一位同事帶她到公司各部門參觀，介紹她給公司的科學長約瑟夫・博倫（Joseph Bolen）。博倫看到她似乎異常興奮。

「噢，太好了！」博倫笑著說，「她就是來幫我們解決遞送問題的人。」

博倫笑得很開心，然後就走了，但貝尼納多察覺到他俏皮話中的嚴肅之意。

遞送問題？

其實，貝尼納多有沒安全感和自我懷疑的問題。他們對她的期許給她更大的壓力。她是個傑出的研究人員，在哈佛大學完成博士後研究後曾在AZ任職。儘管資歷亮眼，依然信心不足，這點有時會妨礙她的工作。過去雇主對她的績效評估大體而言是正面的，但還是會提出類似的改進意見：要更勇於表達。勇敢為自己的意見發聲吧！凱莉，妳能有更多的貢獻。

貝尼納多身材嬌小，輕聲細語，緊張的時候，有時會結巴或嗯啊嗯啊地支吾其詞，特別是在大家面前，也許這是她不喜歡發言的原因之一。

「我很內向，」她說，「我一直有自信心不足的問題。」

二〇一四年底，貝尼納多到莫德納實驗室工作不久，就知道為何這家公司迫切需要幫忙。他們的疫苗似乎很有希望：研發團隊利用脂肪做成奈米微粒，也就是脂質奈米顆粒（LNP），將mRNA分子包裹起來，使之進入細胞。如此一來，莫德納的疫苗就能產生足夠、作用持久的蛋白質。不料，莫德納的研究人員發現，一旦把疫苗注射到小鼠的肌肉深處，免疫系統可能會對LNP的某一種成分產生強烈反應，身體無法容忍這種包裹物質，尤其是在施打第二劑之後＊。

莫德納的mRNA會引發免疫系統的反應，這正是幾年前讓黃翊群興奮莫名的原因。然而，由於身體會對LNP產生反應，因此會引發強烈的副作用。這對莫德納團隊來說是個大問題。一種會引發劇烈疼痛和可怕發燒的疫苗或藥物不會受到歡迎。

當然，將mRNA遞送到細胞的問題困擾科學家已久。

考里科和韋斯曼修飾mRNA的組成結構，使mRNA分子在通過細胞膜、進入細胞質時，不會引發免疫系統的反應。傑森．施朗等莫德納研究人員將考里科和韋斯曼的方法做了重大改良。然而副作用的問題並沒有完全解決，mRNA仍必須用LNP包裹起來，才有機會產生大量的蛋白質。此刻，讓莫德納內部人員惶惶不安的正是mRNA的包裹。

長久以來，科學家一直在努力找尋mRNA分子的完美包裹。莫德納的共同創辦

＊譯注：LNP當中的聚乙二醇（PEG）可能會引起過敏反應，而mRNA的過敏案例較多，經常是這個成分造成的。

人羅伯特・蘭格在一九七〇年代就已經在研究DNA和RNA這種大分子的遞送。當時，學界人士等專家都很懷疑這麼大而脆弱的分子如何從體內遞送到人體細胞。蘭格等人想出用微小的聚合物或脂質微粒把核酸包裹起來再送入人體的方法，以免被人體中的酶破壞。儘管屢受打擊，最後還是成功了。

在接下來的三十年，許多專家和公司改良這種方法，也為艾拉倫生技公司（Alnylam Pharmaceuticals）奠立基礎。這家公司在二〇〇〇年代就已經成功用LNP把RNA包裹起來送入細胞。艾拉倫成功抑制不健康的基因表現，也就是所謂的RNA干擾（RNA interference，即RNAi），顯示LNP有很大的益處。後來，有一家加拿大公司發明一種不同的脂質包裹，也能保護mRNA。莫德納就是利用這樣的LNP技術。*

但是所有的LNP包裹，包括加拿大人的技術，一旦脂質累積在注射部位，都會產生有問題的反應。這正是目前困擾莫德納團隊的難題。莫德納的研究人員設法使這樣的包裹物質在mRNA分子進入細胞後快點消失，以避免不適的副作用，如寒顫、頭痛，可惜沒什麼進展，挫折感也愈來愈強。研究人員必須找到一種方法，讓這種脂肪、膽固醇等物質組成的微粒在遞送mRNA之後功成身退，就像做父母的開車送青少年子女去參加派對，送到目的地就得離去，以免引發免疫系統產生令人不適的反應，即使RNA及其創造的蛋白質仍在細胞裡面。

貝尼納多得找到一個解決方案。

莫德納會遭遇這樣的難題，貝尼納多其實並沒有太震驚。她加入這家新創公司的原因之一就是幫助莫德納開發mRNA的遞送技術。她只是不知道這個問題有多麼緊迫，不曉得研究人員已束手無策，甚至不知道莫德納的董事其實是最灰心的一群人。在董事會的會議上，有些人指出，像羅氏和諾華這樣的大藥廠也研究過類似問題，就是無法研發出有效而且人體耐受性佳的脂質顆粒。他們都做不到了，莫德納又有何德何能可以開發出來？

史蒂芬．霍格認為他們還是可能找到解決辦法。

「LNP的創新不可能只能來自一些專家和一家加拿大的小公司。」霍格說服高層雇用貝尼納多，說她或許可以幫忙找到答案。

＊譯注：加拿大生物製藥公司Arbutus Biopharma擁有LNP技術專利。但莫德納認為這是「顯而易見的觀念」，要求美國專利及商標局撤銷Arbutus的專利。美國聯邦上訴法院於二〇二一年十二月一日駁回莫德納對Arbutus提出的專利挑戰，確認Arbutus擁有該項技術的專利權。

貝尼納多開始工作。她很快就發現莫德納也許是波士頓地區一家炙手可熱的新創公司，但這家公司沒有解決LNP問題所需的化學技術。公司大部分的設備不是老舊就是二手的，而且是用來修改mRNA，不能用來處理脂質。

「那些設備很可怕。」她說。

貝尼納多發現公司有一部核磁共振光譜儀，可以看到物質的分子結構，不禁喜出望外，鬆了一口氣，但她檢查之後才知這是老古董，心都涼了半截。這部儀器是前任租戶留下來的，非常笨重、老舊，已經不能使用了。貝尼納多改變莫德納LNP化學結構，做種種實驗。由於沒有可用的光譜儀，她和同事每天必須在中午前準備好樣本，送交一家廠商進行分析。幾週後，這家公司開立的巨額帳單讓她的上司嚇壞了，因此決定將那部老舊的光譜儀送修，重新使用。

貝尼納多努力了幾個月，依然徒勞無功。她變得急躁。她是個對自己要求很高的人，急於在新老闆心中留下好印象。

貝尼納多還有來自家庭的壓力，等於是蠟燭兩頭燒。她已婚，女兒還在上幼稚園，兒子則只有十八個月大。先前她在AZ上班，公司在波士頓郊外的沃爾瑟姆（Waltham），她的通勤時間是二十分鐘；由於莫德納在劍橋，現在她得花一個小時才能到辦公室。她很焦慮，她要為莫德納解決ＬＮＰ的難題，得投入很長的時間，照顧孩子的時間必然會遭到壓縮。她開始懷疑到莫德納上班可能是個錯誤。

她向老公和父親求助。他們支持她為自己的事業打拚，如果無法接受新的挑戰、打退堂鼓，那就太可惜了。她老公說，他願意當家庭主夫，幫她照顧孩子，她肩上的擔子總算輕了一點。

回到辦公室時，她開始工作。她想製造出比較容易被人體切割的脂質，如此一來就能被體內的酶消除。在此之前，莫德納和其他大多數的公司一樣，靠各種複雜的化學物質使ＬＮＰ不會瓦解。這不是天然的，不但身體難以分解，也具有毒性。貝尼納多開始用比較簡單的化學物質來實驗。她插入一種叫做「酯鍵」（ester bond）的化學物。化學界稱這種化合物為「把手」，因為很容易被身體抓住，然後分解。利用酯鍵有兩個好處：這種物質能使ＬＮＰ保持穩定，就像一滴油在水中的作用，體內的酶也能瞄準這種物質，只要ＬＮＰ進入細胞，即可將之分解。這是一種快速清除ＬＮＰ有毒化合物的方式。貝尼納多認為加入酯鍵就能讓ＬＮＰ遞送物質迅速消失。

貝尼納多想出的這個點子一點也不新奇，只是利用傳統藥物化學原理。大多數的人不用酯鍵這種簡單的化合物。但是，貝尼納多心想，既然複雜的物質沒用，不妨用簡單的東西來試試。

由於LNP中有一組非天然化合物會引發激烈、不良的免疫反應，貝尼納多想用一組新的、更好的化合物取而代之。她從無色、天然的有機化合物乙醇胺（ethanolamine）開始實驗。對於任何想建立比較複雜的化學化合物而言，這是個顯而易見的選擇。沒有人單獨依賴乙醇胺。貝尼納多很好奇：如果她只用乙醇胺和酯鍵來修改LNP，會得到什麼結果？

貝尼納多馬上注意到，她利用的這些新的、超簡單的化合物能幫助mRNA在動物體內產生一些蛋白質，儘管數量不多，但這是令人驚嘆、正面的跡象。貝尼納多花一年多時間改良她的解決方案，測試了一百多種組合，每一種都利用乙醇胺和酯鍵，發現新的LNP的確有所改善。就在她完成第一百零二種脂質分子（她命名為SM102），她已有信心讓霍格等人看到結果。

他們果然興奮起來。研究團隊不斷調整脂質包裹物質的組成。二〇一七年，他們就用這種物質把mRNA包裹起來，注射到小鼠和猴子身上。他們看到這些動物體內產生大量、有效的蛋白質，包裹mRNA的脂質微粒也能迅速消除。他們總算找到夢寐以求的「祕密處方」。

那一年，貝尼納多必須向班塞爾、阿費揚及莫德納的執行委員會報告，解釋為何要用更新、更簡單的LNP來製造所有的mRNA疫苗。她仍需要高層的批准，才能採用新的LNP。會前，她又犯了焦慮的老毛病，因此忐忑不安。然而，一旦開始報告，她心中感到一種非比尋常的平靜。她侃侃而談，解釋她如何利用基本、被人忽略的化合物來做實驗，最後發現最好的LNP組合。她謙虛地說，她的運氣實在不錯。但她的上司了解，她付出多少心血，才有這樣的突破。董事會稱讚她做得好，同意改用新的LNP。貝尼納多露出自豪的笑容。

「身為科學家，機緣巧合一直是我最好的朋友。」她告訴高層。

把人體變成疫苗工廠

二〇一七年，巴尼．葛拉漢一直在密切注意莫德納的進展。葛拉漢是疫苗專家，長期以來一直在思索利用mRNA研發疫苗的可能性。他希望能快點研製出這樣的疫苗，以對抗新的流行病，甚至是危害全球的大流行病。他認為舊的方法緩不濟急，而且成本太高。如果要將真正的病毒殺死或削弱其毒性，然後培養細胞、建造工廠來製造老式疫苗的蛋白質，可能需要好幾個月，甚至好幾年。

的確，哈佛醫學院教授丹・巴魯克正在努力利用Ad26腺病毒來研發對抗愛滋病毒的疫苗，而在英國牛津，阿德里安・希爾則在研究黑猩猩腺病毒疫苗。葛拉漢同意，這些疫苗很有潛力。但他也記得默克藥廠以Ad5腺病毒作為載體的愛滋疫苗在二〇〇七年宣告失敗，在某些情況下會使受試者的狀況惡化。葛拉漢了解，巴魯克和希爾是用不同的腺病毒開發疫苗，但他仍然擔心抗載體（antivector）的細胞免疫力，或是有一些人體內已有對抗腺病毒的抗體。這正是默克藥廠愛滋疫苗失敗的原因，默克投注的十年心血也就付之一炬。

相形之下，如果一個mRNA分子可以把遺傳訊息遞送到細胞中，讓身體製造蛋白質，把身體變成疫苗工廠，豈不是很好嗎？

葛拉漢在二〇一五年九月第一次與莫德納的人員接觸，之後在給同事的信上寫道：「我想，這種技術也許是更好的設計，不管是對付流感、RSV、愛滋病毒、MERS等。這要比DNA更有效，或許也比載體更快。」

有了mRNA疫苗，葛拉漢及同事只要提供一套遺傳指令給細胞，就能刺激細胞產生可作為疫苗抗原的蛋白質。

「RNA是製造蛋白質最基本的方式。」他說。

到了二〇一七年，莫德納已經研製出流感的mRNA疫苗，看起來頗有希望。但是該公司在發展對抗茲卡病毒（Zika virus）*的疫苗遭遇瓶頸，需要援助。那一年，莫德納和葛拉漢的團隊同意合作開發疫苗。國衛院疫苗中心的科學家負責設計疫苗所需的基因片段，而莫德納則生產mRNA分子，並用貝尼納多研發出來的新脂質微粒來包裹。

莫德納與國衛院通力合作，很快就開發出對付MERS新冠病毒的疫苗。這種疫苗使小鼠和猴子體內出現可觀的抗體，只是MERS不久就消聲匿跡，因此沒能進行人體試驗。儘管如此，這兩個研究團隊對他們的mRNA疫苗深具信心，認為這種疫苗是有效的，能抑制這種冠狀病毒。

雙方發誓，如果再出現類似病毒，他們將攜手合作。

* 譯注：主要是經由蚊子叮咬傳播、引發的急性傳染病，會引起類似登革熱的症狀，目前還無法利用藥物或疫苗來預防。

下一個惡血案？

班塞爾確信他的公司已有進展。外界人士則依然存疑。長久以來，班塞爾和莫德納一直讓人懷疑，主要是因為這家公司本來宣稱要利用mRNA分子產生的蛋白質來製造藥品。沒有人做過這樣的事。幾年前，莫德納資深研究人員歐恩·阿馬森（Orn Almarsson）到西岸，想要說服藥物學家詹姆斯·康寧漢（James Cunningham）加入莫德納，卻碰了個大釘子。

阿馬森回憶道，當時康寧漢直言無諱地對他說：「我才不相信呢。你們要怎麼製造mRNA？我實在看不出來你們能夠做出來。」

之後，這種猜疑變成公然懷疑。在生技界和研究社群，很多人都對班塞爾不以為然。首先，他不是科學家。還有，班塞爾和莫德納神祕兮兮，很少參加研討會，也不在期刊發表研究報告。他們信誓旦旦地說，莫德納會開發出突破性的藥物，卻改絃易轍，轉向疫苗，因此啟人疑竇。再者，班塞爾是在外國出生、長大，有濃重的法國口音，更難以取信於人。

有些人嘲笑莫德納，說這家公司是「創投產物」，暗示這家公司是創辦人努巴·阿費揚及其旗艦創投為了炒作和募集資金創造出來的，等公司上市，大撈一票之後，就拍拍屁股走人。班塞爾老是炫耀說他籌到多少資金，引人側目。有一年，他甚至在公司的聖誕派對上強調他多會募資，對一家以拯救性命為職志的公司來說，這種說法未免銅臭味過重。

這時，還發生了一些事。二〇一五年，《華爾街日報》的記者約翰·凱瑞魯（John Carreyrou）對一家野心勃勃的血液檢測新創公司Theranos及其執行長伊莉莎白·霍姆斯提出嚴重質疑，被譽為矽谷獨角獸的Theranos最終只是一個騙局。

現在，有些記者、投資人及科學界的人士都在尋找下一個Theranos。伊莉莎白·霍姆斯和班塞爾一樣圓滑、上相、舌燦蓮花，能說服投資人掏出重金。有些投資人則沒有多少科學背景。他們神祕兮兮地經營公司。奇怪的是，伊莉莎白·霍姆斯和班塞爾都喜歡像蘋果創辦人賈伯斯穿高領羊毛衫。莫德納想要改變世界，卻不願分享一絲一毫的證據以支持其主張，因此給人觀感不佳。

有時，一些毀謗和批評使莫德納難以延攬最好的人才。在這個不擇手段挖人、惡性競爭的產業，這可是個嚴重的問題。二〇一五年，莫德納想要請梅麗莎·摩爾（Melissa Moore）擔任研究總監。摩爾對mRNA技術心動，但她聽到種種傳言，擔心莫德納會是下一個Theranos。摩爾的伴侶得知班塞爾和莫德納受到的指控，要她別去莫德納。二

○○八年，摩爾和伴侶差點在金融海嘯中滅頂，幸好摩爾申請到麻州大學醫學院的終身職。如果莫德納可能是一家騙子公司，就像Theranos，她要為這家公司放棄終身教授的職位？

「我花了一年的時間說服我的另一半。」摩爾說。

種種流言讓莫德納的資深研究員和高階主管飽受困擾，就連霍格也不例外。他親眼看到研究同仁的進展，無法理解為什麼外界對他們的指控沒完沒了。

他們為什麼這麼討厭我們？

二○一六年，懷疑更是排山倒海而來。那年二月，頂尖的生命科學期刊《自然－生物科技》（*Nature Biotechnology*）刊登一篇文章，批評莫德納不願開誠布公，一直隱瞞研究，並指出該公司未曾發表過一篇研究報告。雖然幾年前莫德納的聯合創辦人錢肯正是在這本期刊發表一篇論文，之後AZ才願意支付數億美元以取得數十種mRNA藥物的專利權。但對一家深藏不露、深怕自己的進展被競爭者得知的公司來說，這只是一個罕見的例外。

《自然－生物科技》那篇文章的題目是〈不適合發表的研究〉，作者不只把班塞爾的莫德納與伊莉莎白・霍姆斯的Theranos相提並論，甚至談論道，莫德納就像生物製藥公司卡德蒙（Kadmon Holdings）。卡德蒙的創辦人山姆．瓦克薩（Sam Waksal）因內線交易案等不法情事在二〇〇三年被判處五年有期徒刑。[1]

「莫德納、Theranos、卡德蒙等公司認為只要沒有人知道他們在做什麼或怎麼做，這樣會比較好，」文章中說，「但總有一天他們必須決定是否與研究社群分享自己的數據。如果不這麼做，研究社群就會懷疑該公司有不可告人之事，無法信任這樣的公司。」

最尖銳的指控來自訂閱人數頗多的醫療保健網站STAT。二〇一六年九月，該網站上出現一篇文章題為〈自我、野心與混亂：最神祕的生技新創公司內幕〉。[2]在這篇將近三千字的文章中，作者達米安．嘉德（Damian Garde）描述莫德納的工作環境嚴苛，留不住人才。他採訪二十多名現任及已離職的員工和其他人，說跡象顯示，莫德納的疫苗研製計畫正遭遇瓶頸。

「班塞爾的自大阻礙莫德納的發展，他很急躁，而且有強大的控制欲，」嘉德還指控莫德納的「內鬥文化」，人員互相猜忌、交相指責，而且班塞爾愛誇口莫德納不斷成長的價值，已經募集到五十億美元的資金，但莫德納的研究進展卻依然是個問號。

在這篇文章中，莫德納的營運和班塞爾的領導被攻擊得體無完膚，更加深外界對這家公司的不良印象：這家公司貪婪無厭，離經叛道，很可能會失敗。

負面聲浪不斷

二〇一七年一月，班塞爾飛往舊金山，要在摩根大通（JPMorgan Chase）主辦的一場大型研討會上演講。這次會議有如醫療保健產業的胡士托音樂節，只是每一個人想的都是錢，而不是音樂。在這一週，幾千名企業主管和投資人湧入聯合廣場的威斯汀聖法蘭西斯飯店（Westin St. Francis on Union Square）或是其他在市中心的飯店。儘管每晚房價超過一千美元也趨之若鶩，為的就是聽全世界大藥廠的最高主管講述他們的產品和計畫。

醫療保健網站STAT出現那篇攻擊莫德納的文章已經過了四個月。班塞爾希望能說服與會者，莫德納正在取得進展。儘管他已經把公司的一些股份賣給私人股權投資公司，募集到數十億美元，但他知道這還不夠，如果莫德納要生產任何疫苗或藥品，必然得在納斯達克上市，公開募股，因此他得來這裡給投資人打強心劑，讓他們對莫德納有信心。

他的演講充滿樂觀，描述莫德納第一批可能會推出的產品，包括疫苗和用於心臟衰竭的VEGF療法。VEGF療法是和AZ合作，正在進行第一期人體臨床試驗。有些聽眾對莫德納的前景感到興奮，班塞爾希望自己和莫德納都能擺脫負面報導的影響。

但是，第二天嘉德就在STAT發表一篇新文章，描述莫德納與生技巨頭亞力兄製藥（Alexion Pharmaceuticals）為了對付一種罕見疾病克里格勒納傑爾症候群（Crigler-Najjar syndrome），聯合開發的新藥恐怕有「令人不安的安全問題」。嘉德說，這種藥物問世之日已遙遙無期，莫德納不得不轉向「利潤較低」的疫苗。

當天，晚一點的時候，莫德納在附近一家飯店租用一間會議室，與投資人私下見面洽談。心灰意冷的班塞爾在這裡和生技投資人布拉德．龍卡爾（Brad Loncar）見面。龍卡爾帶來一瓶啤酒和開瓶器，為班塞爾打氣。班塞爾謝謝他，兩人一起喝了起來。

龍卡爾說：「我真的很同情他。」

由於批評聲浪震耳欲聾，努巴．阿費揚覺得有必要挺身而出，公開支持班塞爾。阿費揚在莫德納發布的一篇新聞稿說道：「有人常會提到班塞爾募集多少錢。其實，這不是重點。真正重要的是莫德納的mRNA技術。在這方面，莫德納是先驅，這種技術也是莫德納的根源。」

但阿費揚依然沒有透露莫德納的進展，因此大多數科學家都把他的辯護當耳邊風。

時間是最大的敵人

班塞爾聽到抱怨與批評，知道有些業界人士懷疑他是騙子。這樣的指控使莫德納的高階主管和研究人員不勝其擾，霍格和班塞爾的親友也因此感到擔憂。然而，班塞爾倒是老神在在，他擁有非比尋常的自信，很快就把那些批評拋在腦後。

班塞爾憂慮的是別的事情。二〇一七年底，他開始感覺競爭在逼近。儘管莫德納有幾種mRNA疫苗已有進展，也有希望開發出有效的新藥，但班塞爾擔心，莫德納的腳步不夠快，同事當中卻沒有幾個人這麼想。

公司主管有時會半開玩笑地說，有一天，有一家大藥廠也會緊抓機會，加入開發mRNA技術的戰場，到時候，莫德納就會陷入真正的麻煩了。

「說不定有一天輝瑞會醒來，在這個領域砸下重金。」莫德納一位主管如此對同事說。他只是猜測。目前，mRNA依然是大冷門，似乎不大可能有一家大藥廠會冒著投資人反對的風險，用這種分子來開發疫苗或藥物。

然而，經過一段時間，班塞爾愈來愈相信，有人會急起直追，趕上莫德納。他的人生目標已不是創立、經營一家成功的公司；他已經夠有錢、夠有成就了。他想要主宰一個新的產業，做到基因泰克做不到的事。這也就是他為何要辛辛苦苦募集這麼多的現金：莫德納必須在mRNA產業稱霸。

「時間就是你們的敵人，」班塞爾一而再、再而三地提醒員工，「如果我們不能領先，就等於落後。」

班塞爾讀了一本講述優步（Uber）成長的書。這本書的讀者印象最深刻的多半是這家公司執行長崔維斯・卡拉尼克（Travis Kalanick）的冷酷無情、蠻橫粗暴。班塞爾則不然。他看到的是，在激烈的競爭出現之前，這家公司如何用迅雷不及掩耳的速度攫取市場份額。他在公司會議上多次提到這些公司。

「計程車和汽車共享都不是優步發明的，」班塞爾對公司高階主管說，「那他們做了什麼？」

班塞爾在透露答案之前，掃視每一個人，好像在考問他的團隊。

「他們最大的本領就是快，快速擴展規模，讓其他人只能瞠目其後！」

班塞爾強調，每一分、每一秒都很重要。我們在比賽。

有些主管覺得班塞爾緊張兮兮，這種話甚至聽來像是老生常談。班塞爾，我們知道了，**我們一定要快速行動。但是沒有人在我們後面緊追不捨。用不著這麼緊張吧！**

班塞爾在商學院的老同學李克來說：「他說的那些話，公司裡有很多人根本聽不進去，覺得這是危言聳聽。」李克來現在帶領莫德納開發罕見疾病的藥物和疫苗，「他好像在說我們是可口可樂，但沒有百事可樂跟我們競爭啊。」

班塞爾的下屬也許對他的耳提面命翻白眼，但他的第六感是準確的。的確有另一家公司，在四千英里外、隔著一個大西洋在mRNA開發之路上努力衝刺。不久，這家公司將成為莫德納真正的對手——這正是班塞爾最擔心的。

第十章
一拍即合的科學家與億萬富豪
二〇〇一年——二〇一七年

吳沙忻不知道他會遭遇什麼。

一九六八年夏天，三歲大的他在土耳其伊斯肯德倫（İskenderun）的一條窄巷踢足球。那是個背山面海的港口城市，離敘利亞邊境不遠。幾十年前，吳沙忻的家人及附近其他人一樣，從克里特島遷居到這個七萬五千人的小鎮，這裡人口密集，穆斯林、基督徒和猶太人關係緊密。

那時是傍晚時分，太陽要下山了，吳沙忻獨自一人慢慢地走，打從一群婆婆媽媽身邊經過。她們辛苦了一整天，現正輕鬆地坐在木椅上閒聊。突然有一輛車高速駛來。小男孩渾然不知危險將至，眼看著就要被輾過。這時，一個女人從椅子上衝過來，飛快地抓住他的手臂，把他拉到安全的地方。吳沙忻總算保住一條小命。將來，他將致力於拯救別人的性命。

不久，吳沙忻就和母親卡德莉耶（Kadriye）搬到尼代（Ni de），然後才去西德和父親伊山（Ihsan）會合。那時西德經濟起飛，歡迎土耳其人來當他們的外籍勞工。這些移民不但為西德提供廉價的勞動力，自己也能獲得經濟機會。吳沙忻和家人在科隆附近定居，父親在當地的福特汽車工廠工作，母親則在工廠的員工餐廳服務。

在成長過程中，吳沙忻最感興趣的就是足球和科學。他常和朋友一起踢足球，一玩就是好幾個小時，先是玩六對六的小場比賽，後來變成十五對十五的激烈比賽。吳沙忻是科隆青年聯賽的頂尖中場球員，但他在足球場上的傑出表現背後則有不為人知的痛苦。[1]他告訴一個朋友，當地的男孩會欺負他、恐嚇他，常讓他遍體鱗傷。他因此決心脫離這個惡劣的環境，日後在別的領域留下印記。

他在球場上的競爭、好勝，讓隊友驚異。當時的朋友拉謝普・艾登（Recep Aydin）說：「如果他輸了，他會傷心、痛哭，之後變得更雄心勃勃。」

他是個敏感、觀察力異常敏銳的孩子。如果親戚生重病，他會很難過，他也注意到大人對罹患癌症的恐懼。

他想知道：**我們對癌症完全束手無策嗎？**

吳沙忻知道人體的防禦機制有時能戰勝癌症，因此對這方面的研究很感興趣。他看了介紹人體免疫系統的電視節目，看得入迷，不久就去附近的圖書館借閱有關人體構造的書籍。他也很想了解有關火箭、火車和行星的基本知識。

「我很好奇，我想了解各種事物，包括起因、基本知識及其運作之道。我愛足球，也愛書。」他說。

在成長的過程中，他曾告訴朋友，他想當醫生。他父母鼓勵他，讓他有一種罕見的自信。然而，吳沙忻成績平平，無法進入高級文理中學就讀，只能讀基礎職業中學，跟他父親一樣成為藍領階級。幸好有個鄰居認為他是可造之材，設法讓他進入科隆的伊里許卡斯特納文理中學（Erich Kästner-Gymnasium），成為該校的第一個外籍勞工之子。吳沙忻果然展露潛力，表現傑出，不但贏得地區競賽，在一九八四年以第一名成績畢業。

吳沙忻在科隆大學取得博士學位，專攻癌症免疫療法，然後在德國的薩爾邦（Saarland）一家醫院實習，一九九〇年代初期在癌症病房擔任住院醫生。那時，有位病人跟他商量是否該參加一種新藥試驗。參加試驗有望延長生命，但無法治癒。吳沙忻覺得這個問題很難回答，下定決定為癌症病人找到更好的療法，特別是激發身體免疫系統殲滅癌細胞。

他告訴同事：「我們一定要研究出更好的藥物。」

吳沙忻監督的年輕醫生當中有一位名叫厄茲勒姆．圖雷西的醫生。圖雷西也是土耳其裔，她的父母來自伊斯坦堡。因為熱愛醫學，希望找到新的方法幫助病人，他們很快就成為志同道合的一對。圖雷西很早就接觸醫學，她父親在拉斯特魯普（Lastrup）一間小醫院當外科醫生，也開了家診所，她母親則是生物研究人員。他們一家就住在那間小醫院對面，圖雷西是父親的小跟班，經常去醫院，六歲就在開刀房觀看過闌尾切除手術。[2]

圖雷西兒時曾說她的志願是當修女。她父母嚇了一跳，因為她並不是一個特別虔誠的孩子。最後他們才了解她的動機：圖雷西父親服務的那間醫院是修道院改建的，當地修女在醫院擔任各種角色，包括照顧病人。對圖雷西來說，能當一名修女、治療病人就是最理想的生涯。

「這是我小時候的夢想，」她說，「但這是個很大的誤會。」

幾年後，圖雷西了解自己更適合當醫生或科學家。她在漢堡的薩蘭大學（Saarland University）醫學院攻讀醫學學位，被醫學新技術的探索深受吸引，和吳沙忻志趣相投，兩人也因此墜入情網。

圖雷西完成分子生物學博士論文，發現醫學界已經更了解癌症機轉（mechanism），然而藥物發展的速度卻極其緩慢。她在癌症病房治療病人的同時，也發誓要想辦法把這個領域不斷擴展的知識轉化為新藥。

圖雷西想，**我們應該能提供更多的東西給癌症病人**。

吳沙忻和圖雷西這對夫妻外貌特出、令人難忘。吳沙忻理平頭、眉毛黑而濃密，脖子上戴了條眼睛形狀的護身符，那是中東地區常見的符咒，以驅除「惡魔之眼」的詛咒。圖雷西有一對綠色的眼珠，戴著眼鏡，一頭波浪狀的黑色短髮。兩人的身高都是一六五公分左右，說起話來輕言細語，喜歡輕鬆地開玩笑，而且非常尊重、支持彼此的工作和熱切的希望。

吳沙忻和圖雷西都被淋巴癌的專家麥可．弗蘭德舒（Michael Pfreundschuh）選中，成為其漢堡實驗室的成員。他們在這研究識別腫瘤特異性抗原的新方法，這些抗原則是在癌細胞上發現的蛋白質或分子。其他人都專注在學術論文的寫作上，希望能刊登在科學期刊，只有吳沙忻和圖雷西想要把知識轉化為幫助癌症病人的具體方法。

然而，這兩人的親密也是一個問題。吳沙忻和圖雷西是親密戰友，跟其他人格格不入，而且好勝心很強。實驗室的年輕科學家競爭激烈則是弗蘭德舒所樂見的，他相信衝突和壓力能帶來突破。他在每週舉行的會議上鼓勵研究人員互相批評，甚至故意激發各種衝突。吳沙忻和圖雷西喜歡這樣的環境，但別人認為他們的野心太大。實驗室裡的成員喜歡討論自己在不同的計畫取得的進展，並比較彼此的技術，但吳沙忻和圖雷西很少分享自己研究的細節，因此引來同事的不滿。

當時的同事畢喬恩・寇克羅維斯（Bjöern Cochlovius）說道：「這兩人總是獨來獨往，比其他人更在意競爭輸贏。」

實驗室外的吳沙忻甚至也是如此。每年，研究團隊裡的成員會去附近的公園運動、遊玩，活動的高潮是一千六百公尺接力賽，每一隊有四位選手，每人各跑四百米。大多數的人都認為這一天是聯絡感情和放鬆的好機會。吳沙忻可不這麼想。每一年他都渴望贏得比賽，也常常贏。然而，有一次他那一隊以些微的差距落敗，而他是負責跑最後一棒的主力。他不相信自己竟然輸了。他告訴隊友，他需要時間平復心情，他足足走了半小時，怒氣才漸漸消散。

回到實驗室後，有人問他怎麼了。

他說：「我很好。」他的語氣充滿煩躁不安，看來一點也不好。

實驗室裡的一個研究夥伴湯瑪斯・布朗克（Thomas Brunk）說道：「那場接力賽對他來說非常重要。」

他的反應讓很多同事看不下去。布朗克則認為這是他在科學研究領域得以嶄露頭角的跡象。

「研究世界的競爭非常劇烈。」布朗克說。

一九九〇年代，吳沙忻和圖雷西已經是弗蘭德舒實驗室的資深人員，他們的研究取得進展，開發了一種做叫SEREX的技術，證明多種惡性腫瘤會激發免疫系統的特異反應。由此可見這項技術也許能發展出疫苗，使免疫系統對抗癌症。他們研究將抗原注射到皮膚的方法，可惜成效不佳，但他們的創造力讓這個領域的人印象深刻。

後來，吳沙忻和圖雷西在實驗室裡態度變得比較友好，願意在研究上提攜後進，甚至關心他們的私人生活。布朗克說，他和女友分手後一直走不出來，非常痛苦，吳沙忻和圖雷西減輕他的工作壓力，聽他細述這段情史，讓他得以走出情傷，並鼓勵他好好完成博士論文。

「我當時很慘，但他們像家人一樣關心我、支持我。」布朗克說。

之後，吳沙忻和圖雷西搬到萊茵河畔的美因茲，那是現代印刷術之父約翰尼斯・

古騰堡（Johannes Gutenberg）的家鄉。兩人是被弗蘭德舒的對手克里斯多福・休伯（Christopher Huber）吸引過去的。休伯是美因茲約翰尼斯古騰堡大學血液腫瘤科主任。休伯是維也納人，因為想在這個大學城建立免疫療法研究中心而來到美因茲。他提供機會給吳沙忻和圖雷西，說他們可以在這裡建立自己的研究小組，並承諾會有政府及其他單位的資助。休伯具有領袖氣質，人脈很廣，指導吳沙忻和圖雷西與政治人物建立密切的關係，並得到投資人的支持，以在研究上取得突破。

吳沙忻、圖雷西和休伯花了幾年的時間創造出基因改造的淋巴細胞。淋巴細胞是重要的免疫細胞，能識別腫瘤標記，教免疫系統抵禦癌症。二〇〇〇年，吳沙忻在蘇黎世大學的實驗室，與一九九六年的諾貝爾生醫獎得主羅夫・辛克納吉（Rolf Zinkernagel）及漢斯・亨格納（Hans Hengartner）一起做研究。亨格納是免疫學家，樂觀開朗，發現吳沙忻具有與眾不同的潛能。有些博士後研究員熟諳文獻，還有一些則能在實驗室發展出創新的想法。吳沙忻則擅長分析已有的數據，從科學文獻中汲取最重要的理念，然後運用在自己的研究上。

亨格納認識圖雷西之後，認為他們是一對厲害的研究搭檔。

「圖雷西是想法的實現者，她會設定目標，找到實現的方法，」他說，「而吳沙忻比較具有想像力和創造力，在他的腦子裡，每一個想法都無比清晰，但從他口中說出來則變得模糊不清，不像圖雷西那樣善於表達。因此，兩人能互補。」

實驗室的夥伴了解吳沙忻和圖雷西是移民後代，很想知道這兩人對德國移民政策、土耳其政治等議題的看法。不過，同事發覺談這樣的議題，總讓他們顯得侷促不安，通常會放棄這樣的話題，有時則很勉強。亨格納會批評柏林政策，但他無法讓吳沙忻發表他的意見。他們只關心自己的研究。

有個與吳沙忻和圖雷西比較親近的人說：「他們只是不想捲入國族紛爭。我一直希望他們能更勇於說出自己的看法，但他們就是不願意。」

二〇〇一年，兩人決定成立一家公司來開發癌症療法，以實現他們把研究化為治療藥物的長期目標。他們將公司命名為甘尼梅德製藥（Ganymed Pharmaceuticals），甘尼梅德（Ganymed）這個字來自土耳其文中的「ganimet」，意思是戰利品或獎杯，是在艱難戰役獲勝的成果，也指希臘神話中英俊的特洛伊王子甘尼梅德（Ganymede）。那時正值網際網路泡沫破滅，大藥廠對風險投資興趣缺缺，願意挹注德國生技新創公司的資金也少得可憐。儘管如此，亨格納還是設法為他們牽線，找了一些德國富豪家族投資他們的公司，還有一家叫做Nextech的瑞士創投公司。Nextech的老闆阿佛雷德．賽德格

（Alfred Scheidegger）是微生物學和生化博士。這個團隊野心很大，吳沙忻誓言要建立一間德國版的基因泰克，這家位於舊金山的生技巨頭也是班塞爾仰慕的。但吳沙忻團隊募集的資金很少。Nextech 投資了兩千萬歐元，而吳沙忻、圖雷西及公司其他人集資的錢湊一湊也只有五萬歐元。

當時，圖雷西三十四歲，吳沙忻三十六歲，都沒有在生技公司工作的經驗，更別提經營一家生技公司，而且兩人都想繼續學術研究工作。因此，塞德格找了專業經理人來經營。這家公司致力於單株抗體藥物的研發，以及在實驗室設計出能與癌細胞或其他蛋白質結合及抑制其表現的藥物，模擬自然抗體的功能。他們還針對其他疾病研發藥物，包括多發性硬化症。

圖雷西和吳沙忻希望運用新技術，甚至是mRNA分子。他們曾和休伯一起研究過這種分子。但這些技術還沒成熟，也不知道投資人是否有耐心等他們改善新的治療方式。因此，甘尼梅德製藥的研究人員從各種疾病找尋能刺激免疫系統的抗原，來研發藥物或疫苗。這種策略似乎比較主流。

早期進展緩慢，最終圖雷西擔任公司執行長，而吳沙忻則負責研發，兩人平起平坐。圖雷西很有魅力，能吸引支持者，她一面解釋公司的研究方向，一面設法消除投資人的疑慮。吳沙忻眼光遠大，他描述甘尼梅德的雄心壯心，同時散發自信和決心。每次他喋喋不休地講述公司的研究，複雜到令人難以理解時，圖雷西就會出來解圍，把他要說的話分成幾部分，用淺顯的話語講給投資人聽。

這兩人看起來和傳統德國藥廠高階主管大異其趣。吳沙忻整個夏天都穿T恤，天冷則喜歡穿厚格紋衫，但幾乎任何天氣都喜歡穿牛仔褲和運動鞋。他說的德語比較不正式，給人親切、友好的感覺，不像企業人士說的那種正經八百的德語。他跟員工互動也從不擺架子，彷彿甘尼梅德是個大家庭。

然而圖雷西和吳沙忻的想法仍和一些員工不同，很難強迫員工跟他們一樣。這兩人常工作到深夜，也希望公司裡的人也有同樣的工作倫理。參加科學會議時，會後同事常直接去吃飯，但吳沙忻寧可回飯店房間閱讀期刊。研究讓他快樂、活力充沛。吳沙忻告訴員工，如果不工作，他反而覺得壓力更大。他曾告訴一個同事，他的目標是去除生活中和工作無關的一切。

有一天，一位名叫麥可·柯思羅斯基（Michael Koslowski）的資深研究人員對吳沙忻說，要他降低對公司員工的期望，不是每一個人都跟他一樣，把工作當成一切。

「你必須了解，有些人只是把這裡的事當成是一份工作，他們還有家庭生活。回家後，就不再想公司的事了。」柯思羅斯基告訴他。

吳沙忻看起來似乎非常震驚。

柯思羅斯基說：「他真的不了解一般人的想法。」

後來，有些員工抱怨他們拿到的甘尼梅德股票太少。吳沙忻驚愕失色。他告訴柯思羅斯基：「錢不該成為工作的動機。」

吳沙忻向一名員工解釋，甘尼梅德的投資人不允許公司配發更多的股票給員工，一個同事說：「你何不拿出一些自己的股票分給他們？」

吳沙忻對財富沒有絲毫的渴望。他和圖雷西沒有什麼物質欲念。他們住在美因茲市中心一棟不起眼的公寓，沒有電視，也沒買車。吳沙忻甚至沒有駕照。他每天騎一部老舊的崔克自行車去上班。他認識一個名叫帕維茲（Parviz）的計程車司機，如果要去機場或比較遠的地方，就會坐他的車。有一次，同事看到他的襯衫被衣蛾咬破，夾克肘部也有裂縫，就勸他去買新衣服。他只是笑了笑，似乎在說衣服等其他物質對科學研究來說一點也不重要，用不著為這種小事分心。

然而，吳沙忻和圖雷西似乎緊抓著甘尼梅德的股份，認為這是控制公司的一種手段。也許他們擔心投資人可能中止他們的癌症研究，如果甘尼梅德的財務不理想，甚至可能把他們趕出公司。

二〇〇二年的一天，他們終於同意放下手邊的工作，休息一下。那天午餐時間，他們前往美因茲市政廳登記結婚。這場婚禮只有四個人，除了新郎、新娘，柯思羅斯基是伴郎，而公司的一名行政助理當見證人。他們只花十五分鐘就完成儀式，然後回實驗室繼續工作。

柯思羅斯基說：「感覺這就是他們想要的婚禮。除了工作，其他事情都是沒有必要的干擾。」

儘管團隊努力不懈，甘尼梅德還是錯過一個又一個里程碑。*跡象顯示，他們在一種食道癌藥物和其他領域有進展，但這些仍是臨床前的研究，這意謂著甘尼梅德還沒進行人體試驗，因此要在多年後才會有營收。

到了二〇〇七年，步調緩慢已經成為一個急迫的問題，甘尼梅德需款孔急。這家公司已經從不同的投資人那裡五度募集資金，包括從德國億萬孿生兄弟湯瑪斯和安德瑞亞

* 譯注：以製藥界的模式來看，雙方議定的里程碑通常是研發中的新藥達到一定的進度，如通過臨床申請、一至三期的臨床試驗、送件申請藥證及取得藥證等。

斯・史特朗曼（Thomas and Andreas Strüngmann）那裡取得幾百萬歐元。每進行一輪融資，吳沙忻和圖雷西在甘尼梅德的股權就會被稀釋。他們因此感到沮喪，但藥物的研發是條漫漫長路，費時多年，他們還需要更多的錢，而Nextech也得給投資人回報。

「沒有人想到要花這麼長的時間。」Nextech的老闆賽德格說。

吳沙忻和圖雷西面臨出售公司的壓力，員工也都對自己的未來憂心忡忡。似乎路的盡頭就在眼前。

向製藥巨頭挑戰

二〇〇七年九月，吳沙忻和圖雷西往南四百多公里，來到慕尼黑跟湯瑪斯・史特朗曼見面。那時，史特朗曼兄弟擁有甘尼梅德公司約三％的股份，這是他們的創投朋友麥可・莫施曼（Michael Motschmann）建議他們做的投資。莫施曼自己也持有甘尼梅德公司少量股份。對於這對億萬富豪兄弟來說，在甘尼梅德投資的錢只是九牛之一毛，因此沒花多少時間研究這家公司，然而，史特朗曼還是想見見這兩位年輕科學家。

史特朗曼的辦公室在一棟高聳的大樓。吳沙忻和圖雷西走進去，希望史特朗曼能增加他在甘尼梅德的投資金額。由於Nextech一直給他們芒刺在背的感覺，如果史特朗曼能把Nextech的股份全部買下來，那就再好不過。在雙方見面之前，莫施曼已經建議吳沙忻和圖雷西向史特朗曼報告時，不要只講甘尼梅德，還能說些別的計畫。現在，他們在一間很大的會議室，與這位大富豪面對面。吳沙忻跟平常穿著一樣，就是T恤加上運動鞋，而圖雷西打扮得較為正式，她穿了件優雅的襯衫，看起來精明幹練。

「在這**之後**，你們打算做什麼？」史特朗曼問道，甘尼梅德的抗體研究沒有讓他特別興奮。

吳沙忻和圖雷西拿出三頁的影印文件，遞給史特朗曼、莫施曼和與會的其他幾個人，然後熱情洋溢地講述他們的研究。他們**真正**想做的是建立一家創新的公司，激發免疫系統來對抗癌症。圖雷西說，癌細胞很狡猾、適應力強，但人類的免疫系統也不是省油的燈。目前的療法差強人意。吳沙忻說，即使是像賀癌平（Herceptin）這樣暢銷的乳癌標靶藥物，也只能幫助二〇%的病人，而醫生難以預測哪些病人屬於這二〇%，每個病人的癌症都有點不同。

吳沙忻說，個人化的癌症治療就是解方，也就是針對每個人身上的癌細胞來進行治療。他和圖雷西一搭一唱，說他們想要建立一家免疫治療公司，採用創新的藥物開發方法，如使用mRNA分子來激發免疫系統對抗癌症。這家公司就叫NT，也就是新科技（New Technologies），N也代表自然數（natural number）。吳沙忻發下豪語，他們將顛覆醫藥產業。

史特朗曼近六十歲、身高差不多一八二公分，身穿筆挺的白襯衫，全神貫注地聆聽，吳沙忻和圖雷西每提出一個新的觀點，他就更加興奮。他們講完後，史特朗曼看起來很亢奮。兩年前，史特朗曼兄弟把他們生產學名藥的公司赫素（Hexal）以超過八十億美元的價格賣給瑞士的諾華製藥集團。

史特朗曼的夢想就是向製藥巨頭挑戰，這也是他們當初做學名藥生意的初衷。多年來，一直有人調侃他的業務。生產學名藥的公司被人嘲笑是海盜、複製機器，有些醫療院所還會用更難聽的字眼來形容他們。他都聽在耳裡。他想要參與真正的創新。他的父親和兄弟都是醫生，但他選擇商學院，因此支持科學研究就是他促進醫學進步的機會。

現在，全世界最有雄心壯志、也最有魅力的科學家就在他眼前。他們提供一個千載難逢的機會，讓他得以參與醫學突破。他們不像其他來向史特朗曼推銷的人那樣吹噓自己的資歷，或是說自己的研究有望拿下諾貝爾獎。這也是吳沙忻和圖雷西吸引史特朗曼的理由。此刻，史特朗曼滿腦子都是ｍＲＮＡ技術。他怦然心動：這就是他想做的。

他笑著對來訪的科學家說：「吳沙忻博士、圖雷西博士，你們需要多少錢才能實現你們的夢想？」

他們壓根兒沒想到史特朗曼會提出這麼一個問題，因此毫無準備。吳沙忻知道德國投資人通常不願投資生技產業，因此他不能獅子大開口。他看了圖雷西一眼，然後才回答。

「我想，一億五千萬歐元應該可以辦到。」他說。

湯瑪斯．史特朗曼一躍而起，跑到隔壁的辦公室打電話給他的兄弟。

「在我會議室裡有兩個人，他們將掀起癌症治療的革命。」他興奮地說。

過了幾分鐘，他回來了。史特朗曼兄弟決定加入。吳沙忻和圖雷西不可置信，驚訝地差點從椅子上摔下來。

「他是認真的嗎？」吳沙忻問莫施曼。

「我敢保證，他是認真的。」莫施曼說。

吳沙忻和圖雷西終於可以放手一搏，追逐他們的夢想。*

---

* 莫施曼聽了吳沙忻和圖雷西的簡報也很心動，堅持拿出一千五百萬歐元跟史特朗曼一起投資。

成立BNT

儘管吳沙忻和圖雷西有億萬富豪史特朗曼做他們的靠山，他們依然擔心甘尼梅德的未來。賽德格和Nextech緊迫盯人，要他們把公司賣掉。二〇〇八年春天，賽德格和甘尼梅德的董事會成員在美因茲的希爾頓飯店見面。他說，現在是出售公司的時候。史特朗曼知道，如果賽德格找不到買家，將會引入新的經營團隊，吳沙忻和圖雷西就得走人。

史特朗曼覺得不妙。他認為出售甘尼梅德是個錯誤，如果這家公司沒有一種產品可進行人體試驗，會有人感興趣嗎？

史特朗曼最後告訴賽德格：「如果你想脫手，你的股份就賣給我吧。」

不久，史特朗曼兄弟就買下Nextech在甘尼梅德的控股權，還有一些投資人想要棄船，史特朗曼兄弟也願意買下他們的股份。史特朗曼決定由圖雷西繼續經營甘尼梅德，而吳沙忻則領導新公司。*

但吳沙忻還沒準備好設立NT公司。他和史特朗曼投資辦公室的海穆．傑格（Helmut Jeggle）就這家新創公司談條件。兩人僵持不下，最後吳沙忻和傑格決定在漢堡街頭邊走邊談。吳沙忻深怕自己和圖雷西失去對新公司的控制權，重演甘尼梅德的悲劇，最後公司由賽德格和他的公司控制，因此堅持擁有較多的股權。吳沙忻不肯讓步，傑格也不願妥協。

走到盡頭時，傑格感覺雙方可能談不攏，於是提出最後一個提議。

「你們擁有公司二〇％的股權如何？過了一段時間，如果湯瑪斯滿意，就提高到二五％。」

吳沙忻板著一張臉，搖搖頭。

「不行，我們擁有二五％的股權，如果湯瑪斯不滿意，就降到二〇％。」

成交。

二〇〇八年，吳沙忻和他的新支持者創立了一家公司，圖雷西也助一臂之力，但仍繼續經營甘尼梅德。這時，新公司的名稱改為生物製藥新技術公司（Biopharmaceutical New Technologies），後來又縮減為BioNTech（簡稱BNT）。吳沙忻致力於發展個人化的癌症治療方法，使身體自行消滅腫瘤。

---

* 二〇一六年，甘尼梅德以將近十億美元的價格出售給日本的安斯泰來製藥公司（Astellas Pharma），史特朗曼兄弟大賺一票，而吳沙忻和圖雷西因持有股份很少，獲利有限。

他們的目標是取出腫瘤檢體，並從檢體中的腫瘤標記設計出特定的分子，將之引入體內。這種做法就是利用惡性腫瘤的樣本，來訓練免疫系統攻擊腫瘤，就像某些疫苗用病毒蛋白來教身體識別，如前微基因系統公司的研究人員蓋爾．史密斯發展出來的方法。吳沙忻和圖雷西也和別人一樣，對傳統疫苗和藥物開發方式感到擔憂，因為這種方法曠日費時，而且不一定有效，因此想要找出更好的方法。吳沙忻研究如何讓所需分子攜帶遺傳訊息密碼，利用腺病毒作為載體，帶入體內，就像丹．巴魯克和阿德里安．希爾利用腺病毒來研發對抗病毒的疫苗，但吳沙忻擔心腺病毒不夠理想，因此放棄了這種方法。

他和圖雷西仍是新技術的擁護者，因此決定嘗試用mRNA分子來指導身體如何製造與癌細胞相關的蛋白質，以此激發免疫系統，如此一來，也許可以告訴身體如何消滅腫瘤。儘管當時卡塔林．考里科與德魯．韋斯曼正在賓州大學進行這樣的開創性研究，大多數的主流科學家都對運用mRNA治療或預防疾病的方式嗤之以鼻。但這個概念在德國較受歡迎，因此除了吳沙忻和圖雷西，還有其他研究人員嘗試這麼做。

早在一九九六年，埃利．吉波亞和他在杜克大學的研究同仁已經發表一篇研究報告，顯示mRNA能使小鼠體內的腫瘤縮小。就在那一年，德國免疫學家圖賓根大學的漢斯－喬戈・拉曼恩（Hans-Georg Rammensee）認為利用mRNA來製造疫苗是可行之道。拉曼恩把這個研究計畫交給一位名叫英格瑪・霍爾的學生。霍爾因此在二○○○年成立CureVac生技公司。CureVac直接把mRNA注射到人體，就像喬恩・沃爾夫早先在威斯康辛做的研究。CureVac的共同創辦人史蒂夫・帕斯科洛（Steve Pascolo）甚至把mRNA注射到自己體內，成功把一種螢火蟲蛋白的遺傳訊息密碼送入自己體內，以觀察這種方法是否能夠奏效。帕斯科洛沒變成蒼蠅，也沒成為超級英雄，可以說是早期mRNA的成就。

然而，吳沙忻和圖雷西開始進行mRNA研究時，並不覺得有很多科學家可以諮詢。

「這個研究社群說來很小，每個人都單打獨鬥，不管別人在做什麼。」吳沙忻指出那時mRNA研究人員很少的窘況。[3]

吳沙忻的新公司一樣設立在美因茲，因此招募研究人員是一大考驗。美因茲以羅馬遺跡、葡萄園、頂級美酒和古騰堡聞名於世，沒有人知道這裡有致力於創新的新創公司。德國其他地區的年輕研究人員都不願來美因茲，安德瑞亞斯・庫恩（Andreas Kuhn）就是一例。庫恩在將近三百公里外的哥廷根（Göttingen）進行mRNA研究，已經做了好幾年。他來吳沙忻的公司應徵時，無法掩飾自己的疑慮。

「你如何把mRNA注射到人體，還要它發揮作用？」庫恩問道。

吳沙忻給他看自己和研究同仁的動物實驗數據。庫意看了心服口服。庫恩說：「我真的沒想到mRNA會有療效。」他在二〇〇八年到BNT擔任資深研究人員，「但跟吳沙忻談了三小時之後，我就信服了。」

在接下來的幾年，吳沙忻的新公司就像磁鐵，吸引很多年輕、有才華的科學家前來。

開發癌症疫苗

吳沙忻和BNT希望研製出世界上第一支癌症疫苗。雖然mRNA不是他們的唯一策略，但很多年輕科學家都為此感到興奮。BNT研究團隊的挑戰和麻州劍橋的莫德納團隊類似，例如如何讓mRNA保持穩定，以及如何將mRNA遞送到細胞，使細胞產生足夠的蛋白質，以消滅腫瘤。吳沙忻的團隊想出來的辦法包括修飾鳥嘌呤核苷酸來幫mRNA「加帽」，使mRNA不易被分解，但他們的進展緩慢。他想了解莫德納的研究和進展，認為該公司是BNT的頭號競爭者，由於莫德納神祕到家，也就難以探知。

不久，吳沙忻的壓力又變大了。史特朗曼兄弟雖然允諾投資一億五千萬歐元，但這筆錢遲早會燒完。再者，他們不是一次支付這麼多，必須要達到某個里程碑才會支付。就像甘尼梅德，新藥試驗一再延遲讓新的支持者感到沮喪，這些投資人不由得擔心自己是否在生技產業投資太多。

湯瑪斯·史特朗曼的兄弟安德瑞亞斯就說出他的擔憂。畢竟，深受吳沙忻和圖雷西吸引的是湯瑪斯，而不是他。儘管史特朗曼兄弟是億萬富豪，但一億五千萬歐元畢竟是一筆大數目。他們還花五千萬歐元買下甘尼梅德的股份，而甘尼梅德依然有延遲的問題。到了二〇一一年，不管是甘尼梅德或BNT，都還沒進行第一期人體試驗，也就是早期的試驗階段。

安德瑞亞斯跟家族投資團隊開會時質問：「為什麼我們要在這家公司投資這麼多錢？我們如何相信他們？」

BNT希望向世界級的大藥廠挑戰，但從某些方面來看，這家公司看起來一點也不專業。吳沙忻用自己的筆電當公司的備份伺服器，而且戴著一條掛了個隨身碟的綠色項鍊走來走去。有些員工認為公司的重要數據都在這個隨身碟裡。[4]

和吳沙忻一起在蘇黎世做研究的免疫學家漢斯・亨格納依然是值得信賴的顧問。他不得不挺身而出，為吳沙忻和圖雷西辯護，要史特朗曼兄弟和他們的代表有耐心一點。有一次，亨格納對他們說：「他們需要時間。他們做的事情非常了不起。」

考里科加入BNT

吳沙忻和圖雷西的mRNA分子研究進度緩慢，而這個領域的一位先驅則正面臨嚴重挫折。

二〇一二年，卡塔林・考里科依然在賓州大學尋找利用mRNA分子發展治療藥物。她還沒研製出有效的藥物，因此仍需從國衛院那裡申請研究經費。

還好，她的家人已有傑出的表現。那年夏天，她女兒蘇珊・弗蘭西亞（Susan Francia）去倫敦參加奧運，是美國女子八人划船賽的選手，並贏得一面金牌。其實，她在二〇〇八年出賽，也獲得金牌。考里科和她丈夫都為女兒加油。然而，她在賓州大學的工作則岌岌可危。二〇一三年，儘管她已經從日本武田製藥公司獲得八十萬美元的研究經費，她的老闆還是嫌少。校方要求她騰出她在賓大神經外科的實驗室，搬到有二十年歷史的史坦默勒樓（Stemmler Hall）中一間老舊的實驗室，隔壁是動物實驗室。她有如被關進古拉格勞改營，離老同事很遠，身邊沒有人在做有趣或重要的研究。

到了二〇一三年，她已經忍無可忍，於是從服務二十四年的賓大退休，搬到美因茲，在吳沙忻的公司擔任副總裁。當時，考里科已經快六十歲了。在賓大，大家都認為以後不會再見到她了。他們不想再聽她說mRNA有多麼神奇。

「我跟同事告別時，有人笑我說，BNT連網站都沒有。」考里科說。

mRNA的信徒

吳沙忻和團隊在研究利用mRNA分子等技術對抗癌症的方法，而在麻州劍橋，斯特凡・班塞爾與莫德納的研究人員則想利用mRNA對付傳染病，而且已有進展。

吳沙忻和班塞爾都對腺病毒疫苗興趣缺缺。儘管波士頓的丹・巴魯克和牛津的阿德里安・希爾的腺病毒疫苗研究已有斬獲，他們還是鍾情於mRNA。

第十一章

疫苗研發大轉向

二〇〇九年——二〇一七年

丹·巴魯克走向講臺，瞥了一眼講稿後，便開始演講。

此時是二〇〇九年十月底，巴魯克飛到巴黎參加年會，為將近數千位研發愛滋疫苗的代表團成員發表演說。在波士頓的貝斯以色列女執事醫療中心，這位病毒學家說明他的臨床試驗結果。在臨床試驗中，他將實驗室的愛滋疫苗，施打在波士頓地區健康成年志願者的身上進行試驗。

巴魯克與荷蘭克魯塞爾公司一同研發這個疫苗，讓腺病毒Ad26這種罕見的人類病毒攜帶三種HIV合成蛋白質遺傳指令進入人體。一旦存入人體細胞，Ad26的基因有效負載就會產生無害的HIV蛋白質，刺激免疫系統產生抗體與免疫細胞，以備未來遇到可怕的病毒時，可以識別並殲滅病毒。

巴魯克的研究方法掀起軒然大波。就在兩年前，默克藥廠才讓愛滋研究員、同性戀社群等人的希望墜入谷底，因為藥廠證實，先前他們使用另一種腺病毒攜帶相似基因指令研發而成的疫苗沒有效果。

聽眾大多記得默克藥廠驚世駭俗的研發成果。在巴黎年會之前，美軍使用一種會影響野鳥的金絲雀痘病毒（canarypox virus）來研發疫苗，測試結果出乎意料地成功，表示這個替代疫苗策略可能會大獲全勝。現在輪到巴魯克了，這個三十好幾仍猶疑不定的理科男孩，談論著自家團隊疫苗的早期數據，這支疫苗還與默克藥廠的失敗疫苗有幾分相似。情勢似乎對他不利。

他看了看聽眾，並馬上開始解說。第一期臨床試驗結果證明他的疫苗很安全，他的團隊確認出理想的劑量。最棒的是，巴魯克團隊證實其疫苗具有免疫原性，表示這種疫苗可以刺激免疫系統。基礎（或稱初始）劑會讓受試者的B細胞產出良好的抗體組合，以及CD4+輔助性T細胞與CD8+毒殺性T細胞，而受試者在施打追加劑之後，免疫系統更加活躍了。

巴魯克臉上藏不住笑意。他的疫苗仍有機會成功。

「這個初步結果十分振奮人心，同時也為HIV或其他病原體的疫苗載體展開研發之路。」他說。一些觀眾點頭以示贊同。

在接下來的兩年間，巴魯克團隊與克魯塞爾公司合作改善疫苗，並提供給非洲的健康志願者。他們也在小鼠和猴子身上進行疫苗測試，以取得更多證據，證明這個疫苗確實可以刺激免疫系統。這只是初始的第一期臨床試驗，但巴魯克感到愈來愈樂觀。

最後，即使有默克藥廠先前的慘劇，他的同儕仍開始欣賞以病毒作為載體來研發疫苗的可能性，也開始賞識Ad26的能耐。但同一批科學家也開始怨恨巴魯克，他們挑毛病的理由似乎都是出於嫉妒。巴魯克就是那種看似不費吹灰之力就拿下全班第一名的學生。他在波士頓帶領一組嚴謹、認真的七人團隊實驗室，而且總是能抽出時間陪伴家人，也經常發表學術論文，還幾乎都是在頂尖期刊上發表，巴魯克的工作效率快到令同儕難以望其項背。

「我從沒看過像丹一樣做事做這麼快的人，」華特里得陸軍研究院的資深疫苗專家尼爾森．麥克說，「他可以花一個週末就寫完一篇論文，同樣的文章，大多數人都要花三天，沒日沒夜才能寫完。他不需要像我們一樣碰壁二十次才能找到答案。」

巴魯克的生活十分自制，有如僧侶，他從不看電視，也從不懶散。他每天都會花超過一小時練習小提琴，甚至週末也一樣，這是他從四歲開始就養成的習慣，他告訴朋友，這是讓他保持神智清明的方法。許多研究員的辦公室總是一團混亂，資料夾敞開亂放，書籍則胡亂堆疊。巴魯克可不是這樣。他的書桌和辦公室一塵不染，十分整潔。他用數百個黃色資料夾和五顏六色的索引標籤來整理臨床試驗文件，這種有系統的做法讓他能立即找到資料。他實在太有紀律，以至於有時同事覺得必須走進他的辦公室，稍稍弄亂他的資料夾來引起他的注意。巴魯克則會不自在地笑一笑，並迅速將他的資料夾物歸原處。

沒有人控訴巴魯克偽造或誇大試驗數據，但有競爭對手認為，他的工作成果有點太過完美。他們為巴魯克的學術論文創造一個詞：「巴魯克文」（Barouchian），意思是產出速度快，品質又近乎完美。

「巴魯克的實驗數據總是毫無瑕疵，一切都如此整齊劃一。」一位資深免疫學家說，「我們做猴子實驗通常都是一團混亂，但只要有巴魯克在，甚至連根毛髮都適得其所。」

巴魯克酷愛一塵不染的形象，但久而久之，有些科學家開始對他的行為稍稍感冒。二〇一〇年，費城衛斯特研究院（Wistar Institute）的腺病毒專家海德貢．厄特爾在《病毒學期刊》（*Journal of Virology*）發表一篇文章，質疑巴魯克的研究方法。巴魯克相信

Ad26成效奇佳，是因為這種病毒非常稀有，和默克藥廠使用極度常見的Ad5不同。世界上很少人接觸過Ad26，表示對其免疫的人不多。然而，厄特爾團隊分析全球七個地區受試者的血液樣本後發現，Ad26其實並不罕見，至少在非洲某些地區是如此。因此這篇文章認為這種腺病毒可能不太適合作為疫苗的載體。

這份評論非常重要。默克藥廠二〇〇七年的Ad5 HIV疫苗會失敗，可能是因為大多數人已經接觸過人類腺病毒。無效的原因在於，如果免疫系統先前已經接觸過腺病毒，免疫系統將會訓練自己，往後遇到同樣的腺病毒就會群起反抗，導致Ad26無法順利遞送遺傳指令，疫苗便在尚未生效前就短路了。

「雖然先前的報告持相反立場，但我們發現人類時常感染Ad26，特別是撒哈拉以南的非洲人，而這些人正是亟需新型疫苗的群體。」厄特爾的研究如此寫道。

這篇論文刊出後，厄特爾表示，巴魯克對她頗為不滿，並在參加一場會議時，與她爭論她研究的效度。二〇一〇年十月，巴魯克寄一封電子郵件給厄特爾，說她的研究「挑釁地攻擊我們的計畫，讓我們的計畫產生重大問題，必須花點時間才能解決。」

巴魯克說，厄特爾的競爭心很強，自己絕對不會生她的氣，也不會在開會時找她爭論。之後，巴魯克發表一篇論文，證實非洲與亞洲某些國家中大約一半的成人都已經對

Ad26免疫，這個研究數據與厄特爾的發現如出一轍。但接著，巴魯克表示，先前接觸過Ad26，不太可能會損害Ad26作為疫苗載體的效果，請支持他研究的人放心。

巴魯克在家鄉附近遭受到更為痛苦的衝擊。他與前任導師、哈佛醫學院校受諾曼・雷特文（Norman Letvin）的爭吵與不合，已經迅速成為研究圈的八卦話題。

雷特文是聲譽卓著且影響力強大的愛滋病專家，也是實力足以開一場音樂會的單簧管演奏家。同時，他惡名昭彰的一點，就是會批評其他科學家的研究。他告訴三個人說，他擔心巴魯克誇大自己某些科學研究的結論，包括與Ad26疫苗有關的研究。而這樣的批判讓巴魯克痛苦萬分。

但雷特文的親近友人表示，雷特文是不滿這位三十九歲的學生所得到的讚賞。有兩個人指出，有一次，雷特文要求巴魯克延後發表一份科學論文，因為這份論文與雷特文的研究有重疊的地方。雷特文和巴魯克的熟人指出，巴魯克同意延後發表論文，最後兩人同時刊出研究結果，但雷特文仍不滿巴魯克寫了那篇論文。

如此分崩離析的友誼對雙方都是折磨，因為他們曾如此親近，現在卻成為相互廝殺的競爭對手，而且他們的辦公室只相隔咫尺，讓兩人的處境分外尷尬。

二〇一〇年左右，雷特文確診罹患胰臟癌。在與病魔搏鬥的同時，這位身高只有一六五公分的教授仍持續研究，讓眾人驚訝。他甚至還在病情惡化時飛到華府參加疫苗專家的會議。二〇一二年五月的某天晚上，雷特文帶著研究室團隊到芬威棒球場（Fenway Park）觀看紅襪隊的比賽。看完球賽，走出球場時，雷特文感到身體不適而前往醫院，不久後他就去世了，享壽六十二歲，讓愛滋病研究圈許多人悲痛不已；當時，他與巴魯克的關係已有改善。

雷特文過世三個月後，巴魯克獲選為貝斯以色列女執事醫療中心一間全新醫療中心的主任，這個中心合併巴魯克原本主管的疫苗研究科，以及雷特文先前管理的病毒致病機轉（Viral Pathogenesis）科。這個位高權重的職位讓同儕有新的理由厭惡巴魯克，即使他的疫苗研究有進展也一樣。

重啟腺病毒疫苗計畫

巴魯克的人生還有很多令人不快的事情在等他。二〇一一年，藥廠巨頭嬌生以二十億美元的價格併購克魯塞爾公司。這兩間公司一直以來都在合作研發單株抗體。高層表示，現在他們想開始研發治療肝炎、傷寒、霍亂、黃熱病、結核病、瘧疾、流感的藥物。至於巴魯克團隊與克魯塞爾公司合作的愛滋研究，公司高層在與華爾街分析師、投資人等人說明併購計畫時，認為完全不值一提。

這對巴魯克來說並不是什麼好徵兆，而他在克魯塞爾公司的關鍵合作夥伴雅普．古德斯米特決定要在嬌生併購克魯塞爾公司之後，轉換到新的研究領域，這也不是個好徵兆。看來，又有一家大藥廠決定撤銷對愛滋病研究的所有支持，這不僅阻礙巴魯克的研究，更毀了他的心力。

這也不能怪嬌生，因為巴魯克團隊的研究仍在初期臨床測試階段。要等到很多年後，團隊才能證實Ad26確實有保護力，而這會讓嬌生的財庫耗費數億美元。但只有巴魯克一個人無法研發疫苗。說到撰寫募資計畫書和募款文件，沒有人比巴魯克更在行，他就是靠這點撐起研究室近百位科學家的生計，但他還是需要一個藥廠夥伴來生產與測試疫苗。

二〇一二年某天下午，巴魯克來到紐澤西的新布朗斯維克（New Brunswick），準備和嬌生高層開會。他走向嬌生大道上那幢十六層全白象牙塔時，他開始感到緊張。對於身兼嬌生科學長與全球科學研究發展部長的保羅．史托佛斯（Paul Stoffels），巴魯克幾乎一無所知。他不知道史托佛斯和其他嬌生高層對他的疫苗計畫了解多少，更別提他們想不想資助這個計畫。巴魯克只知道史托佛斯想跟他談談——在他們併購克魯塞爾公司的整整一年後。這可不是個好徵兆。

在一間布置簡陋的大會議室裡，巴魯克和幾位克魯塞爾公司的科學家，向史托佛斯和十幾位楊森藥廠（Janssen，嬌生的子公司）高層介紹他們的愛滋疫苗計畫。巴魯克說明疫苗計畫，解釋計畫背後的科學原理，並特別著重在他認為Ad26有效的原因，試著讓自己聽起來積極且充滿希望。

接著輪到史托佛斯發言，嬌生高層靠近史托佛斯，渴望知道老闆對這項愛滋疫苗計畫有什麼想法。這位五十歲的老闆氣宇不凡、身材魁梧，眉毛又粗又黑、圓臉、灰髮、戴著時尚的圓框眼鏡，說話時帶著口音，因為他的童年是在比利時度過。他從自己的故事說起。一九八〇年代，身為醫學院學生的他，在休假時來到中非治療愛滋病患。他與知名愛滋病研究員兼愛滋病社運人士彼得・皮奧特（Peter Piot）合作，度過最嚴重的愛滋病流行時期。愛滋病流行時，曾經嚴重到在該地醫院中有三分之一的病患為HIV陽性，街上每八個人就有一個人帶有愛滋病毒。史托佛斯說，有時候他會在小鎮挨家挨戶造訪，見到十二歲的孩子刻苦地照顧年紀較小的弟妹，而父母的墳墓就設在自家前院。一九八七年，史托佛斯的好友兼同事詹斯・凡・羅伊（Jens Van Roey）在非洲治療病患時感染了愛滋病。凡・羅伊開始與愛滋病搏鬥，包括隨之而來的結核病、類何杰金氏淋巴瘤（Hodgkin's -like lymphoma）、皮膚癌，以及舌頭的鱗狀上皮細胞癌。[1]

史托佛斯情緒變得激動，他告訴巴魯克，非洲那些病患的景象，一直在他腦中揮之不去。這些病人就是他成為藥廠高層的原因，藥物的確有幫助，但只有疫苗才能為愛滋病畫下句點。研發出有效的疫苗，將會是史托佛斯的一大成就。

「這計畫一定要做，」他告訴巴魯克與眾人，「我不知道是否會成功，但這值得一試，對我們來說，沒有什麼比這更重要的了。」

巴魯克興奮不已，他的疫苗計畫獲得新生。

迎戰伊波拉和茲卡病毒

史托佛斯說他相信Ad26的疫苗計畫，可不是在說笑。兩年後，到了二〇一四年，西非國家爆發史上最嚴峻的伊波拉（Ebola）疫情。伊波拉是一種傳染病，會讓至少一半的感染者死亡，嬌生倉促應戰，[2]與政府的科學家合作，以Ad26為病毒載體的技術，搭配第二劑使用痘病毒（poxvirus）研發出兩劑的疫苗方案。事實證明，這組疫苗十分安全，而且能誘發免疫反應，但早在完成疫苗效力數據蒐集之前疫情就減弱了。

接下來幾年，嬌生在超過十萬人的手臂上施打疫苗，這些人主要集中在剛果和盧安達。最後，嬌生的伊波拉疫苗獲得歐盟執行委員會（European Commission）核准，不過，這只是因為疫苗能產生免疫反應，當時並沒有足夠的數據證明疫苗能提供足夠的保護力。

巴魯克並沒有花太多時間在伊波拉疫苗的研究，他全心全意投入自己的愛滋疫苗研究，以及自己的波士頓實驗室。但一波新疫情爆發，抓住他的注意力。由蚊子傳播的茲卡病毒，原本在非洲與幾個西太平洋島國等熱帶地區傳播，二〇一五年初已經擴散到美洲，這種病毒的患者令人觸目驚心。數千新生兒帶有可怕的先天缺陷，包含大量的巴西新生兒被診斷為小頭畸形（microcephaly），這是一種先天性疾病，罹患這種病的嬰兒頭部和大腦都會異常的小。對大多數人來說，病毒的影響不大，但很多隨之而來的輕微疾病讓人焦慮不已。直到二〇一八年之前，薩爾瓦多政府甚至要求女性避免受孕。隨著茲卡病毒肆虐美國，政府官員也藏不住恐懼。

「這次的警報等級非常高，」二〇一六年初，世界衛生組織（World Health Organization, WHO）總幹事陳馮富珍告訴這個公衛組織的執行委員會，「我們必須盡快尋得解方。」[3]

同年三月底的一天清晨，巴魯克拿起辦公室的電話，打給華特里得陸軍研究院的醫生兼科學家尼爾森．麥克。巴魯克和麥克前幾年曾一起合作研發Ad26的HIV疫苗，不過，他們不太談論其他疾病。

「你們最近有在研究茲卡病毒嗎？」巴魯克問道。

麥克接起手機時，人還在開車前往辦公室的路上。他隨即駛進停車場，並停下車。

「每天都在做。」他回答。

「但你們是搞HIV的。」巴魯克說。

「**你**也是啊。」麥克說。

「我們得談談。」巴魯克說。[4]

當時，麥克和研究院的同事已經從波多黎各的友人那裡取得茲卡病毒株，並在位於馬里蘭州貝塞斯達的實驗室內，開始研發疫苗的第一步，也就是培育病毒株。華特里得陸軍研究院的疫苗使用傳統的做法，使用不活化的茲卡病毒。巴魯克團隊為了測試包括HIV疫苗在內的多種疫苗，已經準備好小鼠和猴子，因此他提議用他實驗室的動物來測試華特里得陸軍研究院的疫苗。

接下來的幾個月，巴魯克的實驗室測試了兩種疫苗，一種是研究院的不活化疫苗，另一種則是利用基因工程技術、讓質體含有茲卡病毒部分DNA序列的疫苗。巴魯克團隊也決定讓Ad26攜帶茲卡表面蛋白的合成物來做出一種疫苗。試試看也無妨，巴魯克和同事這麼想。

直到此時，巴魯克從沒想過要用接種Ad26疫苗來對抗HIV之外的病毒，他和同事都一心一意投入愛滋病研究，但過程異常艱辛，巴魯克不禁懷疑，對於「乖巧」但不比HIV病毒更會躲避免疫系統的病毒來說，以Ad26為載體的疫苗是否更有效力。

巴魯克團隊在小鼠和猴子身上測試不同的茲卡疫苗，並與打空針的對照組猴子比對，所有接種過的小鼠都產生了免疫力，猴子也是一樣。在這些實驗動物身上打了疫苗後，其體內的茲卡病毒含量所剩無幾。最令人驚訝的是，Ad26茲卡疫苗（稱為Ad26-ZIKV）激發出最強的免疫力。這個結果讓巴魯克產生一個想法：也許Ad26疫苗也能對抗其他病毒。

幾個月後，在一場愛滋病會議茶敘時間，與會者在一間里斯本酒吧中暢飲啤酒。此時，巴魯克詢問嬌生子公司楊森藥廠的資深疫苗主管約翰・凡・胡夫（Johan Van Hoof），他的公司是否想研發茲卡疫苗。

凡・胡夫做了個鬼臉，說：

「我們還想等等，我們還沒完全了解這種疫苗背後的科學。」

此時，巴魯克迅速拿出筆記型電腦，並展示自己研究室的實驗數據。

「科學都在這裡了。」巴魯克說。

很快地，凡．胡夫就與老闆史托佛斯通上電話，嬌生於一年內開始為茲卡病毒製作Ad26疫苗。他們原本規畫要進行疫苗效力試驗，但到了二〇一七年，疫情大多自行趨緩，所以測試疫苗是不可能了。這對世界來說是好消息，對科學家來說則不然。不過，巴魯克和嬌生團隊仍受益匪淺。他們現在可以快速製造出Ad26疫苗，這款疫苗似乎非常安全，且短時間內就能夠產出數百萬劑，與政府的科學家合作，也加速工作的效率。而且，一劑疫苗似乎就足以產生有保護力的抗體，以及有望持久的疫苗反應，這些又為樂觀看待Ad26發展的理由再添一筆。

研發疫苗花了大約一年的時間，這與史上大多數疫苗的研發時間比起來，簡直是風馳電掣。但巴魯克、史托佛斯和其他同事知道，他們動作必須要更快，才能夠阻止疫情捲土重來。而他們仍相信這個疫苗做法是有效的，他們只需要等新的病毒來確認。

才華洋溢但桀驁不馴的科學家

阿德里安．希爾正等著成功的到來。

二十年來，這位分子遺傳學家在牛津大學創立詹納研究院，在主管研究院的同時，也與同事莎拉・吉爾伯特合作研發瘧疾疫苗。他們偏好的疫苗，是讓黑猩猩的腺病毒攜帶瘧疾基因到人體內，但目前還沒有什麼成績。

希爾和吉爾伯特對自己的黑猩猩腺病毒技術平台（他們稱之為ChAdOx）深具信心，他們也用這個平台來研發C型肝炎、HIV病毒、結核病、流感，以及呼吸道細胞融合病毒的疫苗。這兩位牛津大學的研究員將上述病原體的遺傳物質注入黑猩猩的病毒中，期待免疫系統會有所反應。他們的確有幾次成功經驗，但處理這些病毒仍困難重重，牛津團隊也還沒能取得任何一種疫苗的核准。

不過這些有限的實驗成果，無法阻止希爾認為自己在所處的領域就是至高無上。到了二〇一一年，他已經成為科學界不受歡迎的爭議人物，原因大抵不脫他對研究員的犀利評論，以及他尖酸刻薄甚至無理的行為。

在科學會議上，希爾經常是第一個突然站起來、抓住麥克風便開始質疑演講內容的人，而他的說法常貶損或汙辱他人。以下摘錄希爾這幾年的發言，這些發言的對象都是不同的科學家：

「這點子真的很蠢。」

「你的數據爛透了。」

「這是我聽過最無知的想法。」

與會的研究員都對希爾太過直接、甚至是狠毒程度的惡言惡語嚴陣以待，如果希爾只是清個喉嚨，都代表可能會有什麼殘暴的事即將發生。有些人已經學會欣賞這些批評，因為他們意識到，希爾的攻擊背後，通常都包含清晰有力的論點；但年紀較輕或毫無心理準備的科學家，有時就會被這種就事論事的評論嚇到。

有時，希爾批評的力道太過猛烈，他的臉還會漲紅，幾乎變得跟他的髮色相同。希爾貶損他人的評論之所以讓人備受打擊，是因為許多研究員的自我價值，都與他們的科學數據與研究成果息息相關，而他們的職涯發展更是如此。

「就像帶著孩子出外踢足球，有人批評你的小孩，這很傷人，」尼爾森・麥克說，「但他們也不需要覺得這是在針對個人。」

讓希爾的同事最困擾的是，他批評別人的研究比對批判自己還嚴厲。希爾多年來都在研發瘧疾疫苗與其他病原體的疫苗，他也針對自己機構的研究進度演講無數次。每一年也幾乎都會有BBC、CNN等媒體介紹他和吉爾伯特的研究進度。希爾的競爭對手認為，希爾過於誇大自己團隊成功的可能性，不過仍讚許其堅持不懈的毅力。但是，在另一場醫學會議上，希爾又出言教訓一位科學家，說這位科學家研究終將失敗的原因。吉爾伯特開會時總是安靜拘謹，但希爾總是忍不住要批評幾句。

有一次，在一場熱帶傳染病年會，一位叫做克里斯・普勞威（Chris Plowe）的學者糾正希爾對觀眾的答覆。普勞威引用年輕的馬里蘭大學學者喬安娜・卡內羅・德・席瓦（Joana Carneiro da Silva）的研究。席瓦聽到普勞威提到自己的研究，就走到麥克風前，向觀眾說明自己的研究數據，並指出希爾錯誤之處。面對席瓦的評論，希爾甩都不甩，表現出輕蔑的樣子，這些與會研究員都已經料到。

不過，席瓦是這個領域的新手，她不喜歡有人當眾表現出對她不尊重。所以席瓦走回麥克風前，用微微顫抖的聲音再次糾正希爾的錯誤，並拿出更多研究細節來支持自己的說法。與會科學家都嚇到了。希爾再次不屑一顧。席瓦再一次站起來，挑戰希爾的論點，這一次她的評論更加有力。其他人都默默幫她加油，這就像是學校的霸凌者總習於看著受害者怕得瑟瑟發抖，而今天新來的學生卻出手反擊。

「為了讓自己的論點取勝，他開始搬出自己的名望，這真的無禮至極。」席瓦說。

當時，詹納研究院已有名聲，因為其自行研發的疫苗和他人研發的疫苗都在這裡進行人體試驗，而且通常速度都很快，這個技術讓希爾志得意滿。二〇一四年，希爾接受英國科學期刊《刺胳針》（*The Lancet*）的採訪。希爾穿著袖子捲起的襯衫，坐在自己的辦公桌前，講述疫苗大廠葛蘭素史克集團和美國國衛院找他幫忙測試伊波拉疫苗的過程。

「他們希望愈快愈好，」希爾說，同時把自己凌亂的紅髮往後梳，「所以我告訴他們，我們九月中就可以開始讓人民施打疫苗。有趣的是，後來果真如此。」[5]

這樣的發言真的太誇張了，連他的粉絲都這樣認為。

「希爾是非常優秀的科學家，他真的相信自己能幫助世人，我喜歡他，」海德貢·厄特爾說，「但真正偉大的科學家很謙虛，知道自己並非無所不知。謙虛不在阿德里安·希爾的字典裡。」

希爾的形象如同一幅臻於完美的誇飾漫畫，主角是英國典型人物中人人討厭的類型：自視甚高的牛津劍橋學者。他自以為是，在牛津待了將近四十年，還留了一頭長度尷尬的亂髮；他愛穿粗花呢外套，其他科學家也開玩笑說，雖然他不會穿鮮紅色的長褲，但可能在家裡就藏有一件，燙好了放在衣櫃裡。

希爾令人不悅的事還不只這一樁。伊波拉病毒肆虐時，美國國衛院的研究員著手研發疫苗，希爾的牛津團隊也開始進行疫苗的一期臨床試驗。有一天，希爾出現在ＢＢＣ

電視節目上，手裡拿著貼有牛津大學標籤的疫苗小玻璃瓶，並驕傲地承諾大眾要終結伊波拉疫情。兩名美國科學家表示，他當時完全沒有提到這個疫苗是由美國國衛院研發，他們覺得希爾把疫苗說成是自己研發的。

其他科學家常背著希爾取綽號，大部分的綽號都是在嘲笑他眾所皆知的傲慢自負。希爾的全名是阿德里安·韋韋安·辛頓·希爾（Adrian Vivian Sinton Hill），有些人會稱他為「阿德里安勳爵對上希靈頓的希爾」（Lord Adrian VS Hill of Hillington），有些會說「阿德里安勳爵」。研究員說，在喝酒或吃飯時，希爾會比較討喜一點。有些科學家並非希爾直接的競爭對手，他們發現希爾對自己會比較尊重。在牛津大學裡，他會支持與協助年輕的科學家，他們因而對他顯得更忠誠。而這些研究員和希爾的夥伴莎拉·吉爾伯特比較處不來，他們覺得她冷淡又難搞。吉爾伯特最惡名昭彰之處，就在於她常寄一些唐突的電子郵件給同事，而希爾則會受到幾位同事的喜愛。

「希爾的個性就像是馬麥醬（Marmite）。」希爾的一位老同事說。他說的馬麥醬是一種氣味濃厚的棕色素食抹醬，英國人非常喜歡這種醬，其他人則避之唯恐不及。「你要不深愛這種醬、要不就恨透它。」即使是批評過希爾的人，也讚賞他的頑強毅力。希爾和吉爾伯特處理的疾病都棘手難解，但希望能研發出便宜的疫苗來幫助窮困的國家，這些目標都令人激賞。

「沒有人會做那麼多次一期臨床試驗。」這是資深免疫學家萊諾．萊普歐立（Rino Rappuoli）對希爾的看法。

萊普歐立是希爾的朋友，他說這句話是對希爾的高度讚賞，因為科學家普遍認為沒有所謂「失敗」的藥物試驗，即使試驗結果不彰，也能讓科學家獲益良多。研究員以進行一期臨床試驗為榮，因為臨床試驗是藥物或疫苗核准流程中非常重要的一環。希爾團隊能夠研發出有效的疫苗並開放施打，而且速度比全球大多數團隊都還要快，令許多科學家刮目相看。

但是，說某人專精執行一期臨床試驗，就像是在讚美足球員多會射門，你終究還是得要得分才行。希爾的疫苗或藥物從來沒有獲得核准。

潛伏的危機

二〇一七年底，丹．巴魯克相信，只要打一劑他研發的Ad26疫苗，也許就能對疫苗病原體產生足夠的保護力，希爾與吉爾伯特也對自己的黑猩猩腺病毒疫苗深具信心，但無論是巴魯克還是希爾，都還沒有決定性的數據可以讓同仁檢視，證明該疫苗是否可行。他們認為自己的疫苗會被證明有效，甚至如果有棘手的新病毒竄起出現，疫苗就可以發揮作用，但他們不太能肯定。

肯定的是，一種危險的新病毒病原體正在蠢蠢欲動。人類每年在大自然侵門踏戶，動物疾病傳給人類的風險增加，而這就是當代疫情爆發的重要因素。國際間頻繁交流，尤其是國際航班，讓新的病原體更容易傳播。如果有新的病原體出現，巴魯克與希爾的技術就有機會抑制疫情。

第十二章

無法成功的小公司

二〇〇五年——二〇一八年

拉胡爾．辛格威（Rahul Singhvi）的靈感枯竭。

二〇〇五年，辛格威成為一家公開上市藥廠的執行長，這間公司叫做Novavax，位於美國費城市郊。辛格威的職位似乎非常令人佩服，尤其他才四十歲，到這家生技醫療公司任職也才一年多而已，不過，辛格威能夠坐上這個職位，是因為沒有人想做。Novavax生意慘澹，帳戶裡的資金只有五百萬美元，每月支出卻超過兩百萬美元。辛格威的任務是拯救公司，但他卻不知道該怎麼做。

幾年前，Novavax的發展曾蒸蒸日上；九年後，公司引進一種用來替代雌激素的乳霜Estrasorb，可以緩解更年期女性的臉部熱潮紅問題。這款乳霜火速竄紅，但就連公司高層都不知道原因，畢竟乳霜其實不那麼有效。原來，有些女性會將乳霜直接塗抹在臀部，再把剩餘的擦到臉上按摩。不知道為什麼這個乳霜可以在一夜之間消除魚尾紋，就像某種在深夜電視節目中販賣的乳液，差別只在於這種乳霜真的有效。這種藥品真的很神奇，讓女性更自在，看起來也更年輕。Novavax從未測試過Estrasorb抗皺的功效，因此美國食品藥物管理局不准Novavax宣傳這種乳霜的額外功效。但口碑已經傳開，Novavax的股價也跟著水漲船高。

到了二〇〇〇年代初期，有研究指出雌激素替代療法與產品可能會增加中風或罹癌的風險，因此大眾開始擔憂。即使Novavax的乳霜並沒有發生任何致病情事，恐懼仍迅速澆熄這款乳霜的購買熱潮，消費者認為，有皺紋很糟，但總比得癌症好。大約在同時間，Novavax另一個重點產品：孕婦維他命系列，也因同業競爭而業績縮水。辛格威在二〇〇五年八月接任執行長之前，Novavax該季的銷售額為一百萬美元，少得可憐。

辛格威必須找出方法避免公司破產。他把公司的員工裁掉一半以上，只留下三十八人，但Novavax的股價已經掉到剩七十美分，辛格威顯然要想想別的辦法才行。有一天，辛格威打給Novavax位於馬里蘭州蓋瑟斯堡（Gaithersburg）的一間小實驗室，他要找蓋爾．史密斯。史密斯是專精昆蟲病毒與細胞的先驅，十年前曾與法蘭克．弗沃維茲共同研發愛滋疫苗。前一年，史密斯來到Novavax任職，先前他在Protein Sciences（前身為微基因系統公司）工作一段時間，這位高高瘦瘦、開始禿頭的研究員利用自己的桿狀病毒傳輸系統，成功協助公司研發出流感疫苗。

Novavax一直以來都很想研發疫苗，即使在專攻女性健康產品時期也是如此，Novavax的名稱就是從這個目標衍生而來。*多年來，Novavax科學家的研究多有進展，有時疫苗可以進到第二期臨床試驗，但仍難以獲得監管單位的批准。比起同業，Novavax研究員有更多讓他們容易分心的事，無助於疫苗發展。實驗室一度設在高爾夫球場旁邊，常有天外飛來的高爾夫球砸穿實驗室玻璃，讓研究員受到驚嚇。

為什麼像史密斯這樣可以用桿狀病毒系統的許可賺進幾百萬美元的人，卻願意委身來到搖搖欲墜、無足輕重的公司任職？最大的原因，是因為老闆願意讓史密斯不受干擾的掌管Novavax疫苗部門，讓他追求自己獨特的疫苗願景。以雞蛋細胞製作疫苗有許多限制，這件事大家都知道，卻還是有很多疫苗（包括流感、麻疹等）都以雞蛋細胞製成，史密斯覺得非常沒有道理。他很確定，自己在研究所與同仁共同研發的昆蟲細胞疫苗，一定比較好。

* 譯注：Nova為新星之意，而vax則為疫苗。

「Novavax使用我的系統，而我仍然相信這個系統很有發展潛力。」史密斯說。

史密斯真正的目標，是要研發出阻止疾病擴散流行的疫苗。他研發出的疫苗為形似病毒的顆粒，或說是形似病毒與其關鍵蛋白質的粒子，讓人體免疫系統學習辨認此病毒，往後遇到這種危險訊號就知道反擊。這種策略某種程度上與傳統疫苗類似，因為他一樣也是把病毒蛋白質注射至人體內，但他使用的是重組蛋白，或他在實驗室中自行研發的蛋白，看來與病毒如出一轍，卻無傳染性。重組蛋白已經用於製造各種藥物，默克藥廠也用重組蛋白研發ＨＰＶ疫苗，史密斯深信自己能研發出針對病毒的相似疫苗。

史密斯來聽電話，辛格威便告訴他，他對公司的未來有多擔憂。「我們該怎麼做？」辛格威問史密斯。

原來，史密斯與研究室同仁剛發表一篇論文，詳述其研發的疫苗可以保護雪貂免受致命流感病毒的威脅。史密斯的小型團隊與美國疾病管制與預防中心共同研究的結果發現，Novavax的技術可能產出有效的流感疫苗。這款疫苗還在臨床前試驗階段，代表離人體試驗還差得遠，但史密斯已經收到美國國衛院與其他政府機構的補助金，金額高達二十萬美元，比公司其他部門帶來的收入都還高。

辛格威決定將Novavax轉型為疫苗公司，這決定也不難定奪，畢竟他也沒得選了。

至少走這條路還有希望，辛格威心想。

這招真是一絕。接下來幾年，Novavax簽下價值高達一億七千萬美元的流感合約，並宣布與南韓一家藥廠簽署授權合約。[1]辛格威籌得七千萬美元的資金，Novavax的股價飆漲到一股六美元，辛格威也開始上商業電視頻道CNBC的節目，暢談公司光明璀璨的未來。當時，辛格威為了省錢，已經裁掉Novavax整個公關部門，所以新聞稿和宣傳文案都是由他自己寫；無論他做了什麼，一切似乎都漸入佳境。[2]

但這些策略的成效好得過頭。二〇一一年，辛格威被換掉了，Novavax的董事會決定專攻疫苗，不過他們想找個更有經驗的人來掌管公司。新上任的執行長名叫史丹利・爾克，六十二歲，人生經歷過重重挑戰。三十多年前，爾克打過越戰，在戰場上當了一年拆除建物的專家。在戰場上，他做過例行巡邏、引爆自製炸藥、也躲過敵軍的砲火。從軍期間，爾克完成會計函授課程，有時他會在戰壕裡寫作業，把沾滿血和泥土的作業寄給在美國的老師。

爾克退伍返鄉後到芝加哥大學商學院就讀，接著在數家藥廠任職，最終成為艾歐麥生技公司（Iomai Corporation）的執行長。艾歐麥的共同創辦人叫做古雷格里・葛蘭，他是一位醫生，曾於華特里得陸軍研究院任職。爾克和葛蘭在艾歐麥生技公司中，研發出多種貼片疫苗，其中包含可對抗旅行者腹瀉的疫苗。艾歐麥公司最終被賣出，爾克和葛蘭也賺了不少，但貼片疫苗始終沒有大行其道。

爾克當家後，立即任命葛蘭為公司的研發部門主任，有一部份是因為爾克知道葛蘭對疫苗情有獨鍾。葛蘭自小在貧困的印第安那鄉下長大，之後他加入軍隊，在德國的基地擔任小兒科醫生，接著到邁阿密醫院擔任住院醫生。這幾年間，看到疫苗問世，葛蘭對其敬畏三分，包括b型流行性感冒嗜血桿菌（Hib disease）的疫苗，因為這種細菌會讓兒童腦部受到感染而死亡。但轉眼間，疫苗將疾病殺的片甲不留，葛蘭在病人與家屬身上看到的悲痛也就此消逝無蹤。葛蘭決定轉換跑道，試著研發自己的疫苗。

「疫苗就像是奇蹟。」葛蘭說。

爾克和葛蘭都很喜歡史密斯的研究方法，Novavax團隊於是花了接下來幾年的時間，研發出針對不同疾病的疫苗，包括愛滋病、豬流感、伊波拉病毒、中東呼吸症候群等等。現在位於華盛頓市郊的Novavax，每次得到的早期實驗結果都成績斐然，讓政府機關與非營利組織出手相挺，其中包含比爾與梅琳達蓋茲基金會（Bill & Melinda Gates Foundation）。然而，疫苗總是在後續的關卡碰到瓶頸，最後無緣得到監管機關的許可。也許是因為疫情減緩，也許是因為疫苗無效，公司股價一蹶不振。Novavax似乎是一家無法成功的小公司。

爾克在Novavax公司大廳走來走去，看起來和藹可親又鼓舞人心。大多數日子裡，他都穿著牛仔褲配高爾夫球衫，試圖打起精神。每週五的午餐時間，爾克會帶著員工到附近的保齡球館，一邊享用雞翅和啤酒，一邊打保齡球賽，占用三十條保齡球道。爾克喜歡親自把冠軍獎盃送到獲勝隊伍的手中。公司職員很驚訝爾克記得每個人的名字，甚至在Novavax成長至超過百人時也是如此。爾克會在員工創下里程碑時送上T恤，也會在員工挫敗時拍拍他們的背。

「實驗失敗很正常，」爾克喜歡這樣告訴員工，「不然就不叫實驗了。」

面對Novavax的失敗對葛蘭來說困難許多，迫使他必須想出有創意的方法來凝聚團隊。「我們還有什麼事可以做？什麼事情是既高尚、有趣又有錢拿的？」他問研究員。

公司的失敗讓葛蘭心煩意亂。他試著專注在研發的每一個步驟，珍惜公司發展的過程，而非最終的目標。但科學研究是一段漫長艱難的苦行，研究過程可能耗費數年，這對野心勃勃且缺乏耐心的人是場折磨。葛蘭住在馬里蘭市郊的一座農場，他在農場裡種葡萄，養了很多種雞，包括蘆花雞（Plymouth rooster）、羅德島紅雞（Rhode Island reds）等，還有山羊和其他小動物。Novavax的表現愈讓人失望，葛蘭就會花愈多時間埋首在雞舍中。葛蘭每天晚上和大多數的週末時間，都忙著清理汙泥和處理雞舍工作。照料動物成了一種療癒行為。小雞在幾週內就能破殼而出，讓葛蘭在工作挫敗之餘，能夠即時獲得心靈上的滿足。

「等待實驗結果很煎熬。」葛蘭說。

最重要的是，葛蘭非常享受在難熬的一天過後，灑下過期麵包，看著他養的雞蹦蹦跳跳跑來歡迎他的時光。這些雞不在乎是否達成里程碑或研究是否失敗，牠們在乎的只有葛蘭回家。

「牠們喜歡我，每次見到我都很開心，」葛蘭說，「這種感覺真的很好。」

史密斯和其他職員一直在實驗室中努力，並從錯誤與失敗中學習，他們在其中學到的一課就是需要有人來協助他們研發疫苗。二〇一四年，Novavax併購一間瑞典公司，這間公司生產的藥劑，能提升疫苗引發的免疫反應。這種稱為佐劑的藥劑，是由智利某種樹的樹皮製作而成，主要用於消費性產品，如肥皂或麥根沙士的發泡劑。

隨著時間過去，研究員發現一種更好的疫苗製作方法。原來的做法是將一段會生成病毒外層蛋白質的DNA放入桿狀病毒中，現在的做法是產出單一病毒蛋白，與瑞典公司的佐劑混合後，形成一種奈米顆粒，再將奈米顆粒注入人體。史密斯和同仁的做法不是像mRNA和腺病毒一樣，讓遺傳物質指導人體形成蛋白質，而是把一種蛋白質直接注入人體。Novavax的新疫苗比舊疫苗更容易生產，引發免疫反應的能力也更強，這些結果讓史密斯和研究團隊受到鼓舞。

到了二〇一五年，Novavax開始研發呼吸道融合病毒疫苗。美國國家過敏和傳染病研究所疫苗研究中心的巴尼．葛拉漢，長久以來也一直在研究這個病原體。這種病毒一年將美國五萬八千位幼童送進醫院，老年人感染數也不相上下，而且也有一定的致死率。葛蘭對這個計畫充滿熱情，身為小兒科醫生，他曾治療過兩個月大的RSV患者。有些嬰兒在經歷肺部感染後便停止呼吸，最後死於呼吸衰竭，獨留他黯然神傷。他希望Novavax能成為第一家阻止這個病毒猖獗的公司。

那一年，Novavax股價在一片對RSV疫苗的呼聲中飆漲兩倍。爾克激起投資人的熱情，他對路透社表示，RSV疫苗有望成為「疫苗史上銷量最好的疫苗」。[3]

正當兩人興沖沖準備進行臨床試驗時，有些Novavax的員工卻認為爾克和葛蘭對史密斯和疫苗團隊太過有信心，也覺得RSV疫苗的進度太快了，因為該疫苗根本還沒有開始使用佐劑。有員工聽到傳言，說一些大藥廠有意收購Novavax，但收購計畫從未問世，有些人認為原因在於爾克深信Novavax可以拯救世界脫離RSV魔掌。

「這就是我們要做的事。」爾克告訴同事。

二〇一六年，爾克、葛蘭和研究團隊屏息以待，準備迎接ＲＳＶ疫苗關鍵的第三期臨床試驗結果，這次的臨床試驗受試者為一萬兩千位年長者。先前的臨床試驗都很順利，團隊興奮不已，雇用超過一百個新員工來準備疫苗最後的上市事宜。九月中的一個星期五晚上，爾克早早便開始等待這場關鍵的試驗結果。完全無法放鬆的他在家中的辦公室踱步，等著葛蘭打電話來分享結果。

爾克再也無法多等一秒，他拿起電話打給葛蘭。

「結果不好。」葛蘭告訴爾克。

葛蘭說，他本來想再次確定數據，再打給爾克。接著他收到再次確認的結果，就跟他第一次想的一樣糟，也就是徹底失敗。

「抱歉，我們失敗了，」葛蘭對爾克說，「不是差一點點，而是差很多……我覺得這行不通。」

一陣靜默。兩人都處在震驚之中，幾年的心血就這樣付諸流水。

原來，疫苗的確能有效抵禦ＲＳＶ最嚴重的症狀，但這次ＲＳＶ流行季異常緩和，削弱臨床試驗的力道，也降低了侵襲率（attack rate），即可用於測試疫苗的新增案例。隔日，Novavax股價暴跌。沒錯，病毒流行季緩和，就很難得知疫苗是否真有保護力，但投資人打賭，如果有的話，Novavax也要好一陣子才有辦法再進行新的RSV臨床試驗。

一個多月後，川普（Donald Trump）在二〇一六美國總統大選中擊敗希拉蕊（Hilary Clinton），Novavax員工在一天早晨跌跌撞撞地走進辦公室，許多人都投給民主黨，他們都還在試著接受這意外的選舉結果。而他們又遇到另一個衝擊：他們收到要他們走路的電子郵件。那天，三分之一的Novavax員工失業了。這些員工帶著他們的物品推開公司大門，留下來的員工感到心煩意亂，陰鬱的氣氛籠罩整個辦公室。

爾克擔任執行長的三十年職涯中，從未裁過任何一個員工，這次的決策讓他深受打擊。葛蘭也被自己的悲傷淹沒，他無法控制情緒，開車回家的路上，他痛哭失聲。

我們能存活下去嗎？這真的值得嗎？

「我覺得自己讓他們失望了，我也認為我太過狂熱，」他說，「看著員工離開，真的很難受。」

史密斯與同仁仍堅信自己製作疫苗的方法行得通，葛蘭和爾克也這樣認為。有一位同樣開生技公司的朋友打電話給爾克，想要鼓勵他；他告訴爾克，令人絕望的藥物臨床試驗結果非常普遍，尤其小公司更是如此。

「我也很常碰到這種情況。」朋友對爾克說。

到了二〇一八年底，Novavax的團隊準備再次測試RSV疫苗。這次的受試者是孕婦，希望這次試驗能證明疫苗能讓孕婦肚裡的胎兒免於RSV病毒侵襲。爾克仍一如往常地樂觀，他告訴投資人，RSV疫苗的全球銷售金額可能會高達十五億美元，等到Novavax證明疫苗效力且取得許可，他們就準備上市，時間希望是在明年。史密斯和同事也對研發中的流感疫苗期待不已。

然而，其他人不如他們樂觀。摩根大通是Ncvavax的金融顧問，他們舉辦的舊金山醫療照護投資大會，沒有邀請Novavax擔任講者，這對Novavax形同重擊。爾克參與其他的投資會議，但有時只有三個人來聽他演講。爾克看著稀疏的聽眾，偶爾他會放下準備好的講稿，他想著，「這真的不值得，」於是心一橫問道：「你們想要聊什麼呢？」

莫德納和BNT研發mRNA的進度非常順利；丹．巴魯克和阿德里安．希爾也有理由相信自己的腺病毒疫苗會馬到成功。而這些疫苗專家，沒有一個注意到Novavax，遑論一般人了。

Novavax是一家無法成功的小公司。

第十三章

生醫產業的明日之星

二〇一七年——二〇一九年

斯特凡・班塞爾感到相當樂觀。

多年來，莫德納的科學家一直努力想用mRNA來製造強而有力、數量豐富的蛋白質。然而，到了二〇一三年底，黃翊群說服公司轉攻研發疫苗。

現在，莫德納研發多種傳染病的疫苗，雖然目前只取得早期數據，但前景仍然看好。另一個同樣重要的進展，是凱莉・貝尼納多調整莫德納使用的脂質，使其包覆mRNA，讓mRNA分子的遺傳指令得以遞送到細胞中，卻不會產生有害的免疫反應。

二〇一七年底，班塞爾擁有一個團隊，與他暴躁的性格完美匹配。團隊成員的努力與班塞爾的幹勁和投入經常相得益彰，當班塞爾因為擔心團隊進度而沮喪不已，大多數團隊成員似乎也不以為意。班塞爾深信莫德納將來一定會生產幾百萬劑疫苗，因此他說服董事會灑下一億一千萬美元，重新裝修一座拍立得工廠，以備未來大量生產疫苗之用。這座拍立得工廠位於麻薩諸塞州的諾伍德（Norwood），往北開三十分鐘就是莫德納公司。

莫德納在研發mRNA疫苗的競賽中大幅領先，地位無人能及，於是最終班塞爾開始鼓勵自家研究員投稿期刊。他自己也開始展開雙臂。十一月，班塞爾和莫德納總裁史蒂芬．霍格前往柏林參加國際mRNA健康大會，這是mRNA領域每年最重要的會議。

與會的科學家與各公司執行長仍對班塞爾幾年前的表現耿耿於懷，當時班塞爾告誡與會者別把事情搞砸了，對幾乎所有想跟他談話的人擺出輕挑的態度。但這一次，班塞爾的態度轉變了。他暢談自己的臨床測試數據，看似非常享受與同業閒聊，令一些同業感到十分意外。班塞爾甚至發表演講，分享公司如何運用脂質奈米顆粒遞送mRNA，此舉同樣讓眾人驚訝。

霍格上台講述莫德納研發傳染病疫苗的成果後，BNT的mRNA研究先鋒卡塔林．考里科前來搭話。

「太精采了！」她說，「你知道的，我們也開始做這項研究了。」

霍格沉默半晌，在心中咀嚼她所說的話。當時，包含他在內的大多數莫德納員工，只把ＢＮＴ當作是專攻癌症的公司。當然，考里科和韋斯曼引領研發的ｍＲＮＡ修飾技術已經獲得核可，就跟莫德納幾年前做的一樣，但ＢＮＴ並沒有將這個技術用在ｍＲＮＡ分子上，他們覺得這對癌症疫苗而言並非必要，而且ＢＮＴ的疫苗並不像莫德納擁有最新的ＬＮＰ技術，因此班塞爾、霍格與莫德納員工幾乎不曾注意過吳沙忻與他的公司。

而現在，考里科在無意間暗示霍格，ＢＮＴ的目標就是成為莫德納在傳染病領域競賽的對手。但霍格沒有很擔心，他覺得這只是考里科隨意留下的見解，他甚至不知道考里科在ＢＮＴ中有多少話語權。在後來的活動中，霍格、班塞爾、吳沙忻和ＢＮＴ的首席商務長西恩·馬雷特（Sean Marett）還一起喝了咖啡，討論未來可能的合作方向。

然而，在會議的最後一天，班塞爾和霍格來到飯店大廳，發現吳沙忻、馬雷特和加拿大一家ＬＮＰ公司的高階主管勾肩搭背，而這家公司先前曾與莫德納合作研發第一代的遞送技術。這下霍格真的開始擔心了。一切都說得通了，霍格警告班塞爾，ＢＮＴ也想用ｍＲＮＡ研發傳染病疫苗，追上莫德納的進度。

「放輕鬆，他們現在都把精力放在癌症上，」班塞爾對霍格說，「我們有先發優勢……他們不可能憑一己之力就贏過我們。」

莫德納：生技業史上最大IPO

班塞爾是初生之犢不畏虎，但莫德納其他員工卻愈來愈憂心。

莫德納二〇一八年完工的新工廠所費不貲，但公司幾乎沒有收益，研究等費用也節節攀升。沒錯，班塞爾還在尋找願意簽下鉅額支票的投資人，這也是他會如此興致勃勃的原因。二〇一八年二月，班塞爾募得五億美元的資金，投資人包括來自瑞士日內瓦的百達集團（Pictet Group）、阿布達比政府的主權基金（Sovereign wealth fund），以及紐約避險基金公司維京全球投資（Viking Global Investors）等等，但在這些新的投資人當中，很多都不是醫療照護產業出身。醫療照護產業圈對班塞爾和莫德納公司的態度，從原本的懷疑變成明目張膽的嘲笑，這樣的轉變為公司帶來隱憂。

二〇一八年三月，醫療健保網站STAT的文章指出，莫德納在近期的募資活動中，聲稱自己有七十五億美元的價值，此舉「讓同業大惑不解」。文章還刊出莫德納用來讓投資人驚豔的行銷素材，有些素材聲稱莫德納的藥物將帶領公司迎向「擁有數十億收入的未來」，但這些藥物其實只在小鼠身上測試過。投資人告訴STAT，這樣的預測數字「十分荒唐」。[1]

文章作者認為，莫德納靠的就是這些缺乏經驗的無知投資人，這些投資人對醫療照護產業認識不足，無法質疑莫德納畫出的美好願景。這篇文章引來新一波針對班塞爾和莫德納的嘲諷奚落。

「他們準備這種簡報，一定是衝著Theranos的投資人來的。」一則推特貼文寫道。

「還真是『錢』景看好。」這是另一則推特嘲笑文。

到了四月，有些生技醫療的投資人開始對班塞爾的大放厥詞感到厭煩，他們不相信mRNA分子有這麼大的價值，能進入細胞並持續產生足夠的蛋白質。心生懷疑的人認為莫德納即將放棄研發克果納傑氏症候群（Crigler-Najjar syndrome）的疫苗，並指出在甲基丙二酸血症（methylmalonic acidemia）和丙酸血症（propionic acidemia）的疫苗研發也沒什麼顯著的進展，而莫德納曾在一年前就告訴投資人，他們會打敗這兩種疾病。

在紐約舉行的一場生技會議上，亞當·史東（Adam Stone）在專題討論的環節，直截了當地評估mRNA是否有可能成為研發藥物或疫苗的基礎。亞當·史東聲譽卓著，在專事生命科學投資的避險基金公司Perceptive Advisors擔任投資長一職。

「mRNA不可能行得通。」史東對著百餘位觀眾說，這項消息來自某位與會者。（史東則表示他不記得自己說過這樣的話。）

二〇一八年底，莫德納已經成為支持者和反對者的戰場，雙方對莫德納的未來都胸有成竹。許多共同基金與投資人都深受班塞爾具有說服力的言論吸引，讓莫德納吸引足夠的資金，十二月首週就賣出股票，這是史上最大的生技業首次公開募股（IPO）。然而，股價到年底就跌了三四%，成為股市上被放空最多的股票，這表示看跌的「放空者」認為這家公司的股價過高且過度炒作。莫德納在IPO募得六億兩千萬美元的資金，但莫德納有產品可供上市之前，還需要更多資金才能維持營運。

很快地，班塞爾就要擔心去哪裡找錢了。

BNT急起直追

同時，BNT在二〇一八年的研究進展良好，因為吳沙忻採用一種跳脫傳統的管理策略，讓許多同公司的研究員搖頭，感到難以置信。

吳沙忻和圖雷西仍然夙夜匪懈、甚少玩樂。每到夜晚，兩個人回到家，泡了茶或咖啡，便開始研究與寫作的夜班輪值。他們告訴團隊成員，他們從不懈怠，每晚只睡大概四個小時。好吧，很多主管其實都是工作狂，但員工得知，吳沙忻和圖雷西從不同時睡四小時，他們的睡眠時間每晚頂多重疊兩小時。沒有人知道為何這對夫妻的睡眠習慣如此怪異，有些員工推測，他們可能是想藉此對研究員發出被動攻擊，提醒他們BNT的研究有多傑出。

「吳沙忻的想法是，如果你覺得睡不夠，那就看看我吧，」一位前BNT資深研究員說，「他希望你把一生都奉獻給公司。」

員工之間常會互相分享吳沙忻的怪癖，這些怪癖大多都是在說吳沙忻簡直要被他的研究給吞噬了。據傳吳沙忻有一份不斷更新的待辦清單，上面寫了所有他想做的事，如學習新的電腦語言（即使只有十分鐘空檔）。員工也說，吳沙忻有時候會拉出一張毯子擺在辦公室的地板上，然後小睡五分鐘，但他不想讓任何人知道他需要休息。休假時，吳沙忻、圖雷西和女兒德爾芬（Delphine）喜歡去西班牙加那利群島（Canary Islands）或其他地方的全包式度假村。但他們過的可不是一般的家庭假期，通常他們會寄三到四台笨重的電腦和二十七吋的電腦螢幕到飯店，他們自己則會帶著六個行李箱入住，其中至少有一個會裝滿科學文獻。吳沙忻大多數時間都在飯店房間閱讀與寫作，而圖雷西和德爾芬則在一兩位保母的陪同下，前往泳池玩耍。吳沙忻偶爾也會扛著他的科學文獻，到泳池邊加入母女倆的行列。

二〇一八年，BNT從新的投資人手中募得資金，這對夫妻擁有的股票市值一飛衝天，但他們仍住在德國美茵茲的公寓中。吳沙忻的身上從不見生活富足的痕跡。圖雷西成為BNT的醫藥長之後，在一次員工大會上，圖雷西說她買了一條項鍊犒賞自己。

「我自己花錢買的，因為他絕對不會買。」她這樣形容吳沙忻。圖雷西並沒有批評的意思，她只是在揶揄吳沙忻從不在乎奢侈品或物質報酬。

若問到吳沙忻工作的動機是什麼，他會告訴同仁：「你做的都是為了幫助他人、為了病人、為了榮耀。」

某種程度來說，他已經成為生技圈的麥克．史考特（Michael Scott）。就像這部虛構影集《我們的辦公室》（*The Office*）的老闆一樣，吳沙忻也希望BNT是一個歡樂的大家庭。多年來，吳沙忻與員工培養出好交情，都以名字互稱。許多員工年紀尚輕，而這些研究員吐露家庭、親密關係等等困擾時，他總是難得一見地耐心傾聽。吳沙忻和圖雷西會舉辦盛大的聖誕派對，派對上有巧克力噴泉、昂貴的野味總匯以及震天價響的在地樂團。員工開心跳舞、大快朵頤時，這對夫婦就會站在屋子的前頭微笑，臉上盡是快樂與驕傲。

不過，吳沙忻會要求他的團隊要跟他一樣，把工作和公司視為首要之務。不夠投入的員工就會被請出公司，或者有時會被吳沙忻打入冷宮。

「就像黑手黨一樣，你要不就是這個家的一份子，要不你什麼也不是，」科學家伯恩．克洛科（Björn Kloke）說，他曾於二〇一八年在BNT任職，「我喜歡這個人……他的觀念很正確，但他把一生奉獻給公司，並非所有人都想這樣。」

輝瑞參戰

多年來，吳沙忻帶領的BNT一直都專注研發癌症疫苗，不過這將有所改變，就跟霍格發現的一樣。二〇一八年春天，吳沙忻在美茵茲的BNT總部接待兩位來賓，一位是凱瑟琳．詹森，負責美國藥廠巨頭輝瑞公司的疫苗研發部門；另外一位是詹森的同事菲利普．多米策（Philip Dormitzer），負責的是輝瑞病毒疫苗研發部門。這兩位輝瑞主管的艱困任務，是要找出製藥產業的明日之星。輝瑞全球領先的地位仍在，但這幾年收益逐漸下滑，大品牌慢慢失去專利的保護傘，新藥研發也停滯不前。高人氣的輝瑞執行長伊恩．里德（Ian Read）即將卸任，接棒的人是一位希臘裔的獸醫，名叫艾伯特．博爾拉，而他準備讓輝瑞走向創新之路。

詹森和多米策急切地想讓輝瑞研發mRNA藥物或疫苗，但輝瑞幾年前已經把傳染病部門收起來了，而且他們對mRNA也沒有什麼研究，難以趕上莫德納等公司的進度，因此詹森和多米策開始尋求合作夥伴。輝瑞和吳沙忻經過初步談話後，就派員飛到BNT與吳沙忻和其團隊會面。

詹森和多米策在BNT參觀時，既覺得刮目相看，又感到有些吃驚。輝瑞公司裡有數以萬計的老鳥科學家，在公司的走廊上想不見到白髮蒼蒼的人很難，但BNT的每一個人看起來都像剛畢業，這點讓詹森和多米策有些擔憂。

「這裡沒有大人嗎？」多米策半開玩笑地問了接待他的人。

但過了幾個月，多米策和詹森對吳沙忻和同仁的態度變得較為自在。他們很欣賞吳沙忻，吳沙忻和他們一樣著迷於閱讀新的科學文獻。他們也很讚賞吳沙忻充滿熱情，想利用mRNA研發出有效的疫苗。二〇一八年八月，兩家公司決定攜手合作，共同研發流感的mRNA疫苗。他們賭自己一定能開發出新技術，讓新疫苗的保護力比現有疫苗更強。組隊研發流感疫苗，也可以增加將mRNA用於其他病原體的可能性，至少對於未來是如此。

多年來，班塞爾對mRNA領域的龍爭虎鬥感到十分憂心，而現在，就在他認為莫德納領先群雄、勝券在握之際，敵手已然出現。班塞爾還渾然不覺，但吳沙忻已經感受到肩上的重擔。BNT要得到疫苗或藥物的核可，還需要幾年的時間，收支也還沒有打平。即使現在輝瑞大廠是合作夥伴，但如果想讓研究大有進展，他們就需要更多資金。BNT再也不能只依賴史特朗曼兄弟或散戶提供的現金，吳沙忻和團隊決定，他們要在首次公開募股時，將股份賣給一般投資人，就像莫德納一年前做的一樣。

二〇一九年夏季，吳沙忻和同仁花了兩週行遍歐洲和紐約，宣傳BNT即將在十月首次公開募股。這些高階主管拜訪數十家避險基金、共同基金等投資人公司，總共造訪二十四個國家，在過程中詳細敘述他們用疫苗治療癌症與傳染病的計畫。吳沙忻說話溫柔和緩，知識淵博，他以創新的做法讓免疫系統對抗疾病，以及他對公司的遠大抱負，都讓眾人印象深刻。

接著投資人將目光轉向數據。當時，BNT已經營運九年，但只有一種藥進行到中期的二期測試階段，那是治療黑色素瘤的藥，由BNT與基因泰克公司共同研發，這表示如果未來此藥有成，吳沙忻的公司就必須分出一杯羹。目前只有兩百五十位病人使用過BNT的疫苗，BNT只希望能在二〇二〇年底前展開流感疫苗的首波研究。

來自美國康乃狄克州格林威治的醫療產業投資人傑佛瑞・傑（Jeffrey Jay）聽完吳沙

忻的介紹後，感到很有興趣，不過他仍決定不買進股票。研發另一種流感疫苗的想法很「無聊」，他想看的是BNT研究癌症的進展，然後再決定是否要買進股票。

「我想看更多資料。」傑說。

吳沙忻和同仁一直聽到大家說，公司「太複雜了」，因為BNT共研發超過二十五種疫苗和藥物，而且除了mRNA之外，他們還有三種不同的研發方法，包括所謂的嵌合抗原受體T細胞（chimeric antigen receptor-T cell, CAR-T）療法，訓練人體的免疫系統攻擊癌症細胞。這些發展對一些投資人來說，實在太多了。

「有些人對我們的願景感到疑慮。」吳沙忻說。

十月初的首次公開募股即將到來，吳沙忻和同仁的運勢開始卻走下坡。當時，共享辦公室公司WeWork面臨虧損，美中貿易戰甚囂塵上，生技股兵敗如山倒，莫德納也在劫難逃。十月二日，也就是BNT股票初登場的前幾天，瑞士的新創癌症藥廠ADC Therapeutics決定延後首次公開募股，震驚了吳沙忻團隊。

十月四日星期五晚上，西恩·馬雷特在紐約與幾位資深同仁喝一杯，他們都知道自己處於何種艱難的處境，但他們消沉到對首次公開募股的問題避而不談。

馬雷特特別沮喪，因為不久前，一間資金雄厚的投資公司告訴他，由於股市低迷，所以他們不會買進ＢＮＴ的股票。

「我覺得胃很不舒服。」馬雷特說。

吳沙忻和ＢＮＴ團隊見了摩根大通的銀行顧問，他們必須做出一個艱難的決定：撤銷首次公開募股計畫，也許等待未來再戰，或是壓低股價與募股規模以吸引投資人。吳沙忻想繼續前行。

「我們不能就這樣兩手空空的回家。」馬雷特這麼說，以表同意。

ＢＮＴ團隊知道，他們其實別無選擇。公司需要錢，而首次公開募股即使規模很小，也還是有用，以後公司就可以賣出多餘的股份來換得資金。ＢＮＴ把股價壓低，也把規模變小，最後募得一億五千萬美元，比他們原先的期望低了一半以上。

吳沙忻對他的公司和做法有信心，其他有多少人相信，就不得而知了。

嬌生與牛津大學仍熱衷腺病毒疫苗

丹．巴魯克和阿德里安．希爾對自己的疫苗仍深具信心。

二〇一九年秋天，巴魯克的合作夥伴，也就是嬌生公司的楊森藥廠，累積的腺病毒疫苗施打人數已經超過十一萬人，其中包括伊波拉病毒、ＨＩＶ及茲卡的疫苗。這些疫苗的副作用小，而且每一種疫苗都產生十分優異的免疫反應，成功訓練B細胞和T細胞抵禦病毒。

這些小劑量的疫苗似乎就足以引發免疫系統的反應，比起殺死病毒或削弱病毒來製作的傳統疫苗，使用腺病毒傳送基因有效負載也更為安全，嬌生的技術似乎有望打擊未來會出現的病原體。未來的疫苗也還是會用感冒病毒Ad26為載體，至於載體內部，嬌生公司的科學家針對任何想對付的新病毒，將其關鍵蛋白質的遺傳物質注入載體即可。

但先前的研究並不是以證明疫苗效力為目的，比如說，他們還沒有比較施打疫苗的受試者，是否比施打安慰劑的受試者更不容易感染伊波拉或茲卡病毒。嬌生認為，在這些疾病肆虐的時候，並不適合執行安慰劑對照試驗。努力了這麼多年，巴魯克和嬌生仍然還沒證明自己的疫苗能保護任何人，不過他們仍抱持希望。

鏡頭轉到牛津大學，希爾、莎拉·吉爾伯特與其團隊，也對自己的腺病毒疫苗非常樂觀。他們研發的疫苗製程方便、成本低廉，而且能長期以標準冷藏溫度儲存，就跟巴魯克和嬌生合作的疫苗一樣。如此一來，疫苗就很適合供給沒有冷藏設備的貧困國家使用。但是，牛津團隊的黑猩猩腺病毒疫苗施打人數，目前總共只累積到三百三十六人，另外有一千五百位人施打相似的疫苗，這個成果也不足以證明疫苗有效。

牛津研究團隊現在已經開始測試黑猩猩腺病毒疫苗能否對抗MERS，觀察這樣的疫苗是否真的行得通。但現在仍然沒有任何一劑有效力的腺病毒疫苗可以供給人類施打，而且也沒有受到監管單位核可，至少在西方世界是如此。

二〇一九年十一月底，希爾飛到華盛頓特區以南的馬里蘭州，在國家港灣（National Harbor）地區參加全球傳染病專家的會議。會議中，希爾一如往常地睥睨一切。他評論各種病原體以及理想的疫苗做法，但他沒有意識到，在他大抒己見的同時，危及性命的危險正在遠處悄然形成。

Novavax認賠殺出？

二〇一九年初，蓋爾．史密斯與Novavax的疫苗離研發成功只差一劑之遙。

在不遠的三年前，Novavax的RSV疫苗臨床測試才慘遭滑鐵盧，逼得史丹利．爾克和古雷格里．葛蘭為了節省成本，不得不裁掉三分之一的員工，公司已是苟延殘喘。

但是，爾克最後竟從比爾與梅琳達蓋茲基金會募得九千多萬美元。這筆資金讓Novavax得以進行為期四年的研究，並為孕婦注射Novavax的疫苗，測試能否預防胎兒感染惡毒的RSV病毒。

二〇一九年初，Novavax的股價再次攀升。此時，公司正在等待史密斯的實驗室從華盛頓特區之外傳來最後一批疫苗施打的結果。二〇一九年二月二十八日，試驗結果出爐。與安慰劑對照組相比，疫苗只保護三九．四％的胎兒免於下呼吸道感染。這次的失敗對長久以來總是搞砸研究的公司來說，無疑是又一次的震驚與難堪。

在Novavax公司裡頭，不願意相信事實的聲浪不斷。有些員工淚灑辦公室，擔心工作再次不保，公司也可能就這樣走到終點。研究員想保護人類免於重病，付出多年的光陰與心血，也隨著這次失敗的試驗結果，再次證明這一切都將付諸流水。

葛蘭陷入消沉，連起床都變得困難，就連他最愛的雞也無法給他安慰。

「我得面對投資人、我的員工、我的家人、我的董事會，」葛蘭說，「我是RSV專家，我辦過好幾次會議……要我站上台說我失敗了，你知道，那真的很難。」[2]

史密斯的同事也很難過，但史密斯和實驗室的同仁都認為，這個試驗結果其實是好消息。好吧，可能不算是好消息，但絕對沒有像大家想的那麼糟糕。這個疫苗保護四四％的嬰兒，讓他們不會因為下呼吸道感染而送醫，比市面上的任何疫苗都更能抵禦RSV引發的病症。除此之外，這個疫苗也成功將罹患低血氧症的機率降低六〇％，這種與RSV病毒有關的病症非常嚴重，會讓身體的細胞與組織無法獲得足夠的氧氣。即使主要療效指標只有三九．四％，但這個數字也與監管機關視為成功的低標（四〇％）非常接近。事實證明，他們離主要療效指標的距離只差一個案例；而且，在比美國更多RSV案例的南非，其疫苗效力更是高達七六％。史密斯告訴同事，現在還不是放棄的時候。

史密斯和同事重整旗鼓，回到實驗室，找出更好的方法來引發免疫反應。他們調整出最適當的佐劑劑量，也找出達到保護力所需的病毒蛋白質量，他們還發現一些方法，能讓原本隱藏在免疫系統中的病毒片段現身。

但投資人才不管這些。二〇一九年五月，Novavax的股價來到慘不忍睹的六美分，Novavax也瀕臨被納斯達克證交所踢出去的邊緣。Novavax啟動二十股合併成一股的股票反分割（reverse stock split），也就是原本手中擁有一百股的員工和投資人，現在變成只有五股，使股價提高至六塊多。但這個策略沒有奏效。二〇一九年底，Novavax的股價再次暴跌三九％，因為投資人紛紛退場，這間公司等著倒閉。

Novavax需錢孔急，於是售出製造設備。從那時候開始，Novavax就要依賴其他廠商才能生產疫苗，公司主管認為，如果疫苗進到申請核准階段，這個問題將會引發他們的憂慮。同時，爾克資遣了一百位員工，將近四分之一的勞動缺口，這也是另一個痛苦的決定。

很多人覺得疑惑，為什麼Novavax不直接認賠殺出就好？「大家不會認為他們是騙子或實力不足，但第一次RSV疫苗失敗後還繼續嘗試，會讓大家非常驚訝。」紐約生醫投資公司RTW合夥人王羅德（Rod Wong）認為，「繼續下去，投資人只會愈來愈沒興趣。」

二〇一九年十二月，爾克和葛蘭在公司舉辦一場假期派對，希望可以提振委靡的士氣。Novavax員工以前參加的派對都是精心打造，他們也會參加氣氛歡騰的保齡球聯合賽，拿過閃閃發亮的獎盃。但現在，Novavax的金庫裡已經沒有多少資金能負擔這些吃喝玩樂，所以這次是眾人聚集在會議室中，共享披薩和少少幾瓶可樂。這場派對看起來就像是小學生的生日派對，只是沒有禮物，也沒有歡笑。

幾週後，Novavax的員工在公司附近的Rockville酒吧見面，這一次公司主管沒有參與。在酒酣耳熱之際，他們想討論如何拯救自己的事業，還清醒的員工則分享最近的工作機會，也爭論著Novavax將何去何從。他們知道公司剩餘的資金只夠活幾個月，股票成交價也低於四美元。公司的市值剩一億兩千七百萬美元，比一艘豪華遊艇的價格還低。幾個員工說，他們仍相信公司的疫苗技術，並誓言跟公司一起奮戰到底；有些員工說他們也會留下，但這是因為他們有員工認股選擇權，再過不久，等選擇權生效，他們就要離開公司。

當員工提交辭呈時，爾克表示他能理解，而且絕不會對他們心懷怨恨。爾克知道員工想要更穩定的工作，而他沒有辦法滿足這個需求。

二〇二〇年初，Novavax開始進行另一個疫苗的後期臨床試驗。這次的疫苗是針對流感，疫苗同樣是來自史密斯的實驗室團隊，現在這支團隊已經裁減至二十人以下。這個疫苗的早期數據非常出色，但現有的流感疫苗都非常有效，所以沒有人願意出資贊助Novavax的疫苗。

「我們人手不多，設備不夠，資金不足，也沒有信心。」葛蘭說。[3]

這個流感疫苗是Novavax的最後一次機會。爾克努力維持公司營運超過十年，每次挫敗後都努力讓員工再次振作起來，不過，這次連他都開始鬱鬱寡歡。

「我們頭上有烏雲籠罩。」

莫德納股價暴跌

二〇一九年底，班塞爾和莫德納的情況也不太樂觀，投資人不再挹注資金，莫德納與默克藥廠和其他夥伴的合作也已經終止，於是公司開始削減研究經費與其他開支。在主管會議上，班塞爾強調公司要節省開支，並告訴員工要減少出差等費用，而且這個措施將會延續數年。

「我們想錢想瘋了。」霍格說。

班塞爾、霍格和其他高層都努力不讓員工擔心錢的問題，這樣他們才能專心研究，但他們能做的也只有這樣。員工知道公司的資金還夠撐兩年，莫德納現在還沒開始裁員，他們如釋重負，但對未來仍感到相當擔憂。

班塞爾和同仁仍深深相信，將帶有遺傳指令的mRNA分子注入人體，能產生蛋白質並讓免疫系統學會抵禦病毒。此時，莫德納六百位科學家與員工正在執行或規畫疫苗的臨床試驗，包括茲卡病毒、屈公病毒（chikungunya）、流感等病毒與疾病的疫苗。比爾與梅琳達蓋茲基金會也出錢資助。

也許最重要的一點是，巴尼·葛拉漢是莫德納的粉絲。這位在疫苗研究中心的資深科學家並不知道莫德納有資金的問題，他也不在意在班塞爾與莫德納身上的流言蜚語。葛拉漢對莫德納的mRNA做法很好奇，也想知道這種疫苗是否能抵抗下一波危及人類的病毒。

時間回到二〇一七年，當時莫德納與政府科學家共同研發出一種ＭＥＲＳ疫苗，這種疫苗在小鼠與猴子身上都能產出非常多抗體。一年後，他們針對高致死率疾病立百病毒（Nipah）的疫苗研發也多有進展。二〇一九年九月，莫德納在巨細胞病毒（cytomegalovirus，簡稱ＣＭＶ）的第一階段研究獲得前所未有的佳績，也決定實行首次的第二階段研究。

二〇一九年秋天的尾聲，葛拉漢與疫苗研究中心主任約翰·馬斯柯拉一同到諾伍德的藥廠，並且對此行印象深刻。莫德納和政府科學家決定要在二〇二〇年初進行測試，看他們能在多短的時間內共同研發出疫苗，阻擋新一波的病毒感染。這只是為了下一波疫情所做的預先整備演練，但這可以讓他們知道ｍＲＮＡ的做法是否真的有用。

但多年來批評者的攻擊，讓莫德納損失慘重。二〇一九年底，莫德納的股價比首次公開募股時還低一五％，讓班塞爾難以募得新的資金來維持公司的營運。先前的支持者也都相繼拋售股票，包括維京全球投資公司，這間市值兩百九十億美元的紐約避險基金公司，在二〇一八年底擁有莫德納五％的股份，但現在幾乎一張都不剩，顯示外界對班塞爾和莫德納長期以來的疑慮。

神祕疾病開始蔓延

二〇一九年底，班塞爾與家人飛回南法的家度假。

班塞爾起床，喝了杯茶，讀到中國南部有肺部疾病蔓延的資訊。

班塞爾寫信給疫苗研究中心的科學家葛拉漢。「你知道這是什麼嗎？」班塞爾問。

葛拉漢說他和團隊已經在關注這個剛爆發的疾病。推特和微博的傳言都指向中國南部武漢市周圍出現的多個肺炎案例。葛拉漢已經寄信給實驗室中一位年輕的科學家奇茲梅基亞．科貝特，要他們準備好應付這個在中國新興的不知名病毒。但相關資料細節卻不夠充分，葛拉漢甚至不知道引發感染的是病毒還是細菌。

班塞爾一直想著這個不停擴散的疾病。

他傳了更多訊息給葛拉漢。葛拉漢答應他，只要知道這個疾病的來由，一定會告訴他。過幾天之後，班塞爾和家人回到波士頓，但他仍忘不了那一場正在爆發的疫情。

班塞爾的科學家沒有處理過細菌感染，所以如果這個疾病是細菌感染所致，莫德納便愛莫能助，但如果這次新興的疾病是病毒引起，或許班塞爾團隊能給予一臂之力，班塞爾這麼想著。也許，他們終於找到一個機會，可以證明 mRNA 真的有用，證明那些懷疑的言論是錯的，也許班塞爾和莫德納能阻止這個病毒蔓延。

第十四章

新冠疫苗生死賽開跑

二〇二〇年一月——二月

人類要持續稱霸世界，最大的挑戰是病毒。

——約書亞．賴德堡（Joshua Lederberg），一九五八年諾貝爾生醫獎得主

武漢美不勝收，但同時也危機四伏。

武漢是中國中部湖北省的首都，幅員廣大，人口高達一千一百萬，約等同紐約和芝加哥的人口總和。武漢市有許多令人嘆為觀止的湖泊及枝葉繁盛的公園，壯麗的長江與深具歷史意義的漢江將武漢市一分為三。武漢市有三個火車站與一個國際機場，每日載運源源不絕的遊客，四通八達的高速鐵路可通行中國多個城市，還有國際航班飛往世界各地。

武漢淡水資源豐富，以各式各樣的魚料理聞名，另一個眾所周知的料理是熱乾麵*。武漢也跟其他中國大城市一樣，建有許多雜亂無章的大型市場，販售溫體肉、水果、海鮮、蔬菜等，有些店家還會為客人現場宰殺活體動物。市場販售的動物包括狸、麝香貓、水貂、獾、兔子、刺蝟、小鱷魚、蝙蝠。有些蝙蝠的尺寸就跟雞一樣大，常作食物、儀式或藥用。[1]販賣野生動物多屬違法，雖然武漢市場中販賣的物種，有三分之一都受到政府保護，但執法力度卻不大。[2]

在武漢市場中屠宰的動物極易受到感染，而且會傳播病毒，這些動物通常都存放在狹小擁擠、衛生欠佳之處，利於傳染病原體。武漢市場處理與存放動物的方式，一直以來多有爭議，部分原因是在中國其他地方，相似的環境已經帶來非常嚴重的問題。二〇〇二年，SARS冠狀病毒首次出現在距離武漢約一千公里的中國南部城市佛山。當地有一個與武漢市場相似的市場，其內部及周遭都出現這類病毒。出現SARS早期症狀的患者，將近一半的人都可能曾密切接觸過上述提及的動物。[3]

二〇一九年十二月，眾人開始流傳武漢地區正在散播某種神祕的疾病。社群媒體與其他消息來源指出，許多人感染了某種呼吸道病毒。沒有人知道為何會出現這種病毒。二〇二〇年一月初，《華爾街日報》將這種疾病形容為「神祕的病毒性肺炎」，會引起

「發燒與呼吸困難」。[4] 有些感染案例與武漢華南海鮮批發市場的小販有關，華南海鮮批發市場是武漢市的大型市場，市場中攤販多如牛毛、走道縱橫交錯。沒有人知道這個疾病是源於這個市場，或是只在此處傳播，但正在打擊非洲豬瘟的中國政府隨即明令關閉市場。

一月三日星期五中午，張永振收到他急著想拿到的包裹。五十八歲的張永振是復旦大學附屬上海公共衛生臨床中心的傳染病專家，他收到的包裹是裝在乾冰裡的金屬盒，裡頭有一個試管，裝著武漢一家醫院七位新病毒患者肺部清洗的拭子。這些患者都去過華南海鮮市場，或住在附近。張永振和同仁馬上開始工作，連續四十個小時沒有停歇，整整兩個晚上都待在實驗室裡。一月五日星期天凌晨兩點，研究團隊已找出病毒的基因組（即完整的遺傳指令組），並宣布這種病原體「與SARS冠狀病毒十分相似」。[5] 他們也注意到，這種病毒的基因會在病原體表面產生棘蛋白，SARS冠狀病毒感染人類細胞的蛋白也與這種蛋白類似。

這個消息糟透了，因為SARS使中國損失慘重，還引發社會動盪不安，讓中國政

＊譯注：武漢人常見的早餐，以過水淋油的鹼水麵加醬油、芝麻醬、辣蘿蔔丁等佐料，為中國五大名麵之一。

府焦頭爛額。如果新的病原體與SARS一樣，那中國就麻煩大了。當地的科學家知道這點，中國高層也心知肚明。然而，接下來的一週，中國當局努力做的是穩定民心。武漢衛生機關高層表示，前一週並沒有任何新確診案例，這是個好消息。另外，他們也沒有發現人與人傳播的「重大」情事，不過他們並未解釋何種程度可謂「重大」。[6]

聯合國國際公衛專責組織WHO發表聲明，讚揚中國的公衛資源與監控疫情的公衛制度令人感到十分安心。武漢有全中國第一間生物安全等級（Biosafety Level）第四級的實驗室，這種實驗室專門研究致命的致病原，表示武漢其實是一座科學重鎮。專家表示，即使真的有新的冠狀病毒出現，也不太可能產生像SARS病毒那樣的影響。衛生當局從二〇〇二年的疫情學到很多，中國政府也做好準備應戰。

相較於衛生當局和其他人流露出的冷靜與自信，張永振與其他中國科學家則開始對武漢的病情有所警覺。他們特別擔心某個家庭，這個家庭有六個人，他們住在深圳，一個比武漢更大的城市，離武漢有一千公里遠。過年前，這個家庭曾到武漢度過一週的時間，現在，有五個家庭成員感染武漢的新興病毒，每一個染病者都病痛纏身，包括發燒、上呼吸道或下呼吸道感染，以及腹瀉。

旅行期間生病很正常，但這次事件麻煩的地方，就在於有一個家庭成員並沒有去武漢，卻在與其他家庭成員接觸數日後也感染武漢的新興病毒，這表示這種病毒可能會在人與人之間傳播。同樣令人擔憂的，還有另一位十歲的家庭成員。《刺胳針》事後撰文寫道，這位小女孩「不服父母管教」，因為她在武漢度假時，並沒有跟其他孩子一樣戴上醫療用口罩。她後來也感染病毒，卻沒出現任何症狀，[7]這對她是件好事，但對其他人來說簡直糟透了。對張永振與其他科學家而言，這表示國內或其他地方有許多無症狀的感染者，他們帶有新興病毒並四處移動傳播，但所有人都渾然不知。

同時也是中國疾病預防控制中心一員的張永振，必須想想下一步該怎麼走。負責監管中國疾病預防控制中心的內閣層級機關國家衛生健康委員會，在幾天前發表一份內部聲明，要求曾測試新興病毒的研究室，將新興病毒的測試樣本銷毀或交付政府，並禁止所有人發布與病毒有關的研究。[8]

張永振看了手機，發現愛德華・霍姆斯（Edward Holmes）又寄來一封信，他這幾天都一直寄信給張永振，但張永振都沒有回。愛德華・霍姆斯是雪梨大學的傳染病專家，他之前與張永振共同撰寫幾篇科學論文，探討數種新興病毒的演變，他們甚至正在撰寫武漢各地呼吸道疾病的論文。而現在，霍姆斯聽到武漢新興病毒的傳言，他急切地想知道張永振對於這個新的病原體了解多少。

「你有在研究這個新病毒嗎？」霍姆斯在另一封電子郵件中問道。

張永振並沒有回覆有關他的研究或新病毒的種種細節，但在一月五日星期天早上，也就是在張永振排出病毒基因組的幾個小時後，他便寄一封電子郵件給霍姆斯。霍姆斯讀信的時候正在車上，他太太開車載著他和從英國遠道而來的家人到雪梨的海灘出遊。

「請立刻打給我！」張永振的信裡寫道。

霍姆斯暫時離開家人，並打給張永振，他們開始討論這個新興病原體的細節，以及這個病原體與先前的致命病毒有何相似之處。他們幾乎不約而同得出一樣的結論：

「這是SARS病毒，就是SARS病毒！」張永振說。

該死，又來了。霍姆斯心想，又來一個險惡的冠狀病毒了。

張永振和他的中國同事開始警告中國當局，張永振對國家衛生健康委員會發出警告，接著飛到武漢，告訴武漢的公衛高層要採取緊急措施，在月底的農曆春節期間來臨之前阻擋病毒擴散。[9]

這樣還不夠，霍姆斯告訴張永振。已經有愈來愈多案例出現在武漢、香港和其他地點。你非得跟世人分享這個病毒的基因資訊不可，霍姆斯說。如果是一個類SARS的病毒正在散播，那麼我們在幾天之內就要準備好檢測裝備，也可能需要疫苗。但只有知道病毒的基因組成，才有可能生產檢測裝備、研發疫苗。

張永振猶疑不定。他是一個行事認真的科學家，在他的職業生涯中，已經排過數千種病毒的基因組。而張永振也跟霍姆斯一樣，清楚知道他手中握有的病毒基因資料，能夠讓他在頂尖期刊中刊出一篇優質論文。這是每一個研究員都想達到的目標，而張永振和霍姆斯的研究已受到著名期刊《自然》（*Nature*）的關注，這些資料對世界各地的科學家都會很有幫助。然而，張永振也明白，中國當局想控管新病毒的資訊。其他政府實驗室已經將同樣的遺傳物質解碼，中國高層於一月八日確認這是一種新的冠狀病毒，[10]但他們還是繼續壓著病毒基因的資訊。這對張永振來說是個警訊，即中國政府不想洩漏資訊，可能是怕招來外界審視中國處理新興病毒的眼光。

張永振最近已經因為個人生活而焦頭爛額了，幾個月前，他的妻子因癌症過世，至今他仍沉浸在悲痛之中。撇開這個悲劇不談，他的壓力也很大，張永振忙著研究病毒，以至於有時候他一週會在辦公室裡睡個兩三天。他現在最不想做的，就是讓自己有更多壓力，對於幫忙阻擋病毒，他已經做的夠多了。不要逾越上司、不管病毒基因資訊，似乎才是明智之舉。

這下換霍姆斯挫敗了。等待基因資料的期待落空一天，就代表生產檢測裝備的日期再延一天，而這可能會危害全球人民的健康。霍姆斯和張永振手裡握有大獨家，而他們已經快輸給其他研究員了。有傳言說，已經有人排出病毒的基因序列，論文也在著手進行當中，但是有人拒絕將這些資訊發布出去。一月十日，全球大型信託惠康基金會執行長傑若米．法拉爾（Jeremy Farrar）在推特上發文，說如果這個傳言屬實，真有人不願發布如此重要的資訊，那麼「問題就大了」。

「我的天，那個人就是我啊！」霍姆斯想著。

霍姆斯打給法拉爾，詢問他是否能聯絡中國疾病預防控制中心，請他們分享病毒的基因序列，並說服張永振。接著，霍姆斯打給張永振，試著再次說服他。

「我們真的、真的很需要病毒的資料。」霍姆斯對張永振說。

一月十一日星期六早晨，張永振坐在上海虹橋國際機場跑道的一架飛機上，他準備飛到北京，警告其他的中國高層有關病毒的消息。此時，他接到霍姆斯的電話。

「你能不能發布資料？」霍姆斯問。

「我待會再打給你。」張永振說。

機組人員看到張永振在講電話，便指示他掛斷電話。

「你一定要把資料給我。」霍姆斯說。

張永振沉默半晌。

「好。」他溫和的說。

張永振很快打了通電話給實驗室的同仁，幾分鐘後，霍姆斯就在收件匣中，看到一封帶有附件的信。他很快算了一下，現在蘇格蘭愛丁堡剛過午夜。安德魯・蘭柏（Andrew Rambaut）就住在蘇格蘭愛丁堡，他是一位學者，他有一個網站叫做virological.org。蘭柏和霍姆斯之前就說好，如果張永振發布病毒的基因定序資料，就要將資料公布在他的網站上。蘭柏是個夜貓子，因此馬上就接起電話，霍姆斯說已經把基因序列寄給他了。霍姆斯甚至還沒有打開張永振的附件，他沒有時間。

「可能是綠頭蒼蠅的ＤＮＡ，」霍姆斯說，「我還來不及看。」

五十二分鐘後，在美國東岸一月十日星期五傍晚，病毒的基因資訊公布了，全世界的科學家前仆後繼上網下載，這個病毒後來被命名為嚴重急性呼吸道症候群冠狀病毒2型（Severe acute respiratory syndrome coronavirus 2，簡稱SARS-CoV-2或新型冠狀病毒）。一天後，中國疾病預防控制中心官方發布病毒的基因資料。霍姆斯如釋重負，人類終於可以開始對抗病毒了。

「心中的大石頭終於放下了。」霍姆斯說。

張永振也很興奮，至少一開始是如此，但在一天後，他就遭到中國當局施壓。中國高層很不開心，因為中國處理新興病毒的方式受到外界批評，還有張永振沒有經過他們的同意，就發布病毒的基因資料。霍姆斯寄信給中國高層，表示張永振的行為對全球科學發展與人類健康都有所助益，這是中國的榮耀時刻，請不要懲罰張永振，霍姆斯力勸中國政府。

然而，張永振的親密友人指出，張永振的實驗室很快就遭到關閉，理由是「重新認證」，實驗室的資金也終止挹注。

疫苗官產學界全力動員

巴尼．葛拉漢想快速應戰。

一月六日，身為美國國衛院疫苗研究中心副主任的葛拉漢，打電話給他先前的合作對象麥克萊倫，麥克萊倫目前在美國奧斯汀市的德州大學擁有自己的實驗室。葛拉漢打給麥克萊倫的時機正好，因為麥克萊倫正在猶他州帕克城（Park City）的一間滑雪山莊，等著他的單板滑雪鞋加熱成形，所以他有幾分鐘的時間可以談話。葛拉漢與麥克萊倫曾合作研究過先前的兩種冠狀病毒：HKU1和MERS。而現在，葛拉漢想問麥克萊倫有沒有興趣和他一起合作研發疫苗，抵抗這個叫做「二〇一九新型冠狀病毒」或「COVID-19」的新病毒。

「準備好回鍋了嗎？」葛拉漢問麥克萊倫。葛拉漢的語調聽來是興奮多過於緊張，當時病毒引來不少擔憂，但病毒還遠在千里之外，葛拉漢覺得這個病毒不會引起巨大的傷害。他看到的反而是一個大好機會，可以利用這個新的病原體證明他的團隊有辦法快速研發出有效的疫苗。

麥克萊倫馬上表示他對這個新計畫很有興趣，但他比葛拉漢更不擔心這個新興病毒。在他身邊都是享受冬日暖陽與親友相聚時光的滑雪愛好者。在這個猶他州的滑雪山莊，如果有誰的健康出現問題，那可能是因為持續不停的流感季節，或是在滑雪坡上跌倒受傷所致。這個新病毒遙遠得很。

但葛拉漢和麥克萊倫還是想盡快行動，這樣才能保護中國和其他地方的人，並寫一篇也許地位舉足輕重的論文，證明他們能利用mRNA分子快速研發出有效疫苗，他們必須在他人捷足先登之前搶得先機。麥克萊倫立刻傳微信給自己實驗室裡的華裔科學家王念雙以及碩士生丹尼爾·萊普（Daniel Wrapp），向他們轉達與葛拉漢的通話內容，並宣布要快速研發新疫苗。

「我們要與時間賽跑。」麥克萊倫說。

在張永振和霍姆斯與全世界分享新病毒基因組的幾天後，這是個星期六早晨，王念雙開著他的速霸陸（Forester），到十五分鐘車程的麥克萊倫校園實驗室討論如何決定疫苗候選株。王念雙不需要真正的病毒樣本，只要有分子的結構即可，也就是張永振分享的基因序列，總共有四個化學鍵：腺嘌呤（adenine, A）、胸腺嘧啶（thymine, T）、鳥嘌呤（guanine, G）、以及胞嘧啶（cytosine, C）。

王念雙、葛拉漢、麥克萊倫先前都已經研發過SARS、MERS和其他冠狀病毒疫苗株，所以他們知道，新研發的疫苗必須教會人體免疫系統辨認並攻擊新型冠狀病毒的棘蛋白。這種蛋白是病毒的關鍵成分，因為它可以牢牢抓住宿主細胞，先前的抗原也是這樣利用棘蛋白抓住宿主細胞。王念雙利用一些簡單的軟體，辨識出製造一千兩百七十三個胺基酸的核苷酸序列，就是這些胺基酸構成一整條棘蛋白。

困難的地方來了。王念雙修改了棘蛋白的遺傳密碼，使之成為免疫系統的理想標的。四年前，王念雙和麥克萊倫加了兩個脯胺酸在MERS冠狀病毒的棘蛋白上，讓蛋白維持進攻宿主細胞之前的形狀。至於這次的新疫苗，王念雙再次調整棘蛋白上的胺基酸序列，以放入這些強而有力的脯胺酸。如此一來，人體便能在病毒的棘蛋白與宿主細胞融合之前，就產出與病毒棘蛋白形狀相符的蛋白。王念雙也利用其他方式來調整棘蛋白的基因序列，如使之成為可溶性（soluble）蛋白質，並移除其弗林切割位置（furin cleavage site）、或移除將蛋白質一分為二的地方。

王念雙孜孜不倦，星期五晚上到星期六早上都在做基因改造，星期天也整天在工作。他都微波泡麵加上新鮮雞蛋來填飽肚子。實驗室幾乎沒人，如此他可以專心一志，研發出完美疫苗。他已經為各種不同的分子做過相似的基因結構，但這一次要快速完成，還要正確無誤，他還是感到壓力。

如果出錯就慘了，他想。

到了星期一早晨，王念雙已經成功設計出十多個不同的棘蛋白基因結構、或說是不同的棘蛋白版本。王念雙看看自己的成果，發現他以病毒RNA序列做出的DNA序列太長了，很難讓疫苗公司快速製造，因此他想出一個辦法，將DNA序列切成短小、易於合成的片段。接著，王念雙將這些序列寄給基因合成公司合成DNA。幾天後，他收到包裹，裡面裝的是他訂製的遺傳物質試管。在接下來一週，他與萊普合力將DNA放入質體中，接著再放進人體細胞中，產出十種不同版本的棘蛋白，他稱之為nCoV 1到10。

王念雙深深沉浸在工作中，有時他甚至會忙到凌晨四點。因此，他並沒有發現在一月二十一日，美國疾病管制暨預防中心證實，美國境內第一起新冠肺炎確診案例出現在華盛頓州，這個消息令人揣揣不安，證明病毒已經在美國擴散。王念雙擠出幾分鐘給雙親撥了電話，他們住在離武漢非常遠的地方。先前，王念雙有寄給他們一些口罩，以免病毒擴散到中國其他地區。而現在，他對父母說，他正在研發這種新病毒的疫苗，希望可以成功。這個舉動不是什麼好主意，因為王念雙的父母無法理解他的工作，隨即擔心起兒子的身體健康，一口咬定他現在處理的是一種非常危險的病毒。王念雙太忙了，實在沒有時間解釋現代的疫苗如何運作，也沒有時間向父母說明，是他這個急切盼望美國綠卡的中國人，正卯足了勁，不讓可能來自母國的病毒侵擾世界。

一月二十三日星期四，王念雙把實驗品裝進容器中，確保不會外漏之後，就寄給政府的科學家奇茲梅基亞．科貝特，她在葛拉漢的實驗室和同仁做著跟王念雙相似的實驗。科貝特、葛拉漢和約翰．馬斯柯拉選定一個理想的棘蛋白設計，寄給莫德納。莫德納的科學家靠著麥克萊倫和王念雙的早期實驗，建構出屬於自己的棘蛋白設計，這個設計與科貝特選定的設計相符，證明他們選對了。莫德納把他們選好的序列放進精巧的電腦軟體中，建構出能夠產生穩定棘蛋白的 mRNA 分子，而這就是莫德納的疫苗抗原。

麥克萊倫和葛拉漢的實驗室也將這些新病毒的質體寄給世界各地兩百多個實驗室，全球科學界立即啟動研發檢測、疫苗與藥物的工作。王念雙如此努力不懈，可能會讓檢測和治療完成時間比其他可能的方式快上幾週，但沒有人知道這些檢測和治療是否有其必要，也沒有人知道這些工作是否真的能發揮作用。

六十天製造出疫苗

斯特凡．班塞爾持續關注這個新的疾病，只是他有太多要擔心的事。

過去二十年來，班塞爾見識過兩種新冠病毒，即SARS以及MERS，這兩種病毒都在興起後又幾乎消失無蹤，至少在西方國家是如此。班塞爾和葛拉漢持續通信討論這個新病毒，他也密切關注莫德納與政府科學家合作研發的疫苗，但莫德納已為其他的工作焦頭爛額，所以班塞爾很高興知道是美國國衛院在主導疫苗的早期臨床試驗。雖然他真的對疫苗很感興趣，但他知道，仍有比半個地球外的新冠病毒更緊迫的問題。

截至二〇二〇年初為止，莫德納每年都會燒掉五億美元的資金。兩年前，莫德納首次公開發行募得六億美元，但班塞爾知道，他很快就必須再次向投資人募集資金了。現在莫德納的股價為十九元美元，仍比首次公開募股時的股價更低，所以公司高層對班塞爾能做什麼事，並沒有太多把握。

一月十二日，班塞爾飛到舊金山參加摩根大通的醫療年會，希望可以在此驚艷四座。他要演講的主題是莫德納的研究進度，包括常使嬰兒受感染的巨細胞病毒疫苗、兩種癌症疫苗、和一種罕見兒童疾病疫苗。

在演講與對話之中，班塞爾並沒有提到中國的新病毒。對舟車勞頓到舊金山與會的醫療專家來說，這個話題與他們風馬牛不相及，他們的主要目標，是找到藥品的下一個明日之星。而這三天，這些製藥業專家都聚在一起、假裝友好。

班塞爾演說得到的回應差強人意。有些與會者還是不知道為何莫德納要轉換跑道，從藥物研究轉到研發疫苗；有些人則對莫德納漸失耐心，因為莫德納的疫苗到現在還是沒有進到最後的三期臨床實驗，更遑論上市。

「大家看到我們並不開心。」班塞爾說。

一月十七日星期五，班塞爾乘坐紅眼班機飛到瑞士的達沃斯（Davos）參加世界經濟論壇（World Economic Forum）年會，有數千名各國領導人與會，而此時，班塞爾開始對這個新興的冠狀病毒愈來愈擔憂。年會上，與會者針對經濟、政治、環境等議題辯論，而班塞爾花了點時間，想搞清楚為何投資人對自己的公司興趣缺缺。

班塞爾在會中看到避險基金公司維京全球投資的兩位高層，安德里亞斯・哈爾沃森（Andreas Halvorsen）與布萊恩・考夫曼（Brian Kaufmann），維京全球投資前幾個月把所有莫德納的股票都脫手了。

「為什麼你們要把股份全賣掉？」班塞爾問。

他們說，莫德納股價自上市至今幾乎文風不動。上次沒有參加摩根大通會議的一位維京全球高層，補充維京全球對莫德納如此擔憂的另一個原因，即他們認為班塞爾「宣傳力度過強、價格有點高」，言下之意是某人對自己公司的潛力過於誇大。

不過，大部分時間，班塞爾都待在各個會議室的後頭，遠離投資人與政客。他在會議室後頭遇見惠康基金會執行長傑若米・法拉爾，以及流行病學家理查・哈契特，他負責掌管疫苗研發贊助的流行病預防創新聯盟（Coalition for Epidemic Preparedness Innovations，CEPI）。法拉爾和哈契特電話接不停，因為他們正在不斷更新中國新興傳染病的最新消息。班塞爾把座位挪近，急切地想知道最新情形。

法拉爾和哈契特抓了旁邊桌上紙巾，開始計算該病原體的傳染數R0值，這個數字代表的是一個受傳染病感染的患者平均可以傳染多少人。兩人很快就得出了結論：這可能會是所有新冠病毒的源頭。

現在班塞爾真的憂心起來了。他拿出平板電腦查詢武漢市的資料，發現這是一個非常大的城市，市內機場起落的班機會飛往亞洲各國首都、歐洲各地、以及美國西岸城市，如西雅圖、舊金山、洛杉磯。大事不妙了。

「已經無所不在了，對吧？」班塞爾問。

「到處都是了。」法拉爾說。

該死，一九一八年的情況又要重演了。*班塞爾想。

一月二十三日，論壇第三日，中國政府下令封鎖武漢與另外三個城市。這是史上最大規模的隔離，中國政府一定知道情況不妙，但他們什麼都沒有說。班塞爾想。他還顧四周，眾人熱切討論著未來工作趨勢、區塊鏈的可追溯性和包容性等話題。一場海嘯正竄升至海平面，但所有人都還在海灘嬉戲。

一月二十五日星期六早上，班塞爾憂心忡忡地起床。一場全球大流行即將到來，但他的公司還沒準備好。美國國衛院計畫要測試莫德納的疫苗，但班塞爾不知政府的動作夠不夠快，又或者政府是否跟他一樣，對於新的病毒充滿恐懼。莫德納一直都沒有辦法進到疫苗生產的階段，但未來將會出現幾兆劑疫苗的需求。班塞爾的個人生活也不平靜。班塞爾的媽媽正在與血癌奮戰，她的免疫系統不是很好，如果強勢病毒席捲全球，她可能會有危險。

班塞爾與劍橋的團隊開了視訊會議，告訴他們，現在新冠肺炎疫苗是當務之急。「這不只是傳染病爆發，這是全球大流行。」班塞爾音調上揚。

班塞爾取消去德國參加董事會議的計畫，他買了張單程機票飛到華盛頓特區。一月二十七日星期一早上八點，他走進美國國家過敏和傳染病研究所總部七樓的會議室。他拉開皮椅，坐在仿木紋的長桌前，對面是葛拉漢、馬斯柯拉、美國國衛院國家過敏和傳染病研究所所長安東尼・佛奇。

佛奇與同事說，他們同樣也想快速啟動疫苗的一期臨床測試。國衛院想跟莫德納合作，是因為mRNA疫苗設計與製作的速度，比使用傳統技術的疫苗還要快。傳統的技術通常要在雞蛋或多種細胞中培養病毒，這個流程可能需要數月之久。事實上，佛奇想確認莫德納不會成為拖油瓶。

「你們多快可以進入臨床？」佛奇問，意指進入測試疫苗的第一個步驟：一期臨床測試。

＊譯注：該年為西班牙流感爆發，為史上致死人口第二多的流行病，僅次於黑死病。

「六十天。」班塞爾信誓旦旦地回答。

會議結束時的氣氛樂觀。美國國衛院和莫德納願意盡其所能，防範令人恐懼的未來。班塞爾說，他只需要再去跟高層確認這些計畫。

莫德納孤注一擲

班塞爾回到辦公室，告訴莫德納總裁史蒂芬・霍格和同仁說，他們有很多工作要做。他們要準備二期與三期臨床試驗所需的疫苗，以證明疫苗的效力，還要購入生物反應器（bioreactor）、增加諾伍德廠與其他廠區的產能等等，這些措施能讓他們產能提升，也許就能產出十億劑疫苗。班塞爾很確定，這些疫苗在未來一年將會派上用場。

先別急，霍格告訴班塞爾。莫德納內部加上所有科學家和製造人員，總共只有八百位員工。莫德納從未執行過後期試驗，當然也沒有疫苗或藥品通過核可。但現在，班塞爾竟然答應美國政府要在期限之內製造出疫苗？

莫德納現在研發的疫苗多有進展，而專注研發新冠肺炎疫苗會大幅度分散資源與注意力，霍格告訴班塞爾。如果病毒最終消逝無蹤呢？重點是，研發新冠肺炎疫苗要花上二十億美元，莫德納沒有這麼多錢。如果研發新冠肺炎疫苗失敗，莫德納就完蛋了。如果他們義無反顧投入研發疫苗，結果疫苗卻沒有效，或被對手打敗，那投資人不會原諒他們。

「我們真的要做這個嗎？」霍格問班塞爾，「我們這是賭上整間公司。」

班塞爾非常堅持。一場全球大流行蓄勢待發，而這是史無前例的好機會，莫德納可以成為研發有效疫苗的公司。十年來的所有辛勞都會得到回報。

班塞爾終究讓同事放棄抵抗，莫德納即將全力以赴，研發能遏止新病毒的疫苗。

是危機，也是轉機

二月底，班塞爾在九樓的會議室召開會議，約有三十位參與者，都是莫德納的行政高層。當時，莫德納已將第一批新冠肺炎疫苗mRNA-1273寄給美國國衛院科學家科貝特，進行小鼠實驗。幾週後，初期報告結果顯示，疫苗能夠引發對抗新冠病毒的抗體。雖然這是很早的實驗結果，但前景還是大有可為。

莫德納員工對班塞爾的自信甚至自誇都習以為常，他與霍格等人見面時，也都自信滿滿。而現在，員工注意到他異常嚴肅，而且謹守分寸。

「我們受託製造疫苗，」班塞爾在會議上說，「這是個大考驗，但我們為此已準備良久。」

員工一臉嚴肅地聽著，許多人第一次意識到這個病毒的嚴重性，他們想到自己的身體健康、對家人的迫切威脅，以及眼前的挑戰。

「我們必須放手一試。」班塞爾說。

BNT光速計畫

吳沙忻和圖雷西坐下來，準備迎接改變他們一生的一餐。

一月二十五日星期六早上，吳沙忻和圖雷西來到德國歷史中心美因茲市的農夫市集。他們每一週都會帶著女兒來這裡吃早餐，如果天氣允許，他們會坐在人行道旁的戶外桌，緊鄰美因茲大教堂（Mainz Cathedral），這是一座擁有一千年歷史的羅馬式雄偉建築。一同出外用餐，讓一家人有機會能夠聊聊天，暢談這一週發生的事，分享有興趣的話題。

他們點了茶和吐司，配上果醬和奶油。不久後，吳沙忻便與家人分享，他在前一晚讀到一篇令人心神不寧的文章，這是一篇刊在《刺胳針》最新一期的文章，裡頭詳細介紹去年十二月底，深圳有一家人去過武漢，並遭到新冠病毒感染。讓吳沙忻感到憂心的是，檢驗出病毒感染陽性的家人全都沒有症狀。如果不知道誰被感染，那隔離怎麼會有用？他問。

就在幾週前，吳沙忻根本不覺得這個新的病毒有什麼重要，但現在他看起來非常緊張。

「我覺得這個病毒會全球大流行。」他說。

真的嗎？全球大流行？圖雷西不相信。吳沙忻說，沒錯，武漢是四通八達的中國城市，他很確信中國政府無法有效遏制病毒。他開始在腦中計算現有的確診案例、暴露於潛在風險的程度、未來可能擴散的情形，算出來的結果糟糕透頂。

沒過多久，圖雷西就相信了，她也開始緊張了起來。BNT今年的計畫要泡湯了，這個世界今年的計畫也一樣。

現在吳沙忻變得充滿活力，因為他有個點子。

「我覺得我們可以很快就做出疫苗，」他說，「我們必須做點什麼。」

他們回到公寓，吳沙忻把自己釘在電腦前，開始下載新冠病毒的基因序列。他要動作快，才能阻止這場瘟疫，同時趕上兩週前就開始研發疫苗與藥物的科學家。接下來整個週末，吳沙忻一步都不曾離開電腦，他設計出十種可能的新冠病毒疫苗，就跟莫德納、王念雙、美國國衛院科學家幾天前用的方法一樣。每一種設計都略有不同，但每一個都含有新冠病毒的棘蛋白，就跟莫德納的一樣。他們使用經修改的兩個脯胺酸加在蛋白質序列上，這兩個脯胺酸就是當初麥克萊倫團隊研發出來的。

星期一一早，吳沙忻就和五個層級最高的高層開會，分享那篇刊載《刺胳針》上的文章，並表達自己的擔憂。麻煩來了。而BNT決定放下一切，全心投入研發疫苗。

「我們時間不多，可能只有幾週。」他說。

吳沙忻鬱鬱寡歡，但他環視屋內，似乎沒有人像他這麼憂心。BNT的高層記得SARS和MERS最後都漸漸消聲匿跡，而且這次的流行病爆發不是遠在武漢嗎？吳沙忻解釋，武漢有很多大型機場，他很確定，病毒已經來到我們身邊。他簡單講解了當時在農民市集算給圖雷西聽的計算結果。

「已經快開始了，」他說，「這場疫情會害死三百萬人。」

他終於吸引到眾人的目光。

「我們需要疫苗，」他說，「我覺得我們的mRNA可以派上用場。」

接著，吳沙忻花了兩個小時與BNT最重要的投資人湯馬斯．史特朗曼通電話，說服他災難將至，並確認他會繼續支持BNT擊敗這個新病毒。

然而，吳沙忻在兩天後接到壞消息。吳沙忻走進辦公室時，聽到員工正在討論美因茲狂歡節，這是二月底舉辦的一系列慶典活動。他的團隊根本沒把他的話當一回事，吳沙忻氣瘋了。

「我已經說了，我們將要遇到五十年來最嚴重的傳染病大流行，但我覺得你們好像聽不懂，」他對一個員工說，「如果你們懂，就不會像現在這樣子。」

他跟另一位員工說：「我講這些是**認真**的。」

吳沙忻叫員工取消度假計畫，避免搭乘交通工具，以免受到感染。他將員工分為兩班，這樣如果一班裡有人感染新冠病毒，他就有更多的把握能保護另一班。[11] 現在員工都懂了。

吳沙忻打給輝瑞高階主管菲利普．多米策，並告訴他BNT計畫研發新冠肺炎疫苗。多米策對這個想法並不是很贊同。多米策加入輝瑞之前，曾在諾華製藥集團任職。他見過這家藥廠研發新冠病毒疫苗，但後來市場不需要而使公司面臨虧損。他非常期待與BNT共同研發新的流感疫苗，而研發新冠病毒疫苗似乎會讓團隊分心。

就做吧，吳沙忻，但不要走火入魔了，多米策說。

「記住，SARS後來有控制住，」多米策說，「MERS也是。」

「不一樣，這次的很嚴重，」吳沙忻說，「我們真的很想研發疫苗。」

二月，吳沙忻的擔憂漸漸得到證實。倫敦帝國理工學院的科學家估計，來自中國的遊客中，有三分之二的新冠肺炎案例未被檢測出來，而這些未被檢測出的案例「非常有可能」在世界各國「開啟病毒傳播鏈」。[12]美國疾病管制暨預防中心也宣布開始疫情的準備工作，[13]不過美國衛生及公共服務部部長亞歷克斯・阿札爾（Alex Azar）很有信心，認為病毒「已獲控制」。美國疾病管制暨預防中心開始分發檢測試劑，這表示當局對這個病毒愈來愈擔心，不過這些試劑後來因為出現紕漏而被快速收回。[14]

二月底，吳沙忻將這個計畫命名為「光速計畫」（Project Lightspeed），他們想在年底前就做出疫苗，這速度比世上任何疫苗都還要快。但BNT現在的資產負債表只有三億美元，比莫德納的資金還少，而BNT還要研發、測試、製造、發放疫苗，所有的程序都所費不貲。

吳沙忻清楚知道，他的公司需要幫助。

新冠肺炎席捲全球

回到波士頓後，胡安・恩德斯簡直要瘋了。

恩德斯現年五十三歲，是西班牙馬德里裔，他負責營運莫德納位於麻薩諸塞州諾伍德的大型製藥廠。他擁有製藥學學位，對製作傳染病疫苗與藥物的知識瞭若指掌，但對於疾病本身，他並非專家。二〇〇九年，當時他人在歐洲，曾經歷因H1N1病毒引起的豬流感疫情，這段慘痛回憶至今仍歷歷在目。疫情感染七十四國、三萬人，紐約、澳洲與其他地區皆有死亡案例，逼得香港當局關閉學校數週。[15]

當然，如果現在回頭看，會覺得各國政府和公衛單位在宣布四十一年來的首次全球大流行時，顯得有些太過謹慎，甚至有點大驚小怪。但恩德斯的回憶不太一樣，他記得的是，許多國家物資短缺，人民競相爭奪基本民生用品。他是物資供給專家，救生設備的事整天在他腦中打轉，因此這段經歷在他心中留下清晰的回憶。

一月底，恩德斯讀到中國新興病毒的文章，之前他就知道莫德納轉向製造疫苗。他很快就開始感到焦慮。恩德斯在製藥業打滾超過三十年，先前在諾華負責製藥業務，所以他知道呼吸道傳染病擴散的速度有多快。自二〇〇九年豬流感爆發以來，全球移動人數不斷提升，而這只會增加新病毒的威脅，他想著。

恩德斯在位於波士頓郊區牛頓市（Newton）的家中，警告二十四歲的女兒安妮斯塔（Enesta），說即將會有很糟糕的事情要發生了。安妮斯塔翻了個白眼。大家很快就會開始囤貨，他信誓旦旦地告訴妻子瑪琳娜（Marina），妻子說他瘋了。

恩德斯不在乎。他到商店去大採購，買了一大堆消毒劑和足以讓全家用上一年的衛生紙。家人毫不留情地嘲笑他。家裡堆積如山的衛生紙，是他們見過最滑稽的事情。

恩德斯接著上亞馬遜網站採購口罩。一般醫療用口罩防護效果可能不夠，恩德斯想。他買了好幾盒N95口罩，這種口罩可以過濾九五%的懸浮微粒。家人開始咯咯笑。

「有什麼問題嗎？」他似乎有點防衛地問妻子和女兒。

二月初的某一天，恩德斯走進廚房告訴瑪琳娜，他在好市多（Costco）訂了一台新的冰箱。如果到時候封城，我們就要先儲存食物，他告訴瑪琳娜。

瑪琳娜這次笑不出來了。

「你要把冰箱放在哪？」

「地下室。」他說。

「你瘋了，」她說著並給他一個難看的臉色，「樓下**已經有**一台冰箱了！」

大約一週後，瑪琳娜到馬德里探望媽媽。當時，恩德斯和瑪琳娜的另一個女兒席維亞（Sylvia）正在倫敦讀書。恩德斯一直聽到新感染病例的消息。他很怕拿起話筒打電話，就這樣持續了幾天，但他最終還是得打給瑪琳娜。

「你明天就回來，」他告訴瑪琳娜，「而且要把席維亞帶回來。這世界可能會暫停運轉一年。」

瑪琳娜大發雷霆。「你是在命令我嗎？」瑪琳娜對恩德斯說，「我不回去，我才剛到而已，我還要陪媽媽一個星期。」

恩德斯為他的語氣道歉，但他說，他這麼堅持是有理由的。

「瑪琳娜，三十年來，我都沒有要求過妳什麼，」恩德斯懇求著，「但我是認真的，妳明天就飛回來。」

席維亞回家了，瑪琳娜也是。兩個月後，新冠肺炎奪走了瑪琳娜母親的生命。

第十五章

誰參賽、誰退出？

二〇二〇年二月——三月

有可能幾十年都沒有大事發生；也有可能幾週內就發生幾十年才會出現的巨變。

——俄國革命家列寧（Vladimir Ilich Lenin）

一開始只是輕微咳嗽。

二月二十二日的周末，勞倫斯・加布茲（Lawrence Garbuz）到猶太教堂參加葬禮，然後參加男孩成人禮和女孩成人禮。這位有四個孩子的五十歲父親住在紐約市郊區的新羅謝爾區（New Rochelle），他覺得自己可能感冒了，所以大多時間都待在家，參加活動也是待一下就離開。加布茲知道新型冠狀病毒正在中國傳播，也知道義大利部分地區和歐洲其他地區都已爆發疫情，但他並沒有太在意。

然而，幾天之內，加布茲開始乾咳、持續咳嗽。他也發燒了，身體很痛，虛弱得沒辦法說話。沒多久，他覺得自己像快溺死一樣。醫生匆忙將他送往當地醫院時，加布茲寫了一張紙條問他：「我會死嗎？」

加布茲的肺部充滿了液體，他的胸部X光顯示吸入空氣少得驚人。醫生說不知道怎麼回事，讓他的家人很不安。不久，加布茲因藥物導致昏迷而需裝上呼吸器，並被送往紐約長老會／哥倫比亞大學歐文醫學中心的緊急加護病房。

三月二日，醫生們告訴加布茲的妻子阿迪娜．露意絲（Adina Lewis）一個震驚的消息，說他們診斷出新型冠狀肺炎。露意絲也是加布茲在曼哈頓信託地產律師事務所的合夥人。加布茲的孩子們飛奔到他身邊，有些從歐洲飛回來。他們抵達紐約時，露意絲打電話過來，平靜地要他們別對她說的話反應太大，以免有人聽到。

「爸爸得了新型冠狀肺炎。」她告訴他們。

儘管加布茲家的人想要保密，但消息還是迅速傳開來了。很快地，媒體攝影機就在他們家門前，紐約州長安德魯．庫莫（Andrew Cuomo）在他們的市鎮周圍規畫了隔離區，希望能阻止病毒傳播。不久後，他們所在的威徹斯特郡（Westchester County）出現一百多個病例。儘管當時也有其他人有類似症狀，而且一名紐約婦女早就診斷出感染新冠病毒，但市長庫莫還是說加布茲是該地區首例感染的「零號病人」。加布茲染疫的原因很令人費解，因為他沒有出國旅行，也沒有與任何出過國的人接觸。

他在為自己的生命奮戰，露意絲很希望有人可以在他身邊。雖然露意絲在家中隔離，但她還是得到紐約衛生部的允許，讓他們兩個一直小心避免接觸冠狀病毒的孩子去醫院探望加布茲，這樣他如果從昏迷中醒來就可以看到他們。他們走進大樓說明自己要拜訪的人時，一名護理師嚇得躲到牆邊，然後落荒而逃。醫院裡的大多數人都很有愛心，也很專業，但有一位護理師跟他們說，他們的父親要為這個區域的疫情爆發負責。

三月十三日深夜，加布茲在使用呼吸器將近兩週後醒來。他不知道自己發生了什麼事，也不知道恐懼正在籠罩著整個地區。露意絲用視訊聯繫丈夫，要他別用谷歌，也別看新聞。他不用上網就知道有些事情不太一樣了。他在身邊的醫生和護理師臉上看到，美國與這世界的其他地方一樣，已經進入一場噩夢。

「我醒來後，疫情已經大流行了。人們眼神充滿恐懼。」加布茲說。[1]

幾週後，加布茲受邀參加美國晨間新聞《今日秀》（*The Today Show*）。他不想露面，因為他還是覺得虛弱不舒服，不想再多張揚了。節目負責人告訴加布茲，他能夠安定大眾，於是他勉強同意了。攝影機拍他繞著家門走很長一段路，這對電視觀眾來說是一個振奮人心的康復患者形象。他們看不到的是，鏡頭外的工作人員都準備在加布茲跌倒時扶住他。

消除公眾憂慮比面對新的現實處境更重要。

全球大恐慌

隨著新型冠狀病毒的傳播，病狀似乎與大多數其他呼吸系統疾病相似，至少一開始是這樣。患者會發燒、咳嗽和呼吸急促。不過，大家很快就發現這個病毒尤其狡猾。新型冠狀病毒可能會影響腎臟、心臟和肝臟，還有心血管系統和胃腸系統。有時候就像加布茲經歷的那樣，患者會因為肺部充滿太多液體而無法呼吸。許多感染病毒的人失去嗅覺和味覺。很少有兒童染病，但老年人和免疫系統受損的人面臨更嚴峻的危險。病毒有種獨特的能力，可以抑制人體抵抗病毒的T細胞和B細胞。一些患者的免疫系統反應過度，導致危險的「免疫風暴」，因為身體會開始攻擊自己的細胞。[2]

新型冠狀病毒顯然是透過空氣中的飛沫傳播，很可能是咳嗽和打噴嚏。呼吸道疾病很危險，因為很容易傳染。事實證明這一點尤其要人命。過去遏止病毒流行的做法，例如隔離和適當的衛生習慣都無濟於事，部分原因是因為染疫的人即便無症狀還是可以傳播疾病。

衛生當局嚇傻了，因為很少看到疾病在這麼短的時間內就顯著升溫。光是在感染者附近都可能有危險。病毒顆粒會跑到鼻腔後方和喉嚨粘膜上。病毒很快就會散布到全身。新型冠狀病毒顆粒的特徵就是球狀表面有突起的棘蛋白，這些棘蛋白會鉤在細胞膜上，把病毒的遺傳物質送進人體細胞內。然後這些顆粒會劫持細胞的代謝作用，進而以倍數增加。[3]

如同二十多年前的愛滋病大流行初期一樣，那些接受訓練來戰勝嚴重疾病的人也感到迷茫與不知所措。沒有標準療程、沒有藥物、也沒有痊癒方法，每個病人感染病毒的途徑也似乎大相逕庭。

三月份，患者湧入波士頓醫療中心的外科加護病房時，特蕾西·德赫特（Tracey Decher）感到無能為力。德赫特是一位五十三歲的創傷外科醫生，身兼外科主任，管理二十八張病床，而外科已經成為醫院內幾個專門照護新型冠狀肺炎病人的單位之一。德赫特日夜奔波在數十名重症患者之間，她和同事很努力提供協助，但病房裡很快就充斥了絕望。她照顧的患者裡有好幾位恢復健康，但卻眼看著更多患者死於這個殘酷的疾病。她和同事只能在極少數有機會康復的患者身上得到安慰。

「只要看到一個地方有希望，你就會拚命努力下去。」她說。[4]

醫生更改舊藥物的用法並開始使用未經許可的藥物。早些時候，德赫特和同事讓患者服用抗生素「阿奇黴素」和一種叫做「氯奎寧」的抗瘧疾藥物，雖然後來她和其他人因為成效不彰而放棄了實驗性治療。呼吸器對某些人有用，但對其他人卻沒有用。德赫特幾乎沒有休息，白天、晚上和週末都在工作。

政府很努力想了解新型冠狀病毒，以及什麼是最有效的預防方法。口罩、篩劑和防護裝備都很難找，即便像德赫特這樣的醫護人員也沒有。即使她和醫院的同事要與數百名感染者密切接觸，每天也只限用一個N95口罩。美國政府幾乎沒有嘗試其他地區可能有效的做法，例如東亞國家採用「檢測與追踪感染源策略」。由於川普總統及其幕僚試圖對病毒的危險輕描淡寫，州政府之間幾乎沒有協調合作。

三月十一日，全球確診病例達到十二萬四千六百六十三例，超過四千五百多人死亡。那天，世界衛生組織宣布疫情大流行，這是從愛滋病毒流行以來第一次大規模的流行病。世界衛生組織說新型冠狀病毒已經蔓延至一百一十二個國家和地區。中國之外疫情最嚴重的義大利下令全國餐廳、酒吧和大多數商店都關閉。美國股市暴跌、大型活動取消，包括紐約市的聖派翠克節遊行與科切拉音樂節，美國國家籃球協會也宣布暫停賽季。

直到三月底，世界上許多地方都封鎖了，大城市的停屍間滿載，數百萬人陷入恐懼。

荒謬的樂觀

即便是已經採取預防措施的人，仍有感染這種新疾病的風險。

葉莎敏・史邁斯（Jessamyn Smyth）是一名狂熱運動員，她在二〇〇五年因為武術受傷而行動不便。最後，她的脊椎塌陷，動了脊椎重建手術。她花好幾年時間才恢復力量和耐力，一部分要感謝定期游泳。她在波士頓港的比賽游完一千六百公尺，接著參加將近十三公里的比賽，這些成就讓她重新產生信心和希望。

但史邁斯的身體很難產生免疫球蛋白，免疫球蛋白是一種有助於抵禦感染的抗體。因為害怕新型冠狀病毒，她從二月底就開始自我隔離。她在麻州霍利奧克（Holyoke）的一所大學教授人文課程，該課程是這所文學院校最早改成線上教學的課程之一，讓四十七歲的她鬆一口氣。儘管如此，二〇二〇年三月，史邁斯還是感染了新型冠狀肺炎，很可能是被生活中不小心的人傳染的。

她說：「雖然已經盡力預防，但還是染疫了。」史邁斯發燒了好幾個星期，似乎都沒有好轉。她的心跳加速，因為血氧濃度降得太低而昏迷。她的器官腫脹，痛不欲生，有好幾天莫名疲倦到無法工作。接下來的四個月裡，住院了三次。

她的病況總算穩定下來，部分是因為類固醇減少了身體的發炎反應，但她的病症從未完全消失。科學家們最後將她的長期症狀稱為「新冠長期症狀」。

我會再次恢復健康嗎？

今年三月，許多醫學專家表示，要靠疫苗來停止這場疫情是很愚蠢的想法。他們說，多數疫苗研發要花好幾年的時間，而且像愛滋病毒這種很難對付的病毒，從來沒有真正具保護力的疫苗。

「研發新型冠狀病毒疫苗至少要十八個月，而且還可能沒有效。疫苗救不了我們。」[5]《麻省理工科技評論》三月初的一篇文章提到。

三月底，世界上最重要的疫苗專家之一保羅．奧菲特表示，期待疫苗在十二到十五個月內出現根本是「荒謬的樂觀」。[6]

研究人員一開始主要是希望藥物可以有效治療病人，或甚至可以預防感染病毒。後來則使用之前對抗病毒和疾病的研發技術，包括愛滋病的疫苗技術，來減緩新型冠狀病毒傳播。

愛滋疫苗的研發花了好幾年，但到二〇二〇年初，加州聖馬特奧（San Mateo）郊外的吉利德科學公司（Gilead Sciences）的研究人員才終於推出「愛滋雞尾酒療法」來防止愛滋病毒自我複製，也就是阻止身體複製病毒的遺傳物質。幾年前，吉利德公司已經用相同技術做出一種名為「瑞德西韋」（remdesivir）的藥物，該藥物原本是為了阻止二〇一四年的伊波拉疫情而開發的。隨著新型冠狀病毒的肆虐，吉利德決定試看看瑞德西韋會不會對這個新敵人有效。不到幾個月，證據顯示該藥物讓住院的新冠肺炎患者康復的速度變快了。

其他以前從事愛滋病治療工作的研究員也開始研究新型冠狀肺炎，努力在實驗室中將抗體進行基因改造，讓抗體可以攻擊入侵病毒，以作為製藥基礎。這些研究人員知道，有些患者血液中攜帶的抗體可以中和病毒。隨著時間過去，他們已經能辨識出這些抗體，並研發出實驗室用藥。

二〇二〇年初，禮來和再生元製藥開始生產這種名叫「單株抗體」的藥物，以幫助某些患者對抗新型冠狀病毒。一種名為地塞米松（dexamethasone）的廉價類固醇也證明能夠降低死亡率，讓醫生多了另一種抵禦新冠病毒的方法。

不過，大家很快就發現這些藥物並不完美。例如，有人懷疑瑞德西韋對存活率是否真的有幫助。如果在患者症狀出現超過十天後才使用這些「單株抗體」，效果並不好，只有輕症患者才有用。後來，這些藥就堆在醫院藥庫裡，因為有些醫生開始猶豫該不該使用。

到了冬季末，顯然需要有效的疫苗來阻止這場愈來愈可怕的疫情。包括中國和俄國在內的各國研究員競相生產疫苗，並承諾要與全世界分享，但醫療專家擔心這些國家的疫苗保護力數據可能並不可靠。於是，他們選擇把希望寄託在西方的疫苗能量，如默克公司。

默克退出賽局

隨著新型冠狀病毒的消息出現，默克公司的高層聚集在公司位於賓州西點的研發製造地，討論是否要參與這場現代史上最重要的疫苗競賽。

分歧很快就出現了。公司的行銷長邁克爾．納利（Michael Nally）和全球疫苗總裁約翰．馬克爾斯（John Markels）與其他高層和研究人員一樣，都希望研發新冠肺炎疫苗。他們認為，默克公司完全可以投入這場新出現的疫情。默克率先開發出預防水痘、德國麻疹、帶狀皰疹和其他疾病的疫苗。員工說起默克的傳奇疫苗學家希勒曼，對他的成就仍感到驕傲。默克公司的腮腺炎疫苗在經過四年努力後於一九六七年上市，是有史以來最快研發成功的疫苗。默克的研究員說，有人要出來解決這個新來的全球健康危機，我們義不容辭。

他們的頂頭上司不想投入這場研發疫苗工作。執行長肯尼斯．弗雷澤（Ken Frazier）和研發技術長羅傑．帕瑪特（Roger Perlmutter）認為，開發疫苗要好幾年，要開發新冠疫苗勢必會讓公司轉移資源，削弱現在蓬勃發展的重要領域，包括癌症研究。高層不確定病毒會不會繼續傳播，他們認為沒有理由傾全力對抗新型冠狀病毒。公司的一些研究人員在默克的化合物資料庫挖掘出可能可以作為新冠肺炎藥物或疫苗的成分，但公司決定不要全力投入。

這個決定讓公司一些人很生氣。研究員堅定地認為，默克擁有豐富的疫苗研發經驗，應該走在這場疫苗競賽的最前面。

「這不是默克。」一位研究員向另一家製藥公司的朋友抱怨。

默克的決定有其邏輯，雖然冷酷但很好理解：疫苗研發很困難。早在二〇〇七年，默克的愛滋腺病毒疫苗失敗後，公司便一直深受其擾。近來嘗試開發伊波拉疫苗，也以失敗告終。默克公司對二〇一四年底爆發的伊波拉病毒迅速做出回應，花了五年多研發疫苗，並找來頂尖科學家協助研發。但公司的疫苗還沒上市，疫情已經消退。二〇一九年十二月，伊波拉疫苗獲准上市，但一些高層抱怨說，經過這麼多年的努力和善意，結果大家不需要疫苗了，根本是賠錢貨。為了確保新一波伊波拉疫情爆發的疫苗需求，公司每年光是維持疫苗供應就要花掉五千萬美元左右。

默克不是唯一在新型冠狀病毒的議題上遇到難題的疫苗巨頭。法國賽諾菲和英國葛蘭素史克迅速投入，於二〇二〇年初聯手開發新冠肺炎疫苗。但是製程中的一個計算錯誤，導致志願受試者在初期臨床試驗時的施打劑量低於預期，這個愚蠢的失誤太讓人失望。

病毒四處散播，世界陷入恐慌，但這些最可能幫上忙的文明救星卻束手無策。

第十六章

曲速行動

二〇二〇年二月——四月

二〇二〇年初，阿德里安・希爾與牛津大學的長期合作夥伴莎拉・吉爾伯特並沒有把這個新的病原體放在心上。今年一、二月期間，希爾都在塞內加爾、紐約等地忙著進行瘧疾研究。新出現的病原體並非希爾的專長。此外，儘管希爾對同事多持否定的立場，但他天生就是個樂觀主義者，他不認為新冠病毒會為全球帶來威脅。

吉爾伯特也沒有對此感到憂心。今年一月公布新的病毒序列後，她便以ChAdOx疫苗技術為基礎，開始打造一款新的疫苗，就像莫德納和BNT的研究人員一樣。但對於吉爾伯特和她的同事來說，這仍是一項學術活動。她希望在七月就能展開疫苗的臨床試驗，顯示其充滿野心的時程規畫。他們似乎沒有必要著急。

數年前，吉爾伯特和希爾為預防MERS所研發的疫苗是透過訓練人體的免疫系統，以辨識出冠狀病毒的關鍵棘蛋白，因此吉爾伯特很快就設計出一款類似的疫苗來對抗新冠病毒。首先，她和牛津大學詹納研究所的研究人員提取冠狀病毒全長棘蛋白的基因序列，並以此複製蛋白中的一段基因。接著他們將該基因植入黑猩猩腺病毒的基因組中，由於黑猩猩腺病毒已經過改造，並不會在人體中自我複製。牛津大學的黑猩猩腺病毒隨後負責向人體細胞遞送遺傳指令。目的是讓細胞在體內產生棘蛋白，激發免疫反應，未來人體面臨病毒感染時，便能啟動免疫系統展開攻擊。

二月十七日，吉爾伯特開始在小鼠身上進行疫苗測試。詹納研究所具備小型疫苗生產設備，能夠在有需要的時候生產數批的疫苗。但該設備正在為吉爾伯特所主導的另一項計畫生產伊波拉疫苗。她拒絕暫緩伊波拉計畫，不願讓出設備來生產新冠疫苗。吉爾伯特偏愛自己的伊波拉研究，而且製造新冠疫苗看來也不必急於一時。

牛津大學的其他單位也不急迫。牛津大學納菲爾德醫學系的資深成員開會討論新的病毒時，只有三、四位研究人員出席會議，過程不時傳來打呵欠的聲音。新的病原體總是讓人們感到害怕，但最後就會自己漸漸消失，不是嗎？倫敦帝國學院很早就開始研究疫苗，許多英國人也對此寄予厚望，認為他們最有可能替英國研發出具保護力的疫苗。

但牛津大學的一些年輕科學家卻愈來愈焦慮。綽號桑迪的亞歷山大・道格拉斯

（Alexander Douglas）讀到一些關於病毒的文章而感到不安，潛在的數據似乎將帶來不少麻煩。隨後道格拉斯打電話並傳了訊息給希爾，希望讓他注意到這個正在形成的危機。道格拉斯也試圖說服吉爾伯特加快腳步，但他毫無進展。

隨著新聞報導與新的數據陸續出現，道格拉斯變得愈來愈焦躁。道格拉斯是一位三十七歲的醫生，與其他多數研究人員不同的是，他親身體驗過資金短缺的英國國民保健制度。他知道國家的健保制度在面對危機時將不堪重負。道格拉斯回想起之前的課程，老師曾說過流感大流行可能帶來的危害，更加深了道格拉斯的恐懼。與此同時，道格拉斯的父親赴羅馬旅遊，當時罹癌的父親正在接受化療，眼看病毒在義大利迅速蔓延，更讓道格拉斯的擔憂與日俱增。

「我當時快要瘋了。」他說。

漸漸地，在道格拉斯的勸說之下，希爾開始將注意力轉移到新出現的病毒上。到了二月下旬，希爾告訴同事們，他們必須全力衝刺，盡快在四月時將疫苗準備好，進行測試。「事不宜遲。」他說。吉爾伯特起初不想急著測試並引導疫苗研究，但她最後也同意了。很快的，她開始帶領團隊進行研究。

吉爾伯特每天清晨四點左右起床，思考如何改進她的疫苗研究方法，接著騎自行車到詹納研究所，再一路工作到傍晚。[1]幾個星期以來，她與同事們不斷推進疫苗的研發進度，並在極少的預算下工作，亟需資金的挹注。詹納研究所的研究人員曾開玩笑說，要讓一位教授坐上火車，一路送到唐寧街十號，讓英國首相強生（Boris Johnson）知道支持他們的研究有多麼重要。然而，到了三月底，吉爾伯特已經從英國等地的機構取得足夠的支持，能順利推動計畫的進展。

與其他團隊相比，牛津團隊的新冠肺炎研究具有明顯的優勢。當時，吉爾伯特和希爾已經研發出數款疫苗，能夠預防MERS、流行性感冒、茲卡病毒感染症、熱帶地區的屈公病等，都是基於他們的黑猩猩腺病毒技術。他們已經替夠多人注射過疫苗，證明這項技術確實能刺激免疫系統，而且看起來相當安全。[2]

但牛津團隊從未生產超過一千劑以上的疫苗。未來要生產數十萬劑的疫苗是相當可怕的一件事。博士後研究員卡琳那·喬（Carina Joe）與一群年輕科學家決定研究嬌生公司、默克藥廠等其他公司以前如何生產他們的腺病毒疫苗。喬研發出細胞培養的方法，並去除疫苗中的汙染物與雜質，讓疫苗的生產流程變得更加容易，大大鼓舞團隊的士氣。

二月時，初期的證據顯示，疫苗可能具備一定的效力。在蒙大拿州的美國國衛院落磯山實驗室裡，研究人員替六隻恆河猴接種單劑的牛津疫苗。接著，研究人員將這些猴子暴露在充滿大量新冠病毒的環境當中。經過二十八天後，這群與人類最接近的實驗動物看似都很健康。此外，研究更指出疫苗具有一定的安全性，讓許多人不再那麼擔心所謂的疫苗相關性增強疾病（vaccine-associated enhanced disease），即接種疫苗後會引發更劇烈的新冠肺炎症狀。

一些關注初期試驗的外界人士指出，牛津疫苗並不會產生高濃度的中和抗體，而中和抗體對於保護人體而言相當重要。儘管如此，向來自信滿滿的希爾仍對試驗結果感到相當滿意，不禁開心地歡呼。

「這個結果不僅帶來希望，這簡直是太棒了。」希爾在不久後表示。

牛津科學家們的目標令人十分欽佩。吉爾伯特和希爾希望壓低疫苗的價格，簡化疫苗的製作、儲存與運送過程，讓缺乏完善醫療制度的開發中國家以及世界上其他的地區也能使用這款疫苗。這或許是目前英國政府大力支持自家國產疫苗的原因。

但吉爾伯特團隊在研究初期的一些決定也引發不少質疑。首先，他們選擇不採用傑森・麥克萊倫團隊為了穩定冠狀病毒棘蛋白所修改的兩個脯胺酸。在MERS的初期疫苗研究中，牛津大學的研究人員並沒有採用兩個脯胺酸的方法進行調整，而這個方法對於腺病毒疫苗的保護力能產生多大的功效也是個未知數，因此這個決定並不是沒有道理的。然而，幾乎所有的疫苗研發團隊都利用這個方法來修改棘蛋白的基因，而研究指出添加脯胺酸有可能誘發品質更好的抗體。該領域的資深科學家懷疑，希爾和吉爾伯特是否太過驕傲，而不願仰賴其他科學家所研發的創新方法，也有人質疑兩人及其團隊是否因為急著研發出疫苗而犯下錯誤。

牛津團隊準備進行人體試驗時，他們又做出一個可能引起質疑的決定。研究人員針對泰晤士河谷地區的健康受試者進行篩選，儘管年長者是最需要新冠疫苗的族群，研究人員仍將重點放在十八歲至五十五歲的年齡層。新冠病毒打亂人們的日常生活，世界各地瀰漫著恐慌的情緒，因此牛津團隊希望加速疫苗的研發進度，確認他們的疫苗是否有效。針對年長者的試驗結果有時候會造成混淆，令人無法判定疫苗的效力。此外，目前也不清楚疫苗是否能有效保護年長者，再加上牛津大學進行大規模試驗時資源有限。

吉爾伯特、希爾和同事們渴望在疫苗競賽中取得先機，超越莫德納和ＢＮＴ。但另一位競爭對手正利用類似的方法取得了大幅的進展。

最佳疫苗版本

一月十日週五下午，丹・巴魯克替貝斯以色列女執事醫療中心的六十位實驗室成員舉辦年度的聚會。在波士頓科學博物館寬敞的會議室裡，研究人員討論他們長期以來研發的愛滋病、茲卡病毒與結核病疫苗有何進展。

他們也制定未來一年的計畫。透過大片的落地窗，團隊成員們欣賞著附近查爾斯河的壯闊景觀，讚嘆著傍晚時的落日美景。

一位巴魯克實驗室的博士後研究員剛從武漢的家中回來，科學家們很快就開始討論武漢出現的神祕肺炎病例。討論過程不斷回到同一個問題上：這個病毒從未出現在人體身上，因此沒有任何人具備能產生免疫力的抗體，而且這個病毒的傳染力遠高於SARS和MERS。也很有可能引發重症甚至死亡。

當天傍晚，一位研究人員告訴巴魯克新病毒的基因序列已經公布，巴魯克便決定該團隊應該打造一款疫苗。巴魯克的實驗室經常參與各項試驗計畫，為新的病原體研發疫苗，此舉有時候會促成學術論文的出版，或是為他們既有的研究帶來新的見解。巴魯克聯繫了四位研究人員，問他們是否能著手複製新病毒的棘蛋白基因。

和牛津大學的阿德里安・希爾團隊一樣，巴魯克的團隊希望將這個基因植入一種腺病毒的基因組中。接種疫苗後將此DNA遞送至人體細胞，並製造出能誘發免疫反應的棘蛋白。與希爾所採用的黑猩猩腺病毒不同，巴魯克用了他最愛的感冒病毒Ad26為載體，過去他曾用相同的技術來製造愛滋病毒以及茲卡病毒疫苗。

一月二十五日週六，巴魯克決定寫信給嬌生子公司楊森藥廠的全球疫苗負責人約翰．凡．胡夫（Johan Van Hoof），也就是巴魯克研發愛滋病毒和茲卡病毒疫苗的合作夥伴。「中國爆發的新冠病毒疫情看起來很糟糕。」巴魯克寫道。「人與人之間的傳染力極高，就連沒有發燒的無症狀感染者也是如此，可能會讓標準的公衛措施難以控制疫情……你有興趣研發一款類似茲卡病毒疫苗的Ad26疫苗嗎？」

凡．胡夫馬上就回覆：「現在方便打電話嗎？」幾天之內，他們針對合作研發新冠疫苗達成協議。巴魯克團隊暫緩愛滋疫苗的研發計畫，開始為新的病原體設計疫苗抗原。

牛津大學的科學家們動作迅速，選擇一款類似MERS疫苗的設計。巴魯克和同事們卻放慢腳步，有條不紊地展開疫苗研發計畫。他們設計十幾個版本的疫苗抗原，有些會製造完整的棘蛋白，有些會產生部分的蛋白質，還有一些會改變蛋白質結構，其中也包含傑森．麥克萊倫團隊為了穩定蛋白質而研發的脯胺酸技術。巴魯克認為研發過程不該倉促行事，他想知道哪種疫苗設計能誘發最強的免疫反應，再決定最終要採用的版本。

團隊花了超過一個月的時間，在小鼠和猴子身上測試各式各樣的抗原。二月，巴魯克團隊與嬌生公司的科學家合作，找出幾款能誘發最佳免疫反應的候選疫苗。其中最有機會脫穎而出的版本，是透過基因下達指令給人體細胞，進而製造出病毒的全長棘蛋白。

到了三月下旬，波士頓市幾乎全面封閉，許多人因擔心感染新冠肺炎而開始在家工作。但巴魯克和研究人員克服內心對於感染新冠肺炎的恐懼，仍選擇到實驗室工作。

他們很快就看見希望：他們的疫苗能在動物身上激發出抗體，以對抗新冠病毒。但團隊並不清楚抗體的數量是否足以抵擋新冠肺炎，也不知道他們的疫苗是否和其他競爭對手的疫苗一樣安全且有效。如此井然有序的研究方法，讓生產第一劑新冠疫苗成了一場艱辛的戰役，但他們仍有機會取得勝利。同時，巴魯克和嬌生公司也面臨另一位競爭者的挑戰。

BNT與輝瑞聯手合作

到了二月底，吳沙忻和BNT的團隊已經開發出二十種不同的候選疫苗。他們想趕在年底前推出一款疫苗，但眼前還有重重的關卡：他們必須在世界各地測試他們的候選疫苗、取得監管機構核准、生產大量的疫苗，並送到全球民眾的手裡。吳沙忻知道，對他的一千五百名員工來說，要克服所有挑戰是非常困難的一件事。他認為是時候尋求協助了。

不久前，吳沙忻才和輝瑞的科學家菲利普．多米策談過，對方建議他不要跟著研發新冠疫苗。吳沙忻決定和輝瑞公司的其他人談一談。三月一日，吳沙忻打給輝瑞的資深科學家凱瑟琳．詹森。

當時，兩家公司已經花兩年的時間共同研發mRNA流感疫苗，因此他與詹森會定期討論他們的研究進度。然而，在這次的通話中，吳沙忻說他想討論另一件事。他向詹森簡述他與BNT所做的新冠肺炎初步研究，並告訴她BNT有信心研發出有效的疫苗。

「你們想要一起研發新冠疫苗嗎？」吳沙忻問道。詹森毫不猶豫。

「這還用問嗎？」她說。「我們當然有興趣。」[3]在過去的一個月，詹森和輝瑞的同事一直在討論是否能研發一款藥物或是疫苗來阻止病情擴散。他們認為mRNA疫苗能讓人體產生冠狀病毒的棘蛋白，似乎是目前最快、最直接且有效的方式。由於新冠病毒仍存在許多未知之處，科學家無法確定該刺激哪些部分的免疫系統以產生保護力。但mRNA疫苗似乎能同時誘發中和抗體並活化T細胞，輝瑞的研究人員認為這是另一項優勢。

BNT和輝瑞藥廠很快就達成協議，決定共同分攤剩下的研發費用並共享未來的收益。但是，這項計畫並不是輝瑞的首要任務。輝瑞藥廠必須同時關注數十項的藥物與疫苗研發計畫，而且當時許多輝瑞的科學家不相信新冠病毒會構成足夠的威脅，不需要投入如此大量的時間與資源來研發疫苗。

就在吳沙忻打給詹森的隔天，輝瑞藥廠對於新冠病毒的立場將大幅轉變。

大藥廠會見美國總統

三月二日，多位世界頂尖的藥廠高層飛到華盛頓特區會見川普總統、總統幕僚、美國國衛院國家過敏和傳染病研究所所長安東尼·佛奇等人。出席的藥廠代表包含嬌生、葛蘭素史克藥廠、賽諾菲（Sanofi）等公司，另外還有莫德納的班塞爾、Novavax的史丹利．爾克；輝瑞則是派出首席科學家米凱爾．多爾斯騰代表公司出席。

這些藥廠高層排隊通過層層安檢關卡，進入白宮西廂辦公室。受邀的與會者太多，以至於會議在最後關頭轉移到橢圓形辦公室旁邊的大型會議室，不過等到藥廠高層都找到位子後，即使是大型會議室也感覺十分狹窄。

川普在會議室裡走動，詢問藥廠高層研發疫苗與藥物的進度。班塞爾沒有讓總統失望。他坐在川普總統和麥克．彭斯副總統對面，言談中充滿自信，表示莫德納的疫苗將在未來幾個月進入二期臨床試驗階段，隨後會立即進行三期臨床試驗。

班塞爾做出的承諾，時程實在太趕，令在場有些人坐立不安，他們覺得這個時程不切實際且過於樂觀。但川普看起來卻非常期待，他想跟班塞爾確定莫德納何時可以端出疫苗的成品。

「所以你是說，一年內？」川普說。接著佛奇出聲了，他似乎很擔心班塞爾過於誇大疫苗計畫的進程，而這個計畫就是跟美國國衛院共同進行的。

「一年到一年半。」佛奇告訴總統，總統聽到這消息似乎不是很高興。

輪到輝瑞高層多爾斯騰發言。雖然輝瑞近期有跟BNT合作研發新冠疫苗，但他並沒有對川普提及此事，而是說輝瑞希望可以研發遏止新冠病毒猖獗的藥物。他在白宮與他人私下聊天時，有提到未來可能研發的疫苗，但一直繞著疫苗轉似乎不合時宜，因為許多紐約的同事仍認為新冠病毒最終會失敗，如同以前有許多人也這麼認為。

然而，自華府返航的路上，多爾斯騰回想起這場會議有多重要，以及人類將要面對的病毒威脅有多嚴重。會議中見到藥廠高層與科學家的發言，還有川普總統現場提問，都讓多爾斯騰記憶猶新。

「你置身於（白宮）內閣會議廳，這間會議廳就是簽署戰爭條約與和平協議之處。」他說，「我漸漸意識到，我們正迎來一場世界大戰，對象是看不見的隱形敵人。」

多爾斯騰在飛機上思考著病毒可能的發展走向，他開始變得愈來愈緊張。

這可能會是一九一八年的疫情重演，他想。

到達紐約後，多爾斯騰打給輝瑞執行長艾伯特．博爾拉，建議他全力衝刺研發疫苗。博爾拉也有同樣的想法，公司其他高層也有志一同，包括先前扯後腿的那些人，如菲利普．多米策。多米策一個月前才警告吳沙忻不要被新冠病毒分心，但現在感染案例與日遽增，多米策開始敦促輝瑞要全心投入。

「我的熱情已經轉換跑道。」他說。

有些輝瑞科學家更是第一手目睹新冠病毒造成的影響。詹森和同事持續來到輝瑞位於曼哈頓市中心的辦公室，有時候，他們會看到冷藏貨車，裡頭裝著的是還來不及下葬的新冠肺炎患者，如此令人不寒而慄的景象，讓科學家想努力的心更為堅定。[4]

「無論付出多少代價，」博爾拉告訴幾位高層，「我們都要成功。」

如果輝瑞要發揮影響力，就必須動作快，博爾拉告訴他的團隊。他想要十月前就看到疫苗，這個時程讓一些科學家心驚膽戰。

博爾拉想到了一個加速研發時程的辦法：如果這些研發疫苗的步驟不是按照順序輪流，而是同時進行呢？也就是說，新冠肺炎疫苗的研究、臨床試驗、製造、配送，全部同步進行，而不是等前一階段成功再進行下一個。也許，這能讓輝瑞和BNT只要幾個月就能產出疫苗，而不用花上幾年。這種方法價格不斐，但博爾拉覺得值得。[5]

「既然要做，那就全力以赴。」博爾拉告訴團隊。

第一位新冠疫苗受試者

莫德納的研發進展非常快，就如同班塞爾答應總統的一樣。白宮會議隔天，美國食品藥物管理局就核准莫德納進行疫苗的人體試驗，他們也非常期待看到疫苗試驗的結果。珍妮佛．哈勒想助一臂之力。

哈勒四十三歲，是西雅圖一間機器學習公司的營運經理，有兩個正值青春期的孩子。哈勒在一月時開始感到憂心忡忡，她讀到有個新興的冠狀病毒在中國、義大利還有其他地區都造成嚴重的疫情。一月底，美國出現第一起確診案例，是一個曾去過中國的男人，而他就住在西雅圖北部。再過一個月，美國又出現了第二起案例。二月底，離哈勒家約十英里遠的華盛頓州科克蘭市（Kirkland），有個長照中心的新冠肺炎疫情爆發，一百零八位住戶中，有二十七位感染病毒。

哈勒很擔心自己的雙親，因為他們的住處離長照中心很近。哈勒的繼父染疫風險特別高，因為他有氣喘，表示像新冠肺炎這種呼吸道疾病會讓他更難承受，再來是他習慣每天跑步，他會跑到塔可鐘速食店（Taco Bell），而這間速食店就在疫情爆發的長照中心附近。

「你不能就待在家一個星期嗎？」哈勒問繼父，繼父心不甘情不願地答應她。

哈勒所在的區域出現愈來愈多確診案例，她想著醫護人員與相關工作者的犧牲，自己卻無能為力，覺得十分沮喪。她覺得自己相形之下很幸運，因為她是在家工作。有一天，哈勒的朋友在臉書上張貼凱薩華盛頓醫療研究中心（Kaiser Permanente Washington Research Institute）的新冠疫苗研究受試者報名表，她便決定報名。她覺得自己選上測試的機率微乎其微，但她仍很高興能參加。

幾週後，哈勒在與朋友晚餐的過程中接到一通不明來電。通常這種電話她不會接，但這次不知為何，她覺得自己必須接起這通電話。哈勒獲選成為試驗的受試者，她毫不猶豫答應參與。

這場試驗有其風險。當時，莫德納已經用mRNA分子製造過許多病毒的疫苗，這些疫苗也在數千人身上測試過，安全無虞。但這次的新冠疫苗，莫德納還沒有收到美國國衛院動物試驗的最終結果，而哈勒即將接種這個疫苗。

哈勒的丈夫問她是否確定要接種。她的朋友也建議她先等等。

「為何一定要當第一個呢？」朋友問。

哈勒心意已決，她想參與試驗，她甚至非常感恩有這樣的機會。

「這就像一份禮物，」她說，「讓我有機會可以保護家人、控制情勢、貢獻我的一己之力。」

二〇二〇年三月十五日晚上，哈勒在美聯社讀到一則驚爆新聞：隔天一早，將會有第一位受試者接種莫德納試驗的新冠疫苗。哈勒看了看行事曆，發現她預約接種試驗的時間是明天早上八點。

哇，那個人可能就是我耶。

三月十六日的六十六天前，科學家才排出新冠病毒的RNA序列。而這天早晨，哈勒開車到凱薩華盛頓醫療研究中心。她走進中心，沒戴口罩，中心裡面也幾乎沒有人戴口罩。當時，大家都覺得沒有必要，而且有些衛生官員還發布指引，稱戴口罩可能會增加染疫風險。

哈勒發現，在當天三個新冠疫苗受試者當中，自己將第一個接種。她在診間簽了一疊文件，同意試驗可能會有的風險。試驗時間到了，她脫掉厚重的長袖運動衫，裡面是灰色的坦克背心。她坐在檢驗桌的邊緣，藥師拿著裝滿無色液體的針筒，將液體注射至哈勒的左臂，美聯社攝影師在一旁拍照。哈勒直視前方，面無表情。接種過程快速，而且一點也不痛。她感覺到診間有一股正向的能量，於是她微笑了。

「這是我們的一線希望。」哈勒說。

莫德納資金缺口愈來愈大

班塞爾和川普還有佛奇談話時顯得自信滿滿，他對自己公司的疫苗有信心，確信mRNA疫苗一定會有其效力。

但私底下，班塞爾和同事熱情漸失，甚至喪失鬥志。莫德納團隊都相信疫苗一定會成功，但他們手上還有一個很大的難題，就是公司並沒有足夠的資金生產疫苗。

莫德納的財務狀況在年初就已經陷入窘境，接下來只是雪上加霜。二月時，莫德納以每股十九元的價格賣出新的股份，籌得五億美元的資金。這筆錢聽起來不少，但從許多角度來看，這是一筆丟臉的交易。二〇一八年底，莫德納首次公開上市的股價是二十三美元，接下來一年的時間，莫德納研發許多疫苗都多有進展，包含巨細胞病毒的疫苗；而現在，莫德納研發的疫苗也即將成功，能夠阻擋讓全球坐困愁城的病毒。然而，莫德納的股價卻沒有起色，表示莫德納比先前更沒有價值。

「這是恥辱。」史蒂芬．霍格說。

在這場股市交易中，最慘的是莫德納高層認為，他們無法將這筆新的資金用於新冠疫苗。這次入股莫德納的幾位重要投資人向霍格等人表示，他們不想要莫德納因為新冠疫苗分心，因為新冠肺炎疫苗不一定會成功。

負責生產的主管胡安．恩德斯（就是一個月前不顧妻子反對，又買了一台冰箱放在地下室的那位）急切希望可以開始製造幾千萬劑、甚至幾億劑的莫德納疫苗。莫德納必須準備妥當，才能在獲得監管機構核准時，用最快的速度將疫苗配送出去。

但恩德斯沒辦法生產，因為他沒有錢購買製造疫苗所需的材料。莫德納短缺的資金是幾億、或甚至幾十億美元，班塞爾和霍格都不知道要去哪裡找錢。時間緊迫，對手緊跟在後，民眾生命告終，而莫德納卻什麼也沒做，這簡直要把莫德納團隊搞瘋了。

二月到四月，班塞爾都在想辦法籌錢。他問了比爾與梅琳達蓋茲基金會的理事長崔佛・蒙德爾（Trevor Mundel）；他向世界衛生組織的Covax計畫尋求協助；他用電話或Zoom聯絡政府單位與慈善機構的代表。他一次又一次訴說莫德納值得資金挹注的理由。班塞爾不斷遭到拒絕，他灰心喪氣，訴求時也變得更加哀怨。

一位莫德納員工回憶起班塞爾對某人說：「聽著，如果你不幫我們，結果這個疫苗有效，那就會有數十萬人、甚至好幾億人死亡……這真的太糟糕了……我們需要幫助。」

班塞爾每次嘗試，最終都落空。有時他會忍辱負重，再次詢問同樣的組織，期待他們能回心轉意，但對方仍然不願意幫忙。有些組織覺得mRNA的風險太大；有些只想資助其他的疫苗；有些則是手上沒有閒錢。莫德納希望可以向美國生物醫學高級研究與發展局（Biomedical Advanced Research and Development Authority, BARDA）申請資金，但此局的資金是用來補助疫苗試驗，而非恩德斯團隊做的疫苗生產。

有一天，班塞爾打給默克藥廠的研發主管羅傑・伯爾馬特（Roger Perlmutter），提議合作研發新冠疫苗，就像輝瑞和BNT的合作一樣。班塞爾相信，有多金的夥伴加入，他就可以製造出足夠的疫苗，讓全球數億人口接種。一開始，伯爾馬特對這個點子很感興趣。默克藥廠多年前曾和莫德納一起研發多種傳染病的疫苗，因此他們一起合作研發新冠疫苗也十分合理。

然而，默克藥廠卻沒有任何行動。有些莫德納員工認為，是默克藥廠的高層（包括傳染病研究部門主管達利亞・哈祖達〔Daria Hazuda〕）覺得mRNA疫苗尚未證實有效，因此決定不與莫德納合作。

班塞爾很自責，他覺得自己讓公司失望、讓股東失望、也讓全世界失望了。他曾經是募資高手，但真的需要資金時，他卻敗事有餘。人們的生命危在旦夕，但他卻搞砸了。班塞爾傷心欲絕。

「我太差勁，所以失敗了。」他說。

第十七章

競爭白熱化

二〇二〇年春夏

BNT與輝瑞藥廠正在競相研發有效的新冠肺炎疫苗，莫德納在四處籌措資金以保持領先地位，嬌生公司則遠遠落後。但轉眼之間，阿德里安．希爾教授與他的牛津大學團隊早已領先群雄。

三月時，希爾教授與詹納研究所的同仁和牛津疫苗團隊發現加速疫苗計畫的方法。當然，他們的疫苗仍未取得核准，但牛津大學的科學家們肯定他們的方法至少是安全的。他們先前的進展讓研究人員產生一個想法：或許他們能試著加速疫苗的試驗時程？

疫苗與藥物都需要經過安全性及有效性的評估。新研發的疫苗經過臨床前的動物試驗，並通過監管機構的審核後，便可展開人體臨床試驗。第一期臨床試驗的目的是要測試疫苗的安全性，第二期和第三期臨床試驗則會增加接種人數，並設計隨機的對照組，以確保疫苗的有效性，證明副作用在可控制的範圍內。但是國際監管機構，包含美國食品藥物管理局，通常在臨床試驗設計方面給予公司與其他贊助商一定的自由度。

由於牛津疫苗團隊對於疫苗的安全性有十足的把握，便提議整合第一期和第二期臨床試驗，以加速試驗時程，最終也獲得英國監管機構的核准。這群科學家們也計畫加速第三期的臨床試驗時程。牛津團隊的臨床試驗設計讓他們能夠快速蒐集新冠肺炎疫苗的相關數據，以了解疫苗的安全性、副作用和最適施打劑量，並觀察接種後是否會引發免疫系統反應、是否有效，時程之快更是打破所有紀錄。這將使他們最快能在九月取得緊急授權，並針對醫護人員與高風險族群進行施打，遠遠早於西方所有的競爭對手。

不久之後，牛津團隊果然大幅領先所有對手。研發此疫苗的莎拉・吉爾伯特教授對未來的發展更是一片樂觀。四月時，吉爾伯特的團隊開始進行一千一百人的臨床試驗，隨後在英國更有一萬人參與臨床試驗，根據英國《泰晤士報》（*The Times*）的報導，吉爾伯特教授對於牛津疫苗有八成的把握能夠成功。[1]吉爾伯特的三胞胎當時二十一歲，皆攻讀生物化學領域，在母親的同意下，也都報名參與初期的人體試驗，真正展現出吉爾伯特對於疫苗的信心。[2]

到了四月底，牛津團隊的領導者與英國劍橋的製藥大廠ＡＺ達成協議，由該公司協助測試、製造並分發牛津團隊所研發的新冠肺炎疫苗。ＡＺ幾乎沒有疫苗相關的經驗，但他們在製藥方面可說是經驗豐富，能夠提供不少幫助。ＡＺ甚至承諾在疫情持續期間，以極低的成本價供應疫苗，並試著在低收入國家生產疫苗，以滿足牛津大學對合作夥伴的要求。

四月時，病毒幾乎入侵世界的每個角落，讓許多國家的醫療系統面臨崩潰邊緣。四月十五日，美國單日的死亡病例更高達兩千七百五十二人，創下歷史新高。四月二十八日，美國累積的新冠肺炎病例已經來到一百萬人。到了四月底，全球的單日平均確診病例已經高達八萬人，大幅超越三月初的一千五百人。政府當局無不絞盡腦汁，希望阻止疫情擴散。當月，美國疾病管制與預防中心改變了先前的指引，建議全美超過兩歲以上的民眾在室外須配戴口罩。

隨著疫情更加的嚴峻，衛生主管機關和其他人漸漸將牛津團隊的疫苗視為最有可能拯救世界的一線曙光。世界衛生組織的首席科學家表示，牛津團隊是目前疫苗研發進度最快的團隊。《經濟學人》稱牛津團隊為「最有可能研發出全球第一劑新冠肺炎疫苗的人選」，《紐約時報》更盛讚努力不懈的希爾與吉爾伯特為「領頭羊」。[3]

不久後，兩位科學家之間似乎形成一種競爭關係，開始互相比較誰對自己的疫苗展現出更大的信心，甚至可說是自負，同時針對對手的研究方法挑毛病。希爾在五月時展開攻防，他對路透社表示，牛津／ＡＺ的疫苗「幾乎可以確定是最好的單劑快速反應疫苗」，而對手的ｍＲＮＡ疫苗「完全是個未知數」、「結果難以預料」。

「這種新的、未經證實的疫苗技術也許能夠迅速生產疫苗，但製造成本高昂且從未發展到大規模生產階段，更沒有證據顯示能夠保護人類，在全球疫情如此緊急的狀態下，為什麼還要採用這種技術？」希爾問道，「這實在非常奇怪。」[4]

儘管如此，吉爾伯特也展開令人印象深刻的反擊，她在七月時表示：「我們知道不良事件的樣態，也清楚使用的劑量，因為我們已經試驗過無數次了……當然，我們正在做安全測試，但我們並不擔心。」[5]

七月，吉爾伯特在英國皇家生物學學會的網站分享了對牛津／ＡＺ疫苗的想法：「如果連這樣都無法成功，我想也沒有其他的方法了。」[6]

當時，牛津大學的研究員理應感到驕傲。初期的試驗結果顯示，牛津疫苗引發兩種免疫反應來抵擋新冠病毒，同時沒有產生嚴重的副作用，促使研究團隊進一步在英國、巴西和南非展開三萬名志願者參與的第三期臨床試驗。

此時在大西洋的另一端，莫德納的高層認為牛津團隊的疫苗很有可能首度取得監管機關的核准。他們的研發進度最快、享有豐沛的資金，且似乎得到英國政府全力的支援。牛津／ＡＺ團隊承諾生產二十億劑的疫苗，幫助世界各地的人抵禦這波現代瘟疫。吉爾伯特和一位研究同仁將重心放在生產新冠肺炎疫苗，而負責牛津疫苗團隊的科學家安德魯．波拉德（Andrew Pollard）則與ＡＺ合作測試疫苗。同時，希爾很樂意提供指導與協助。

一位朋友打電話給希爾，向他詢問團隊的進展和ＡＺ提供的協助，希爾的回應聽起來相當樂觀，甚至是鬆一口氣。最終，贏家似乎就要脫穎而出。

白宮「曲速行動」

到了五月，莫德納仍然無法生產大量的疫苗。ＡＺ、輝瑞和嬌生都持續擴大自己的生產規模，一旦監管機構核准後，就能馬上生產數千萬劑的疫苗。相較之下，莫德納的進度卻停滯不前。眼看每天都在原地踏步，莫德納的營運長胡安．恩德斯也變得愈來愈沮喪。他想替團隊採購製造疫苗所需的設備和用具，卻苦無資金。世界各地的人們正在一天天的死去，恩德斯理應能幫助這些人，但他卻無能為力。他身不由己。

「如果我們想要疫苗，就必須趕快下單。」他在今年春季對一位同事說道。「我們必須馬上行動！」

二〇二〇年春季，莫德納執行長班塞爾眼看公司終於能得到幫助，心中充滿希望。五月十五日，川普總統在白宮草坪宣布展開「曲速行動」（Operation Warp Speed），旨在加速研發新型冠狀病毒候選疫苗，目標是在二〇二一年一月前提供三億劑安全有效的疫苗。一些行政官員試圖說服川普總統與其他人放棄這個想法，他們認為提高人民的期望、設定不合理的期限反而有害，但川普仍堅持其政策，並指派前藥廠的資深主管蒙塞夫・施勞威（Moncef Slaoui）為計畫負責人。[7] 另外，川普也任命陸軍四星上將古斯塔夫・柏納（Gustave Perna）負責指揮世界各地的美軍，並掌管未來疫苗的生產與配送。

施勞威是出生於摩洛哥的比利時裔美國人，曾領導葛蘭素史克的疫苗部門，自二〇一七年以來即為莫德納董事會的成員。長久以來，施勞威對於使用mRNA分子一直抱持懷疑的態度。施勞威的專長是將重組蛋白注入人體的疫苗，也就是Novavax的蓋爾・史密斯正在研究的方法。擔任莫德納董事期間，施勞威曾數度質疑公司為何將重心放在mRNA疫苗。但在二〇一九年，莫德納巨細胞病毒疫苗的數據令人印象深刻，讓施勞威確信mRNA是可行的，這也表示如今施勞威可能願意幫助莫德納研發新冠肺炎疫苗。

然而，曲速行動卻立即承諾將投入高達十二億美元，幫助ＡＺ／牛津團隊研發、生產並製造疫苗，並提供至少三億劑的疫苗，預計最快將在十月完成。英國的疫苗研發進度領先全世界，他們已經計畫在英國當地和其他國家進行三萬人的臨床試驗，更特別針對年輕族群進行試驗，因此這個決定是合理的，即使這讓莫德納團隊大感失望。

莫德納高層決定轉而將希望寄託於華爾街。當時，莫德納的股價急速飆漲。自二○二○年初的每股不到二十美元，到五月十五日時已攀升到六十六美元，投資人對於公司的未來充滿希望，認為莫德納生產的疫苗將會大賣。莫德納聘請投資銀行摩根士丹利（Morgan Stanley）向投資人出售新股，籌得的資金專門用來支付製造疫苗所需的費用。

五月十八日週一早上，莫德納公布首次臨床試驗結果：在第一期的研究中，八名受試者在接種新冠肺炎疫苗後，體內產生中和抗體，其抗體與染疫後康復的患者類似，整體而言疫苗的安全性及耐受性良好。

當然，這些只是初期的數據，受試者人數也不多，其中包含來自西雅圖的珍妮佛·哈勒（Jennifer Haller）。但投資人對於有望研發有效的疫苗感到相當興奮，使得當天的道瓊工業平均指數上漲八百九十九點，莫德納的股價也飆漲二○％，超過七十五美元。

莫德納立刻宣布將展開第二期的研究，接著最快在七月進行規模更大的後期研究，並計畫在秋季前推出可供緊急使用的疫苗。

臨床試驗結果對疫苗研發而言是個好消息，但對摩根士丹利的銀行家來說卻不是好事。股價的攀升使得出售大批新股變得更加困難，畢竟誰想要買價格已經大漲的股票呢？儘管如此，摩根士丹利仍以十三億四千萬美元認購莫德納所發行的新股，並有信心能將股票再出售給他們的客戶。

這筆錢對班塞爾和他的團隊來說意味著一切，他們終於有了真正的機會來生產大量疫苗。他們立刻通知恩德斯，開始採購脂質、玻璃瓶、不鏽鋼等生產所需的材料和設備。快、快、快！班塞爾和霍格終於放下心中的大石。他們看見了希望的曙光。

沒想到卻迎來強烈的反彈。科學界與投資界人士勃然大怒。因為莫德納的研究並沒有經過同儕審查，但公司卻透過新聞稿公布初步的研究結果。莫德納靠著這個好消息出售大量的股票，卻沒有透露試驗的關鍵細節，像是疫苗的保護期或產生的抗體濃度等。

「我猜他們的數據不好看，否則他們會透露更多。」耶魯大學的疫苗研究員約翰・羅斯（John Rose）在受訪時說道，而這篇STAT的文章也讓莫德納股價暴跌，衝擊股票市場。羅斯指出，染疫後康復的患者之中，每個人體內的抗體濃度差異極大，因此莫德納宣稱疫苗誘發的抗體濃度和染疫後產生的抗體濃度相同，其實說明不了什麼。8

當時貝勒醫學院（Baylor College of Medicine）的彼得・霍特斯（Peter Hotez）教授正在研發新冠肺炎疫苗，他向《金融時報》表示：「他們似乎想要從數據中尋找一絲希望。」

即使班塞爾和其他莫德納高層對疫苗的前景表示樂觀，但他們仍大量拋售個人持股，這也使情況雪上加霜。是的，也許莫德納高層早在數個月前就決定要拋售股票。但團隊正在努力研發疫苗時，公司高層卻在拋售股票，而且有些人已經對莫德納疫苗抱持懷疑的態度，這可不是個好現象。有人問道：既然莫德納的疫苗如此安全有效，為什麼公司的高層要出售他們的股票？

彭博新聞社的專欄作家麥特・李維（Matt Levine）在提到莫德納的自動售股計畫時指出：「如果你真的看好公司的前景，大可以取消這個計畫。」[9]

多年來，科學家不斷對班塞爾和莫德納提出質疑。現在，他們又多了一個質疑的理由。資深研究員聯繫莫德納創辦人努巴・阿費揚、羅伯特・蘭格以及公司內部的科學家，並對他們的行為表示不滿。阿費揚和蘭格試圖為班塞爾和他的團隊辯護，卻沒有取得多大的進展。

「你是透過發布新聞稿來進行科學研究。」一位研究員告訴蘭格。

莫德納的團隊感到憤憤不平。當時美國國家過敏和傳染病研究所正在對莫德納疫苗進行試驗。如果連政府的科學家都不願透露更多消息，莫德納能夠揭露的資訊也就不多了。當時，莫德納對於等待試驗數據出爐感到不安，他們認為試驗的結果相當關鍵，如果不公開這些數據，可能會違反公司財務資訊揭露的相關規定。莫德納實驗室的士氣一片低迷，阿費揚等人擔心這會影響公司未來的研究。

「我們用盡全力製造疫苗，下場卻是被人教訓？」氣急敗壞的霍格對一位同事說。

加速研發流程

BNT執行長吳沙忻希望能儘快推出他們的新冠肺炎疫苗。他的新搭檔：輝瑞藥廠的執行長艾伯特．博爾拉也希望如此。他們初期的研究結果和莫德納一樣令人驚豔，也鼓舞吳沙忻的團隊加快研發疫苗的腳步。

博爾拉希望在二〇二〇年十月前準備好疫苗配送計畫，並在年底前生產一億劑疫苗，足以供應五千萬人使用。為了達成目標，輝瑞藥廠和BNT決定整合彼此的第二期和第三期試驗，就像牛津／AZ團隊一樣。

博爾拉一心想要加速疫苗的研發與配送，因此他做出令人驚訝的決定：他們不向曲速行動尋求協助。沒錯，他們會出售疫苗給美國政府，但博爾拉不想拿政府的錢來研發或製造輝瑞／BNT的疫苗，因為他怕官僚體系的繁文縟節會拖累團隊的進度。

輝瑞團隊開始打造全球的疫苗製造網絡，一旦監管機關核准後就能立即行動。但是，他們的速度對博爾拉來說仍不夠快。在六月一個溫暖的日子裡，博爾拉在他紐約郊區的家中工作，他透過Webex的線上會議告訴他的團隊，希望能大幅提升輝瑞的商業生產潛力至預期的十倍以上。

「為什麼我們不能更有效率的製造出更多疫苗？」博爾拉問道。

輝瑞製造部門的主管麥克．麥德蒙特（Mike McDermott）反駁他的上司，認為他和同事們已經不眠不休的在工作，會議的氣氛也變得緊張。

「我們能做到這樣已經是奇蹟了。」他說，「你的要求太高了。」[10]

最終，麥德蒙特和他的團隊所達成的時間表讓博爾拉很滿意。儘管輝瑞和BNT的頂尖科學家們希望能加速疫苗研發，卻在面臨一個重要決定時陷入僵局：該採用哪種疫苗設計？輝瑞的研發和製造團隊必須著手規畫重要的第三期試驗，時程訂在七月下旬，以測試疫苗的有效性。但他們仍無法決定疫苗的基本設計，這個關鍵的決定對於疫苗的有效性而言十分重要。

早在今年一月，吳沙忻便開始研發BNT的新冠肺炎疫苗，並選出一些很有潛力的候選疫苗。這些疫苗都是利用mRNA分子來傳遞指令給人體細胞，以製造出新冠病毒的棘蛋白或蛋白片段，但有些機制更為精細，甚至會修改分子的化學主鏈，以避免免疫系統的不良反應。這種的修改讓考里科．卡塔林和德魯．韋斯曼研發的mRNA技術得到改善，也是莫德納在數年前所採用的疫苗技術。然而，吳沙忻不確定這樣的修改是否必要，因此他又製造另一種疫苗，使用的是能夠自我複製的mRNA分子，而不去修改分子的化學主鏈。

另一種mRNA的候選疫苗是啟動身體機制以製造出完整的棘蛋白。還有一種方法則是指示人體細胞生產部分的蛋白質，也就是附著在細胞表面的部分，又稱為「受體結合區域」（receptor-binding domain）。吳沙忻和他的同事們一共研發二十種潛在的疫苗，每種都有些微的不同。在某種程度上，這對吳沙忻來說就像一個大型的科學實驗，他很想知道哪種候選疫苗最有效。

輝瑞和BNT的研究員針對所有的候選疫苗進行動物和人體試驗，其中某些疫苗會造成令人不適的副作用，如身體發冷或發燒，因此遭到排除。到了七月，他們只剩下兩種候選疫苗，兩者都採用核苷修飾，但其中一種會製造部分的棘蛋白，另一種則會產生完整的蛋白質。雖然研究的結果並不明確，但吳沙忻和幾位資深科學家青睞其中一種設計原理，也就是讓疫苗製造出小的棘蛋白受體結合區域。

吳沙忻有充分的理由選擇這種候選疫苗：除了其他的優點以外，這種疫苗只利用棘蛋白的一小部分，似乎更容易量產。受體結合區域是蛋白質中最活躍的部份，能讓人體產生足夠的抗體，以抵抗新型冠狀病毒。吳沙忻和BNT的研究員也發表相關的論文，以展現這種疫苗設計的價值。

有些研究員偏好採用部分棘蛋白，不同於當時競爭對手使用的完整棘蛋白。選用一種不同的疫苗設計讓人感覺很棒。而七月一日出爐的數據更令人印象深刻，證實採用部分棘蛋白的疫苗可以有效抵禦新型冠狀病毒，讓吳沙忻和其他研究員感到相當滿意。

到了七月中旬，麥德蒙特和他的團隊必須做出一個決定，才能加速生產流程。吳沙忻、博爾拉和公司的高層安排一場視訊會議來解決這個難題。採用棘蛋白切片似乎是大家的共識，但他們仍需要做出最終的決策。

會議開始之前，輝瑞首席科學家米凱爾・多爾斯騰（Mikael Dolsten）擔心他們將鑄下大錯。莫德納、嬌生和其他公司有充分理由在人體內製造完整的棘蛋白。首先，這種分子可能會激發免疫系統產生大量的中和抗體。如果病毒持續發展出更危險的變異病毒株，完整的棘蛋白似乎也能提供較高的保護力。另外，接種疫苗後，完整的棘蛋白所引發的副作用也比較溫和，考慮到公眾對於施打疫苗仍存有疑慮，這也是個重要的考量。

會議前，多爾斯騰向博爾拉表達他的擔憂，而博爾拉也說他正在重新考慮。幾年前，輝瑞藥廠聘請心理學與經濟學專家丹尼爾．康納曼（Daniel Kahneman）為公司高層舉辦研討會。康納曼以研究決策過程而聞名，他在會中討論了個體僅僅因為他人的影響所做的決策有其危險性，康納曼稱之為「從眾效應」（bandwagon effect）。另外，他也解釋了「鴕鳥效應」（ostrich bias），也就是決策者在做出決策後，會像鴕鳥一樣將頭埋進沙子裡，不願重新考慮他們的決策並檢查新的研究數據。

如今，多爾斯騰和博爾拉擔心公司的科學家正犯下康納曼警告他們別犯的錯誤。長期以來團隊偏好採用部分的棘蛋白，但並不代表這是最佳的選擇。

「針對受體結合區域的設計，我們太感情用事了，」多爾斯騰告訴博爾拉，而博爾拉也同意這個說法。

會議期間，博爾拉和多爾斯騰說服吳沙忻和其他人改用完整棘蛋白的設計。詹森和一些人想繼續討論這個選擇，吳沙忻則表示他正在研究更多可能的疫苗設計，但博爾拉認為他們必須做出決定。最後，他們將針對兩種疫苗設計進行試驗，但博爾拉向麥德蒙特示意，可以開始提升完整棘蛋白候選疫苗的產量。

會議後的數日，多爾斯騰夜夜輾轉難眠，擔心自己所推動的疫苗設計是個錯誤。他意識到，他們幾乎沒有足夠的數據以支持這款候選疫苗。多爾斯騰開始鍥而不捨的追問詹森，問她是否收到了完整棘蛋白疫苗的試驗結果。

最終，在七月二十二日，詹森收到了試驗的數據，完整棘蛋白的候選疫苗激發免疫系統產生強烈的反應，效果和採用部分棘蛋白的疫苗一樣。但完整棘蛋白的疫苗比原先所選擇的疫苗更具耐受性，發燒與發冷的副作用也更少。

經過數週的努力後，多爾斯騰和詹森終於鬆一口氣。輝瑞和BNT告訴食品藥物管理局，他們已經決定好疫苗的設計。可以展開重要的第三期有效性試驗了。

嬌生遙遙落後

丹・巴魯克以及嬌生公司的研究員也取得進展。

早在今年一月，巴魯克和他的團隊就與嬌生的科學家合作，共同設計並測試以Ad26為載體的新冠疫苗。獲得衛生當局批准之後，將由嬌生公司龐大的團隊負責生產並分發這些疫苗。

不過，他們必須先決定疫苗應該具備多大的效力。數個月以來，巴魯克的團隊測試一種能誘導高抗體濃度的疫苗，而嬌生的病毒疫苗研發全球負責人漢妮克．施惠特馬克（Hanneke Schuitemaker）也偏好這款疫苗。施惠特馬克和巴魯克兩人有很多的共同點，這也使彼此的合作更為順利。施惠特馬克是愛滋病的專家，學者出身的她後來轉任為業界主管，先是在荷蘭的克魯塞爾公司工作，該公司與巴魯克共同研發了Ad26技術，接著到嬌生公司晉升為高階主管。

多年來，施惠特馬克已經成為嬌生疫苗研發工作最有力的代言人。

「治療能拯救病人的性命，」施惠特馬克喜歡告訴克魯塞爾在荷蘭萊頓辦公室的同事。「但疫苗能拯救全人類。」

然而，隨著新冠疫情在初春時持續惡化，一些嬌生公司的高階主管對於施惠特馬克採用高效力疫苗的想法有不同的考量。經歷一連串的視訊會議後，包含嬌生科學長史托佛斯在內的公司高層指出，近期的數據顯示，一款強度較低的疫苗能提供足夠的保護力，同時產生較少且較輕微的副作用。公司高層認為，這似乎是全世界最好的方法了。

辯論如火如荼的展開，時間一點一滴的流逝，施惠特馬克也愈來愈沮喪。她能理解低劑量的疫苗為何如此具有吸引力。許多民眾對於接種新冠疫苗表示猶豫，關鍵原因在於他們害怕痛苦、甚至有害的副作用。但若要採用新的疫苗，就會使嬌生的計畫時程延遲至少三週，而施惠特馬克認為這種延宕並不值得。

她試圖在視訊會議中掩飾自己的不快，但每次的會議都在討論疫苗效力的問題，讓施惠特馬克更加怒火中燒。如今，她的血壓極速飆升。這波疫情正在奪走人們的性命，競爭對手也在加速他們的疫苗研發計畫，但嬌生卻在考慮放慢腳步，改用效力較低的疫苗？這一切根本不合理。

「該直接開始了吧。」她想。

最後嬌生決定採用效力較低的疫苗。牛津／AZ團隊領先群雄，輝瑞／BNT和莫德納則緊追在後，把嬌生遠遠的甩在後頭。但公司高層似乎並不介意，他們認為嬌生的疫苗是獨一無二且具吸引力的，因為嬌生疫苗只需接種一劑，而且不用像mRNA疫苗一樣需要以超低溫保存。

二〇二〇年七月，嬌生與巴魯克和他的同事一同合作，發現單劑量的Ad26疫苗（幾乎）能夠保護六隻恆河猴免受新型冠狀病毒的感染。雖然這項研究結果來自小規模的動物試驗樣本，但結果卻潛力無窮。當時，荷蘭楊森藥廠的研究員已經開始生產疫苗，以進行臨床試驗。當月，他們計畫研究疫苗的安全性和免疫反應，預計在九月時進行六萬名受試者的第三期疫苗效力試驗。

巴魯克和嬌生公司知道他們或許無法催生出全世界第一支新冠疫苗，但他們的疫苗有機會成為保護力最高且最具便利性的疫苗之一。

Novavax的困境

隨著新冠病毒持續在全球傳播，成千上萬的科學家夜以繼日的研發新冠疫苗，希望保護人們不受這種現代瘟疫的傷害。所有的科學家都知道，我們需要各種不同的疫苗來遏止疫情的蔓延。到了二〇二〇年的夏天，全世界有超過一百組團隊在研發新冠疫苗，有些採用步調較慢的傳統方法，像是把弱化的病毒注射到人體內，有些則採用令人質疑的方法，像是以DNA為基礎的疫苗。

蓋爾．史密斯與Novavax的同事加入這場戰局似乎沒什麼意義。到了二〇二〇年初，這間位在馬里蘭州的小公司尚未研發出獲核准的疫苗，公司的營運只能再撐幾個月，多數的員工都準備好要離職。當時，Novavax正在進行流感疫苗的後期試驗，公司面臨背水一戰。公司的高層清楚，任何會讓他們分心的事都相當危險。

即使在這個緊要關頭，史密斯的團隊也只有十幾位研究員。輝瑞和其他製藥大廠旗下則有數千名經驗豐富的科學家。老天，這些大廠在華盛頓特區的政策說客都比史密斯實驗室的成員還要多。然而，隨著病毒從武漢向外傳播，史密斯忍不住緊盯著病毒的動向。他花了數年的時間讓「蛋白質次單元」的方法變得更加完善，即製作病毒的蛋白質並注射至人體內。針對近期最嚴重的新型冠狀病毒，史密斯與他的團隊曾協助研發新冠疫苗，包含SARS冠狀病毒和MERS冠狀病毒等病原體。他們擅長正是棘蛋白技術。史密斯認為他的團隊沒有理由不能研發出有效的新冠疫苗。

史密斯試圖說服Novavax的老闆們轉換目標。經過數週的辯論後，史丹利・爾克和古雷格里・葛蘭終於同意，他們將公司的未來押在阻止新冠病毒的疫苗上。即便要賭上Novavax的未來，這個大好機會仍不容錯過。

「我們必須朝這方面努力。」葛蘭告訴爾克。

Novavax的科學家們一開始就陷入困境。他們從上海的供應商訂購棘蛋白基因，但因為疫情爆發，使得來自中國的航班遭到凍結，也讓他們遲遲沒收到貨。幸運的是，該供應商的紐澤西辦公室能夠生產出另一個版本的基因，裝在紅色蓋子的小瓶子裡，連夜送往Novavax的辦公室。

史密斯和他的團隊開始動工。他們將這個基因，連同製造棘蛋白的DNA指令，植入某種昆蟲病毒的ＤＮＡ中。接著他們將這種新的桿狀病毒去感染秋行軍蟲的細胞。接著會在大型的生物反應器中培養這些細胞，裡頭可容納高達六千公升的液體，能夠產出一大批的棘蛋白，看起來就像釀酒廠裡的酒桶。最後，科學家將蛋白質抗原分離、純化、嵌入脂質奈米粒中，並與佐劑化合物混和，疫苗就此誕生。

爾克開始向投資人和非營利機構放消息，告訴他們Novavax正在打造一款新冠疫苗，也順利籌募到資金以幫助疫苗研發。Novavax的公司規模很小，尚未展現自己的能力，但他們的蛋白質次單元技術卻比疫苗競賽中的領先者更為傳統，這也是一些慈善基金會和其他機構能幫上忙的原因。Novavax的疫苗不像莫德納和ＢＮＴ的ｍＲＮＡ疫苗或嬌生和牛津團隊的疫苗，會讓人體產生棘蛋白。爾克強調他們的疫苗不像ｍＲＮＡ的疫苗需要超低溫保存，這對於缺乏冷鏈技術的醫院、診所和藥局來說是一大優勢，尤其是在開發中國家。

Novavax的疫苗包含稍加修改過的重組棘蛋白，並利用傑森．麥克萊倫的兩個脯氨酸（proline）來維持穩定。Novavax的疫苗其實就是讓人體的免疫系統將棘蛋白識別為外來的侵入者，如果這種蛋白被視作是真正的病毒，就會遭到免疫系統攻擊。同樣的原理也製造出有效的帶狀疱疹疫苗和Ｂ型肝炎疫苗，這讓Novavax的支持者感到安心。

然而，Novavax需要更多資金的挹注。相較於單純傳遞遺傳指令的mRNA和病毒載體疫苗，Novavax的疫苗需要額外的生產步驟，這也讓研發過程更為緩慢。

今年三月，爾克與班塞爾、多爾斯騰等人和川普在白宮會面，他坐在製藥公司主管的長桌一隅，離總統的距離相當遙遠。儘管如此，他還是很高興能與業界的重量級人士共處一室。輪到爾克發言時，他決定放下自尊，向總統尋求協助。

「老實說，我們需要資金。」爾克告訴川普，「我們是一間生技公司，並非大型的藥廠。因此，我們需要資金來擴展規模。」

川普萬萬沒料到會有人在會議中尋求金援。他只想聽到高層主管承諾在幾個月內就能生產出疫苗。但爾克知道，現在可不是忸怩作態的時候。在接下來的數幾個月內，他向曲速行動求助，也和挪威的非營利組織「流行病預防創新聯盟」（Coalition for Epidemic Preparedness Innovations, CEPI）以及其他組織取得聯繫。幾位Novavax的前任主管目前在這些機構中任職，也為爾克敞開了大門。爾克也積極向波士頓的醫療保健避險基金「RA資本管理公司」（RA Capital Management）尋求融資。

葛蘭則尋求不同的支持管道。今年三月，隨著全世界許多教堂和宗教機構紛紛關閉，葛蘭在馬里蘭農村的長老教會也停止面對面的聚會。如今，他們每週日都在Zoom

上視訊。

葛蘭和同事們正在研發疫苗的消息在教會裡傳開了。很快的，他收到許多來自鄰居、朋友和其他人的支持與鼓勵，很多人感謝葛蘭和他的團隊每天仍冒著感染的風險持續去上班。公司每天替實驗室裡的所有門把、窗戶、桌子等表面進行數次的清潔消毒，但研究員仍為自身的健康感到惴惴不安。

「我們會為你禱告。」信眾們告訴葛蘭。

這些話語相當振奮人心。但葛蘭感受到信眾們仍忐忑不安。是否能研發出有效且安全的疫苗，要花多久的時間才能研發成功，一切都是個未知數。他們對病毒所造成的破壞感到相當害怕。

葛蘭感受到上帝賦予他強大的能力，能夠阻止這波現代瘟疫。但如此的重責大任為葛蘭帶來的並不是自信心，而是沉重的負擔。到了春末，疫情來勢洶洶，佛奇警告美國很快就會出現每日十萬名的新確診病例，同時專家們仍質疑葛蘭和其他人是否能順利生產出具保護力的疫苗。

「我認為短期內不會出現疫苗。」分子生物學家、加州大學舊金山分校定量生物學研究所（Quantitative Biosciences Institute）所長內文・克羅根（Nevan Krogan）說道，該研究所與將近一百個實驗室合作過。[11]

為了尋求上帝的確據和指引，葛蘭與他的牧師會面，牧師告訴他詩篇第九十一篇十四至十六節：

因為他知道我的名，我要把他安置在高處。

他若求告我，我就應允他。

到了六月，爾克已經募集到超過二十億美元的資金，讓Novavax能夠持續研發新冠疫苗。為了展開試驗，葛蘭致電奧克拉荷馬大學的研究人員，對方提供十五隻專為醫學研究而培育的狒狒。隨後的試驗以及其他動物研究和初期臨床試驗指出，Novavax的疫苗能夠產生大量的中和抗體，在業界引起不小的轟動，也讓Novavax的股價從二〇二〇年初的四美元一路飆升至一百七十美元。[12]然而，Novavax無法生產自己的疫苗，因為公司早在前一年已被迫出售自己的生產設備，但Novavax與新興生技公司（Emergent BioSolutions）達成生產疫苗的協議，而且Novavax附近的巴爾的摩工廠已經替公司初期的臨床試驗生產疫苗。

但爾克收到令人震驚的消息。施勞威和其他曲速行動的領導者來電表示，他們要把Novavax的團隊趕出新興生技公司的廠房。Novavax生產疫苗的時間拖太久，嬌生和牛津／AZ團隊的疫苗研發進展更為快速，因此Novavax不得不讓位給規模更大的競爭對手。負責曲速行動的官員替Novavax安排富士軟片旗下的生技公司（Fujifilm Diosynth Biotechnologies）作為第二家製造商，讓Novavax能在其位於北卡羅萊納州和德克薩斯州的工廠繼續生產疫苗，但爾克和葛蘭心裡很清楚，此舉將使得疫苗研發的進度倒退數週，甚至是數個月。他們試著說服施勞威改變心意，但施勞威卻不為所動。

Novavax的辦公室裡一片愁雲慘霧。團隊的成員一直計畫在南非、英國、墨西哥和美國進行大規模臨床試驗，以證明他們的疫苗是有效的。如今他們必須將技術轉移到富士軟片的工廠，一切從頭來過，即使競爭對手的試驗進度早已超越了他們。眼看終點線近在眼前，美國政府卻讓Novavax跌了一跤，摔了個四腳朝天。

爾克在公司的長廊來回踱步，他告訴公司的同事們，他們一定能夠一如既往的東山再起。回到家中，葛蘭每週日都會參加教會舉行的線上聚會。朋友和其他信眾們會和他聊聊高爾夫、足球與孩子們的活動，希望能提振他的精神。

他們都很清楚不該問爾克Novavax的疫苗進度。

第十八章
BNT、莫德納、AZ奪得先聲
二〇二〇年夏秋

恩德斯再次感到心急如焚。

二〇二〇年初，恩德斯對這個新興的病毒十分擔憂，他的家人還取笑過這位土生土長的馬德里人。當時，這位莫德納高層所囤積的衛生紙與其他日常用品似乎有些過頭了，他甚至堅持要買第三台冰箱來儲存足夠的食物，以應對未來封城的可能性。然而，隨著時序來到夏季，疫情迅速襲捲美國好幾個地區，甚至包含在疫情高峰期間倖免於難的南部和西部地區，這時候再也沒有人嘲笑恩德斯了。

當時，恩德斯大多在波士頓郊區家中的餐桌上管理莫德納的疫苗生產事務，以降低感染新冠肺炎的風險，不過他有時候也會到附近麻薩諸塞州諾伍德鎮的工廠監督生產工作。恩德斯家的二樓也有一間辦公室，但裡頭堆滿箱子和儲藏物，他也無暇清理房間，因此多數的時間都在待在飯廳裡。恩德斯的決定並未驚動家人，他們多數的時間都在其他樓層活動，盡量避開他。

「我每天工作十八小時，他們聽都聽膩了。」他說。

今年年初，恩德斯和團隊製造出上百劑疫苗，讓莫德納能夠完成初期的臨床研究。五月時，他從賣出莫德納股票而得到的資金當中，拿出十三億美元來購買設備與用具，準備生產更多疫苗。然而，他這時開始意識到這件事有多麼困難。在過去十年內，莫德納只生產大約十萬劑疫苗。如今正值盛夏，恩德斯和同事才正開始準備生產數億劑疫苗。一支疫苗大約需要六百種成分和零件，像是過濾器、連接器、標籤、小瓶子與瓶塞等。在世界各地陸續供貨短缺時，恩德斯需要找到必要的設備與原料。

每一支疫苗都必須完全相同。疫苗的效力、穩定性以及其他特性都要維持一致，因此恩德斯和同事必須用一模一樣的方式生產疫苗，也就是在相同的溫度範圍、採用同樣的設備，並使用一致的原料。

而且，他們也必須迅速行動。公司希望他們能在當年秋季推出疫苗，因此恩德斯和同事必須加快腳步才能實現這個目標。這好比是一位高級餐廳的主廚，不只必須用既有的廚房，為成千上萬名顧客做出頂級的料理，並且要在一夜之間完成。

恩德斯為團隊注入信心，並透過一系列鼓舞人心的格言來激勵他們。

「我們沒有時間畏懼。」

「這是我們幫助全人類的大好機會。」

恩德斯身為西班牙皇家馬德里隊的死忠粉絲，經常引用足球相關的格言，強調團隊合作的重要性。

「守好你的位置，相信你的隊友。」他經常這樣說。

恩德斯的敦促似乎發揮了作用。不久後，團隊自願在週末加班，並安排輪班，以免浪費時間。儘管團隊仍然不確定他們的疫苗是否有效，而且要是其他公司生產出許多有效的疫苗，或許就不需要他們的疫苗了，但是他們想要用盡全力，幫助人們對抗這個毀滅性的疾病。恩德斯團隊中一名成員深受這個使命感召，即便罹患第四期癌症，必須面對令人筋疲力竭的療程，仍然堅持要來上班。

然而，恩德斯對團隊隻字未提的是，他經常徹夜難眠，擔心在製造過程中可能會出現的種種問題，也反覆思考他們是否能成功達陣。

這一切真的有可能實現嗎？

牛津／ＡＺ失去競爭優勢

在短短的幾個月內，牛津／ＡＺ團隊失去他們在疫苗研發戰中的優勢。當年五月，曲速行動提供十二億美元給他們用來測試並製造新冠疫苗，以換取三億劑的疫苗。一個月後，研發工作陸續展開，他們結合第二期和第三期的臨床試驗，試圖在仲夏之前招募十萬名受試者，並在九月之前取得最終的有效數據以及監管機構的核准。

但不久之後，美國的政府官員開始感到擔心。曲速行動的官員發現，牛津大學的科學家莎拉．吉爾伯特、阿德里安．希爾以及臨床試驗專家安德魯．波拉德（Andrew Pollard）和ＡＺ的科學家似乎溝通不良。美國官員有時候必須等待數週才能得到重要的試驗數據，像是疫苗批次的細節等，但其他疫苗公司卻能在一天之內提供這些數據。

美國聯邦衛生當局告訴牛津／ＡＺ團隊與其他疫苗研究人員，食品藥物管理局需要至少三萬名受試者的後期試驗數據，才會考慮核准這款疫苗。然而，到了初夏，ＡＺ在英國與巴西招募的試驗人數卻遠遠不足，甚至還沒開始在美國展開更大規模的試驗。這表示他們努力研發的疫苗並不會快速取得核准，至少在美國不會。

到了夏天，希爾和同事收到更糟糕的消息：兩位自願參加試驗的受試者出現令人不安的神經系統症狀，迫使試驗必須暫停數週，直到官員確定疫苗並沒有引發嚴重的副作用。儘管這種暫停試驗的情況並不罕見，食品藥物管理局仍擔心一些官員會對神經系統問題和試驗暫停的消息感到措手不及，這次的溝通失誤也讓牛津／AZ團隊飽受質疑。[1]

莫德納受官方拖累

莫德納正在處理他們與美國官員之間的緊張關係。

當年初夏，莫德納的高層引頸期盼七月第一週將舉行的第三期臨床試驗，公司裡士氣一片高昂。這是證明莫德納疫苗有效的最後一哩路程。更棒的是，莫德納的試驗將搶在輝瑞的第三期試驗之前展開，這讓莫德納有更大的機會產出全世界第一劑新冠疫苗。

然而，情勢在六月開始產生變化，莫德納總裁霍格在清晨接到曲速行動負責人施勞威的來電。施勞威帶來一個壞消息：在即將到來的第三期試驗中，莫德納必須蒐集比原先計畫還要多的數據。施勞威表示，全國各地的科學家需要透過莫德納的受試者獲取更多的試驗數據，以用於自身的研究，因此莫德納必須在臨床試驗期間妥善蒐集這些數據。舉例而言，如果試驗階段的受試者被診斷出感染新冠肺炎，莫德納必須每一天使用公司的拭子對受試者進行連續二十八天的測試，以追蹤患者的感染情形。莫德納為受試者準備的試驗用具中不只有疫苗或是對照用的安慰劑，還額外附上檢測試劑，定期針對這些受試者進行新冠肺炎檢測。

霍格簡直不敢相信他聽到的內容。施勞威要求的數據與莫德納疫苗或是它的可能效力無關，卻是為了讓外部的科學家深入了解新冠肺炎與病程，而這也許能幫助他們開發新藥。當然，這樣的資訊或許能有所幫助。但這波疫情正在奪走人們的性命，調整試驗將會推遲莫德納研究出最終階段效力的時程。不僅如此，對手的輝瑞藥廠根本不必遵守蒐集數據的要求，因為他們並沒有透過曲速行動取得經費，也不必對相關官員負責。

「這樣要花好幾週的時間來重新準備試驗用具！」霍格告訴施勞威，「我們認為這根本毫無必要。」

施勞威也感受到來自科學家與其他人的壓力，只好表示這項調整毫無轉圜的餘地。他說得沒錯。曲速行動的官員與莫德納協商過要購買一億劑疫苗，交易總值約為十五億美元，相當於每劑十六美元。莫德納也持續與安東尼・佛奇、巴尼・葛拉漢以及其他政府科學家合作。如果莫德納在得到政府全力的支持後，仍堅持拒絕要求，肯定會傷害公司的形象。

「你必須接受調整，」施勞威告訴霍格，「並且想辦法將影響降到最低。」

莫德納重新準備好試驗用具，讓受試者能夠定期接受檢測，同時蒐集所需的資訊，儘管事後證明這些資訊的用處並不大。這項調整讓莫德納的後期試驗推遲長達好幾週，一直到七月二十七日，最後階段的有效性試驗才在美國展開，第一位志願者順利接種莫德納疫苗。共計三萬人參與這項研究，這些受試者都非常有可能接觸到新冠病毒。其中有些人接種的是真正的疫苗，有些則接種安慰劑，而莫德納的研究員能夠藉此觀察疫苗是否降低感染率以及疾病的發生率。同一時間，ＢＮＴ公司與輝瑞藥廠也在美國、巴西等地進行類似的第三期臨床試驗。莫德納對輝瑞／ＢＮＴ公司的領先優勢已不復存在。

約一個月後，美國政府再度要求莫德納放慢試驗的速度，以利於在最後階段的研究納入更多少數族裔受試者。這項要求對莫德納而言更容易理解，同時輝瑞也受到相同的約束。但是相較於輝瑞，莫德納在額外招募數千名少數族裔受試者時遭遇更大的困難，再次耽誤到研究進度。眼看就要邁向終點，輝瑞／ＢＮＴ公司已經在疫苗競賽中占據領先地位。

BNT與輝瑞的嫌隙

二〇二〇年夏季，BNT公司的團隊愈發沮喪。

BNT公司在疫苗研發上取得了進展，但高層對於輝瑞搶盡鋒頭感到十分惱怒。這一切其實是BNT公司花費數年時間不斷精進mRNA技術才得到的成果，並非輝瑞的功勞，而且也是吳沙忻和團隊研發出疫苗原始結構。然而，輝瑞這間美國大廠卻成為全球矚目的焦點。輝瑞高層不斷向媒體獻殷勤，讓人們以為是他們研發了新冠疫苗，這也讓BNT公司的員工抱怨連連。

「我們忙著對抗輝瑞的媒體機器。」一位BNT公司的高層向同事抱怨，並解釋公司面臨的困境。

然而，吳沙忻卻忙到沒有時間難過。他正在為輝瑞／BNT公司的新冠疫苗進行初期試驗、協助解決生產問題，還要帶領團隊針對多國分銷疫苗的協議展開談判。

接著時序來到夏末，吳沙忻正在等待關鍵的第三期臨床試驗結果，他變得愈來愈焦慮不安。他知道一款有效的疫苗將有助於平息疫情，同時幫公司創造絕佳的機會，能夠生產未來的藥物與疫苗。疫苗研發失敗或許意味著新冠肺炎將持續蔓延，造成全球更大的苦難。中國與俄國研究員研發的新冠疫苗已經開放國內外民眾接種，但仍沒有足夠數據可以證實疫苗的有效性。

BNT公司的億萬富豪金主湯馬斯．史特朗曼與吳沙忻保持密切的聯繫，他發現吳沙忻已經筋疲力竭，亟需分散注意力。於是，在每週日夜晚的通話中，他開始與吳沙忻聊書、電影以及其他輕鬆的話題，絕口不提新冠疫情與疫苗，終於成功讓吳沙忻緊皺的眉頭漸漸舒展開來。

在第三期試驗結果出爐之前，班塞爾與他在莫德納的同事都需要好好穩定情緒。那年夏天，班塞爾、霍格、恩德斯以及其他主管每天都會在線上開會，這時他們決定試著放鬆心情，在例行的討論中喝點小酒；有些人小口抿著紅酒，有些則喝起啤酒。

「我們必須保持理智。」恩德斯說道。

數週後，團隊意識到他們每晚喝酒是在自找麻煩，所以他們又回到無酒精的會議模式。為了從龐大的壓力當中抽離，班塞爾轉向更健康的抒壓管道。儘管班塞爾在早期對員工的要求相當嚴厲，但他在生活中對其他人卻展現出溫柔的一面，其中包含一群推心置腹的老朋友。多年以來，班塞爾都會寄給他們手寫的卡片，表達他對這份友誼的重視。

在關鍵的後期數據公布之前，班塞爾與知心好友會定期透過視訊通話來交換近況。

儘管他看起來疲憊不堪，有時在通話前一晚只睡了短短三個小時，但他卻捨不得結束與好友通話的時光，彷彿是想在山雨欲來之際抓住稍縱即逝的平靜時刻。

第三期試驗結果

在十一月的第一個週末，美國人才剛在競爭激烈的總統選舉中決定要投給川普或是拜登（Joseph Biden），輝瑞和ＢＮＴ公司的高層就接到消息，得知疫苗第三期的試驗結果即將公布。根據這項研究的設計，當四萬四千名的受試者中有一定人數感染新型冠狀病毒，科學家便能對此進行期中分析。到了十一月初，九十四名受試者出現新冠肺炎症狀，人數足以用來初步判定疫苗的效力。如果大部分的感染者都接種過輝瑞／ＢＮＴ公司的疫苗，結果將令人大失所望；但是，如果感染者多數來自注射安慰劑的對照組，就能證實疫苗的保護力。一支由獨立專家所組成的外部小組，也就是數據安全監測委員會，已經準備好公布關鍵的數據。

十一月八日週日上午十一點，委員會的成員開了一場線上會議，共同討論試驗的結果。輝瑞的資深科學家凱瑟琳．詹森以及負責輝瑞臨床試驗的比爾．葛魯博（Bill Gruber）獲選代表公司接收這項消息。詹森隨後會將消息轉達給執行長博爾拉、首席科學家米凱爾・多爾斯騰以及三位高階主管，他們都聚集在位於康乃狄克州科斯科布區（Cos Cob）的研發單位會議室內。這群人圍坐在木質裝潢的長型會議室，席間每位輝瑞主管都戴著黑色口罩，上頭寫著標語「科學終將獲勝」（Science Will Win）。他們看起來都睡眼惺忪，前一晚幾乎沒有人睡得著。

接近中午時，儘管公司提供沙拉與三明治作為午餐，但多數人連碰也不碰，反而拿著芥末黃的紙杯喝起咖啡。

他們感受到此刻的壓力排山倒海而來。一旦結果不如預期，就代表輝瑞／BNT公司的疫苗無法幫助人們抵擋新冠肺炎的侵襲。而且失敗的結果也可能使其他疫苗的研發陷入困境，因為許多團隊與輝瑞／BNT公司所採用的疫苗設計十分相似，像是針對新冠病毒的棘蛋白技術。

輝瑞藥廠的某些員工也有強烈的個人動機，希望試驗結果能夠順利。菲利普・多米策與詹森共同協助建立最初和BNT公司的聯盟，自三月以來，他已有長達八個月的時間沒有見到妻子以及年幼的孩子。幾年前，他的妻子差點死於肺炎，因此相當害怕感染新冠肺炎，或是看見孩子生病，於是她鼓勵丈夫專注研發疫苗並持續與輝瑞的同事互動。只有當有效的疫苗出現時，多米策一家才能好好團圓。[2]

獨立委員會的會議即將展開，詹森在位於紐約哈德遜河的家中坐立難安，等待委員會宣布結果。而在康乃狄克的會議室裡，空氣中瀰漫著緊張的氣氛。博爾拉與多爾斯騰試著和彼此閒聊，盡力迴避眼前棘手的難題，卻完全徒勞無功。因為他們根本無法將注意力從疫苗上移開。

「你覺得結果會如何？」博爾拉問道。

多爾斯騰不知道應該如何回答。畢竟博爾拉是他的老闆，如果預測疫苗的效力很高，實際上卻更低，博爾拉可能會感到失望；但相反的，如果預測疫苗的效力很低，可能會顯得他對自家疫苗沒有信心。而這正是此刻博爾拉和在場所有緊張不安的人最不想聽到的結果。

「七五％。」多爾斯騰回答。

博爾拉看起來一臉不高興。

「這麼低？」他回應道。

博爾拉可能在假裝生氣，但多爾斯騰並不是很確定，畢竟此刻會議室裡眾人的思緒都亂成一團。

等待的時間愈拖愈長。一小時過去，接著是九十分鐘過去。到了下午一點，博爾拉和其他人真的非常擔心，於是傳訊息給詹森。

結果如何？

什麼時候會打給我們？

詹森告訴他們委員會還在會議中。

「等等。」她傳來訊息。

她的訊息讓博爾拉、多爾斯騰等人感到更困惑了。

「等等」是什麼意思？到底是好消息還是壞消息？

下午一點過後不久，委員會終於把結果告訴詹森。約莫過了四十五分鐘，詹森和葛魯博與委員會成員進行過簡單快速的討論後，兩人的身影出現在康乃狄克會議室的大型投影幕上。所有人都焦急的等待著他們發言。

詹森停頓了一會兒，面無表情的看著會議室裡所有人。接著，她開口了。「好消息，」她說，「我們辦到了……大獲全勝。」

會議室裡一片歡聲雷動。博爾拉激動的握拳，多爾斯騰更是整個人跳了起來。

期中審查結果顯示，輝瑞／BNT公司疫苗的效力超過九〇%。

「我的天啊！」多爾斯騰驚呼，「這太不可思議了，實在太不可思議了！」

「我愛你們！」博爾拉向同事激動的高喊。

身在康乃狄克的團隊成員互相擁抱，還開了香檳慶祝這次的勝利。

事實證明，幾乎所有感染新冠肺炎的受試者都來自施打安慰劑的對照組。另外，試驗結果也證明這支疫苗安全無虞。約兩週過後，更多的數據顯示疫苗的效力高達九五%。輝瑞計畫向監管機構取得緊急授權，以便在二〇二〇年結束前開始分發疫苗。

過了不久，博爾拉將這個好消息告訴吳沙忻和圖雷西。這對夫婦私下估計疫苗的效力約為八〇%，而實際的數據讓他們震驚不已。他們的情緒相當激動，緊緊擁抱著彼此，同時興奮的跳來跳去。接著他們也舉杯慶祝，只不過手裡拿的是現泡的熱茶。

他們很快的也將結果轉達給團隊中的五位資深主管。當時是德國時間晚上十點。BNT公司的主管西恩．馬雷特在自家的地下室撥了視訊通話，以免吵醒在樓上睡覺的孩子。他坐在沙發的一角，身邊都是孩子的玩具以及散落各地的健身器材。那一天，馬雷特一整天都在家裡來回踱步，焦急的等待結果出爐。在等待的過程中，他的手心不停的冒汗。

「我們得到結果了。」在轉述細節之前，吳沙忻告訴團隊。

接著，全場鴉雀無聲。公司主管全都大吃一驚。然後，馬雷特開始大笑。過沒多久，整個團隊都忍不住一直咯咯笑。他們的笑聲持續了好幾分鐘，停不下來。所有人高興到連一句話都說不出來，只是不停開心的笑著。

此刻，數個月以來的恐懼、壓力和緊張都得到了解放。

大獲全勝

十一月十五日，負責監督莫德納臨床試驗的數據安全監測委員會正準備公布第三期的期中數據。代表莫德納的霍格撥了視訊通話。他心中惴惴不安，因為輝瑞的數據表現非常亮眼，他擔心莫德納可能無法匹敵。如果結果天差地遠呢？在他降低期望的同時，各種最壞的狀況在他的腦海中一一浮現。

結果是八〇%我也可以接受，他想。

委員會的會議在上午十點召開。到了中午，委員會通知霍格與代表政府與莫德納合作研發疫苗的科學家安東尼．佛奇，告訴他們委員會已經準備好宣布結果。

加入視訊會議後，霍格立刻開始觀察委員會成員的表情。

這個人是在笑嗎？等等，那個人的臉色看起來很陰沉。這代表什麼？

漸漸的，霍格終於意識到，委員會成員的表情都是出於純粹的厭煩。他們已經花了超過兩小時討論莫德納的試驗數據，自然是一臉疲倦，需要好好休息。有些科學家似乎已經在查看自己的電子郵件。此刻很有可能是這波歷史性疫情中的重大轉折點。這也是莫德納公司史上以及霍格職業生涯中最重要的一刻，因此他已經連續三個晚上輾轉難眠。這群人就不能展現出一點興奮之情嗎？喔不好了，結果一定很糟糕，霍格心想。他再次仔細審視他們的臉龐，試圖尋找與試驗結果相關的蛛絲馬跡。

笑一個吧！是誰都好，快點笑一個呀！

委員會主席開始向全體成員發表談話，再次詳細的闡述莫德納進行試驗的原因與目標，而他的談話枯燥乏味至極、無人匹敵。

目標？老兄，我們正在努力阻止全球大流行，這就是目標！

霍格原本想開個玩笑緩和氣氛，但他看到佛奇在家中的辦公室裡，而且和所有人一樣神色凝重，心想還是算了。霍格注意到主席的手臂有明顯的瘀傷，而且還戴著黑白相間的氣動式護具，原本想問他發生了什麼事，隨後也打消這個念頭。

接下來，委員會的首席統計學家開始發言。委員會彷彿用盡所有的方法，找來世上唯一一位比委員會主席更索然無味的講者。那位統計學家解釋他們如何計算出即將公布的數據，提及參與研究的受試者人數，還指出霍格等人再清楚不過的事實。每位與會者都假裝在認真聽講。接著這位統計學家又講了約莫三分鐘；對霍格而言，這感覺就像三小時那麼漫長。

班塞爾和幾位莫德納高層一直在群組裡傳訊息給霍格。

結果如何？

霍格卻什麼也無法告訴他們。

最後數據終於出爐：在三萬名受試者中，有九十五位出現新冠肺炎的症狀。其中九十位屬於安慰劑的對照組，只有五位接種的是莫德納疫苗。

霍格簡直不敢相信這個結果。他開始在腦中計算疫苗的效力，忍不住分心了一會兒。接著，他感到一陣驚慌，深怕錯過重要的訊息，因為莫德納必須向投資人和其他人傳達這些訊息。他匆匆記下數據，再次專注的聆聽會議上的內容。

接著，霍格聽到更多的好消息。在九十五位感染者當中，有十一位出現嚴重的症狀，而他們全都是接種安慰劑的受試者，沒有任何一位接種莫德納疫苗，這是證實疫苗有效的另一項證據。

霍格趁空檔傳訊息給群組內的同事。

我們大獲全勝。

大獲全勝！

九四．五％。

接著輪到佛奇發言：「這實在令人震驚……太神奇了……我簡直說不出話來。」然後委員會詢問霍格是否想說些什麼。他整個人頭暈目眩，沒有準備好要發言，但依然打起精神，向委員會表達謝意。

同時，班塞爾在波士頓家中的走廊和妻子碰頭。他們緊緊擁抱著彼此。他十八歲的女兒從二樓急忙衝下來，另一位十六歲的女兒則從地下室跑上來。

「我們四個人喜極而泣。」他說。[3]

事實證明，在保護人們不受新冠肺炎感染上，莫德納疫苗的效力為九四．五％，和輝瑞／BNT公司的的疫苗不相上下。莫德納更進一步指出，他們的疫苗可以在冰箱冷凍庫的溫度下穩定儲存長達三十天，而輝瑞疫苗需要在更低的溫度下保存，所以他們的疫苗比輝瑞疫苗更容易運送以及儲存。

莫德納和輝瑞／BNT公司相同，這時得到的數據只是初步的結果，不過後續的結果顯示兩種疫苗的效力相去無幾。從此，全世界有了這兩款疫苗，能幫助人們抵禦狠毒的病毒。道瓊指數飆升，社群媒體上一陣歡天喜地，世界各地的人們深深的鬆了一口氣。八個多月以來，他們終於可以想像到未來一切將重回正軌。

來自全世界的批評

阿德里安．希爾、莎拉．吉爾伯特以及其他牛津團隊的成員正在殷殷期盼第三期臨床試驗的結果。前幾個月對團隊來說相當艱難，因為他們不再是疫苗競賽中的領先者，而且該如何進行臨床試驗也是個問題。但全世界依然需要他們的疫苗。當時新冠病毒已經帶走全球一百三十萬人的性命，牛津與合作夥伴AZ承諾，在二〇二一年底以前，會提供給世界各國（包含許多低收入國家）多達三十億劑的疫苗。[4]

在英國以及巴西進行的第三期試驗的期中數據公布後，希爾、吉爾伯特與同事有機會跨越先前的種種障礙。他們很清楚，亮眼的試驗結果或許能加速監管機關的審核，讓他們的疫苗可以在年底前運送到世界各地供人們使用。十一月二十二日的週末，在輝瑞／BNT公司與莫德納公布第三期試驗的細節後不久，牛津團隊和AZ高層也收到他們的試驗結果：成果不錯，但有些部分仍待釐清。

在人數最多的一組受試者當中，將近九千名志願者在間隔數週內接種兩劑未經稀釋的疫苗，結果顯示疫苗的效力為六二%。當然，在疫情爆發之初，這樣的數據的確值得慶祝；但是牛津與AZ的科學家知道，和輝瑞／BNT公司以及莫德納相比，他們的數據相形見絀。

不過，在分析數據的過程中，牛津團隊找到另一個值得慶祝的理由。有一組人數較少的志願者，共兩千七百四十一人，先是施打一半濃度的疫苗，接著在十二週後接種未經稀釋的疫苗。對這群受試者而言，疫苗的效力可達九〇%，這讓研究人員十分興奮。牛津大學的所有成員都知道，為什麼這群受試者沒有接種正常劑量的疫苗，因為他們是透過一間義大利製造商生產疫苗，其中包含這組兩千七百四十一位受試者所使用的疫苗。義大利製造商採用和牛津大學研究員不同的另一種技術，來測量每劑疫苗的濃度。牛津大學內部的測量數據指出，這批疫苗的效力高於原先的預期，然而義大利製造商卻不同意，並表示疫苗沒有問題。因此為了保險起見，牛津大學降低這批疫苗的劑量，以免他們的測量結果正確無誤，這樣就能夠確保這批疫苗的效力不會太強。這並不是什麼大問題，不同實驗室的測量數據經常會有差異，而且在好幾個月以前，牛津大學就已經將劑量減半的決定告知監管機關。

但是現在，牛津和AZ的團隊必須解釋他們疫苗效力的驚人差異。他們曾經因為不夠透明而遭受抨擊，所以希望竭盡全力避免更多痛苦的公開批評。然而，這兩個團隊仍然對九〇%保護力的結果感到興奮，許多研究員私底下都希望他們的疫苗效力能夠有不錯的表現，可以與輝瑞／BNT公司和莫德納互相匹敵。他們對自家的疫苗感到驕傲，希望可以向世人宣傳疫苗的有效性。

十一月二十三日早上，牛津大學和AZ同時公布結果。牛津大學在新聞稿中稱試驗結果為「一大突破」，而AZ則在另一份新聞稿中表示「疫苗對於預防新冠肺炎非常有效」。首先，AZ指出疫苗的效力為九〇%，接著公布效力六二%的數據，最後再指出，結合兩種劑量後的效力為「平均七〇%」。

許多媒體的目光立刻受到更高的那個數字吸引。

《華爾街日報》的頭條寫道：「AZ／牛津團隊的新冠疫苗在後期試驗中測得高達九〇%的效力。」[5]

然而，牛津／AZ團隊很快就面臨一波批評。高效力的數據僅來自整體研究中的一小部分。有人認為研究員專挑對自己有利的數據，犯下科學界的大忌，而且沒有人清楚七〇%的數據從何而來。牛津大學和AZ甚至無法清楚解釋，為什麼一半的劑量就能產生如此強大的保護力，更無法解釋背後的原因。

AZ的生物製藥研發部負責人梅恩・潘加洛斯（Mene Pangalos）告訴路透社（*Reuters*）：「先打半劑再打全劑的決定，其實是誤打誤撞。」他表示：「是的，這是個錯誤。」[6]

但他的老闆蘇博科表示：「這不是錯誤。」而且吉爾伯特和希爾都很堅持這一點。吉爾伯特告訴《金融時報》：「這不是劑量上的失誤。」[7]

施勞威感到失望的理由不只這些。因為在結果公布的當天，他表示注射一半劑量的受試者都不到五十五歲，不禁讓人質疑這款疫苗對於最容易受到感染的老年人是否有效。[8]後來人們才發現，一半劑量的疫苗之所以能夠發揮效力，可能是因為第一劑和第二劑的間隔時間特別長；隨後科學家也證實較長的間隔時間有助於提升疫苗的效力。不過，當時批評的聲浪已經不絕於耳。

「全世界都將希望押注在這支疫苗上。」聖地牙哥斯克里普斯研究所的知名臨床試驗專家艾瑞克・托普（Eric Topol）說道，「多麼令人失望……如果他們從一開始就對疫苗的安全性、有效性以及使用劑量等全部過程開誠布公，處境絕對比現在好得多。但他們的所作所為削弱自身的可信度，我不知道他們該怎麼做才能挽回聲譽。」[9]

希爾的整個職業生涯都在批評同行的研究員。如今，全世界的科學家等人都在抨擊他和他的同事。

「這間公司試圖美化他們的結果，強調疫苗效力可達九〇%，即使數據僅來自研究中少數的受試者，」SVB Leerink投資公司的研究分析師傑佛瑞・波格斯（Geoffrey Porges）表示，「疫苗的研發者指出，小樣本、低劑量的試驗結果正顯示出疫苗的效力相當突出，但是這番言論只會帶來更多質疑的聲浪。」

希爾感到相當氣憤，他認為這些批評完全不公平。沒錯，他的團隊確實應該改善溝通與分析的方式，但他們已經迅速採取行動，協助阻止疫情擴散。他們的疫苗或許並不完美，甚至不是最好的，但仍然成功拯救許多人的性命。為什麼人們看不見這一點呢？

二〇二〇年末，一位同行的科學家致電希爾，希爾說出內心的沮喪之情。

「沒有人知道自己在說什麼鬼話。」他說，暗指那些科學家、媒體以及所有批評牛津／AZ團隊的人。

希爾不斷替團隊辯護，聲音也愈來愈激昂。

「我們成功研發出了疫苗，」他說，「這個病毒正在奪走人們的性命！」

第十九章

Novavax、嬌生後來居上

二〇二〇年冬——二〇二一年夏

在人類歷史上，從未有如此少數一群人，為這麼多人做出如此偉大的貢獻。

——英國前首相溫斯頓・邱吉爾（Winston Churchill）[1]

二〇二〇年十二月十三日早上九點，珊卓拉・琳賽（Sandra Lindsay）成為第一位在臨床試驗以外接種新冠疫苗的美國人。琳賽在紐約皇后區長島猶太醫療中心（Long Island Jewish Medical Center）擔任急重症護理師，她的家人曾經因為感染新冠肺炎而過世。琳賽表示接種輝瑞／BNT公司的疫苗感覺和之前接種的疫苗沒有什麼不同。她呼籲大家加入她的行列，包含她所屬的西印度社群，因為有些成員仍然對新冠疫苗抱持觀望的態度。[2]

一週後，莫德納疫苗同樣獲得美國當局的批准，能夠針對十八歲以上的民眾進行接種，就像輝瑞／BNT公司的疫苗一樣。這兩款疫苗也立即提供給醫生、護理師、第一線醫事人員、養老院的長者，以及容易出現新冠肺炎重症的高風險族群進行接種。隨後也開放給一般民眾施打。

然而，這些疫苗遠遠不足以平息全球大流行的疫情。當時美國與世界其他國家正經歷一波冬季的新冠病毒感染高峰，疫情比春季和夏季的時候更嚴重。二〇二〇年十二月，美國的死亡人數超過三十五萬人，各地醫院人滿為患，單日確診人數更創下三十萬人的新紀錄。[3]歐洲國家也面臨感染人數激增的慘況，因而在耶誕假期前夕實施嚴格的管制措施，全世界許多國家的狀況同樣嚴峻。

世界需要更多有效的疫苗。一面在馬里蘭農村打理自家的雞舍，一面管理Novavax研發部門的兒科醫生古雷格里．葛蘭，非常希望為疫苗研發貢獻心力。葛蘭現年六十五歲，Novavax的執行長史丹利．爾克和蓋爾．史密斯都已經七十一歲。這三個人花了超過十年的時間，試圖生產出有效的疫苗。如今，他們終於做出一款有潛力達成目標的疫苗，而且成功似乎近在眼前。美國政府向Novavax訂購一億一千萬劑的新冠疫苗，一旦獲得監管機關核准，便會展開配送。從某些方面看來，Novavax的疫苗在誘發免疫系統的反應上，表現比其他疫苗更好，至少在初期的試驗是如此。這款疫苗能夠促使人體產生大量中和抗體，而這些免疫系統因子抵禦新冠病毒的效力最高，還同時刺激T細胞產生強烈反應。[4]

然而，Novavax團隊仍然需要明確的證據來證明疫苗的有效性。二〇二一年一月，公司高層都在等待後期臨床試驗的結果。爾克抱持緊張但樂觀的態度，但他身邊的人卻相當擔心。爾克的太太莎拉・弗雷奇博士（Sarah Frech）點亮蠟燭，在燭光前來回摩挲著西非的巫毒娃娃，希望為丈夫的公司帶來期待已久的好消息。

一月下旬，葛蘭和爾克前往爾克在南卡羅萊納州的第二個家，一同等待英國臨床試驗的結果。他們不想待在辦公室裡，因為再度失敗的話，他們會受到很大的打擊而且難以接受。這對老朋友希望在更輕鬆的環境下共同面對這個消息。

當葛蘭的電話響起時，他們正站在戶外的野餐桌旁。是Novavax的統計學家趙益成（Iksung Cho）打來的。

「我們到Zoom會議裡談。」他告訴他們。

葛蘭和爾克打開電腦，和其他人一起加入視訊會議。趙益成表示有數據要轉達，然而經過多年的希望和期待破滅後，他們不知道應該期待些什麼。

趙益成向大家宣布一些數字。全場一片靜默。這兩位白髮蒼蒼的老爺爺趕緊戴上老花眼鏡，但螢幕上的數字仍然小到看不清楚。葛蘭把臉湊到電腦螢幕前，瞇起眼睛確認。

上面寫的是八九．三嗎？

沒錯。Novavax疫苗在英國的第三期試驗結果揭曉。針對新冠肺炎的有效保護力為八九．三％。葛蘭簡直不敢相信自己的眼睛。他忍不住開始哽咽，甚至無法言語。Novavax的疫苗確實有效，歷經多年來辛苦的研發過程，葛蘭和同事終於嚐到成功的滋味。

當時，令人十分不安的新冠病毒變異株正在英國快速傳播，這讓八九．三％的數據更令人印象深刻。當時另一個新冠病毒變異株也在南非蔓延，在當地進行的另一項中期研究顯示，Novavax疫苗的效力比英國測得的數據要低得多。不過多數分析家指出，這和莫德納以及輝瑞／BNT公司在其他區域的試驗結果不相上下。

二〇二一年六月，Novavax針對美國以及墨西哥受試者進行的第三期研究顯示，在預防成人出現新冠肺炎的症狀上，這款疫苗有九〇．四％的效力，再次證明史密斯和同事已經研發出一款有效的新冠疫苗。由於Novavax的生產過程尚未符合監管機關的標準，因此仍然需要數個月的時間才能取得核准。對於Novavax而言，這次的延誤讓他們無法和輝瑞／BNT公司以及莫德納搶占西方的疫苗市場。但是Novavax承諾提供全球十一億劑疫苗，顯示這款疫苗勢必將在非洲以及其他亟需疫苗的地區發揮重要作用。根據估計，Novavax也能協助供應西方與其他國家最終的追加劑量。今年六月，科學家希爾達·巴斯蒂安（Hilda Bastian）在《大西洋》雜誌（*The Atlantic*）撰文指出，Novavax疫苗的副作用比mRNA疫苗還要小，而且更溫和，但兩者的效力大致相同。[5]

「Novavax疫苗的成功應該是當前的頭條新聞，這是我們目前所擁有最好的新冠疫苗。」巴斯蒂安寫道。

這間小公司終於能揚眉吐氣。

這些成果讓史密斯欣喜若狂，興奮之情全寫在臉上。他花了許多年的時間利用昆蟲病毒與細胞來研發疫苗，先前在微基因生物公司與法蘭克·弗沃維茲共同研發愛滋疫苗時遭遇慘敗，接著又在Novavax公司花了十六年研發六種不同的疫苗，卻都是屢戰屢敗。

如今，他將協助遏止這場歷史性的全球大流行疫情。此外，史密斯也對於他和同事正在努力改良的新冠肺炎與流感二合一疫苗感到十分興奮。由於Novavax在新冠疫情期間創下各項成就，帶進許多現金收入，股價也突破兩百美元，史密斯負責的研發團隊成員人數翻倍，達到將近四十人的規模。最重要的是，最近剛滿七十二歲的史密斯很慶幸能在Novavax占有一席之地，並且有機會持續精進昆蟲病毒的研究方法。

在美國試驗結果公布的當天傍晚，史密斯和他的妻子開了三十分鐘的車，來到藍嶺山山腳下知名的小華盛頓飯店（The Inn at Little Washington）用餐。他們享用整整八道菜餚，細細品味每一口的絕佳滋味。

「人終其一生都希望有機會改變世界，」史密斯說，「我很慶幸自己仍有力量能夠發揮影響力。」

血栓問題

阿德里安·希爾的牛津團隊終於也等到期盼已久的好消息。二〇二〇年十二月三十日，他們的疫苗獲准在英國進行施打，牛津團隊便迅速將疫苗分送出去，幫助英國抵禦新一波的新冠肺炎疫情高峰。二〇二一年一月下旬，牛津／AZ的疫苗也獲得歐洲國家的批准，希爾和同事更有理由可以大肆慶祝了。經過數十年的努力，他們研發的疫苗終於能夠提供民眾施打。

然而，二〇二一年二月出現一個嚴重的問題：健康的女性在接種疫苗後出現血栓症狀，有些人更出現嚴重的腦靜脈竇栓塞（Cerebral Venous Sinus Thrombosis，簡稱CVST）。雖然歐洲藥品管理局（European Medicines Agency，簡稱EMA）指出，每十萬名接種牛津／AZ疫苗的人當中，只有一個人會出現上述症狀；但是，這對希爾的計畫而言又是一次痛苦的挫敗。隨後，他的計畫陸續出現其他失誤，像是疫苗生產短缺、疫苗對於年長者效力的疑問，以及疫苗能否應付新型新冠病毒變異株的疑慮。

此外，他們在美國、智利和祕魯針對三萬兩千人進行的大規模後期臨床試驗結果終於出爐，而期待已久的結果也並非毫無爭議。二〇二一年三月底，AZ公布初步的數據結果，表示疫苗的效力為七九％後，有個獨立的研究監督委員會卻稱這項數據已經過時。這是非比尋常的公開指責，也讓美國國家過敏和傳染病研究所相當關切。

希爾簡直無法忍受這些說法，他不敢相信官方機構正在破壞他們疫苗的可信度。即便新冠病毒每天都奪走數千人的性命，而且已經有太多人找盡各種理由拒絕施打疫苗，這些單位還是做出這種事。

「不是應該努力讓民眾對疫苗產生信心嗎？」在監督委員會提出公開批評後，希爾寫信給一位《華盛頓郵報》的記者：「這到底是怎麼回事？」[6]

不久之後，牛津／ＡＺ團隊公布新的數據，指出他們的疫苗在預防有症狀的感染上具備七六%的效力，在預防重症與住院方面則有一〇〇%的效力，而且不分年齡與種族。然而，先前種種的失誤和挫折已經讓他們的計畫蒙上一層陰影。牛津／ＡＺ團隊明明應該更清楚的掌握整個過程，卻犯下不必要且意料之外的錯誤。對許多人而言，希爾和他的同事們宛如一支才華洋溢的英超足球隊，卻被莫名其妙又難看的烏龍球擊垮了。

有些媒體的評論相當尖酸刻薄。

「這就像在看一個老頭在抖音上跳舞一樣。看著ＡＺ的疫苗研發過程，你一定會有一種近乎厭惡的不信任感，」ＳＴＡＴ新聞的亞當·費爾斯坦（Adam Feuerstein）表示，「而且一次又一次失誤，幾乎都是他們自找的。」

到了二〇二一年夏天，牛津／ＡＺ團隊甚至還沒向美國當局申請核准在當地施打新冠疫苗。然而，他們的疫苗已獲得超過七十個國家的授權，是全球使用最廣泛的疫苗。事實證明，這些疫苗是真正的救星。[7]在所有疫苗之中，牛津／ＡＺ的疫苗最便宜、最容易配送與儲存，而且在一般的冷藏條件下可以保存六個月以上，所以才會如此受歡迎。截至二〇二一年夏天，全世界已經有超過兩億人接種牛津／ＡＺ的疫苗，

AZ也宣布將在同年年底前供應多達三十億劑的疫苗，其中數億劑會提供給貧窮與中等收入國家的民眾。[8]

希爾和吉爾伯特似乎已經拋開先前種種的嘲諷與失誤。儘管兩位科學家與同行談話時，不免提到對各界的批評感到沮喪，但是能夠研發出一款安全且有效的疫苗，保護全世界這麼多人，依然讓他們感到相當自豪。而且，打造出這支新冠疫苗的關鍵技術智慧財產權，是由希爾與吉爾伯特共同創立的「疫苗科技公司」（Vaccitech）所擁有。同年四月，這間新創企業在一次公開募股中出售股票，而這兩位科學家持有約一〇%股份，價值約五億美元。[9]

當時，希爾已經將研究重心轉往最初的目標，也就是要對抗瘧疾。他研發的R21瘧疾疫苗已經展開第三期試驗。二〇二一年稍早公布的第二期試驗結果顯示，這支疫苗的有效性可達七七%，大幅超越目前既有的疫苗。為了對抗這個每年奪走四十萬條人命的疾病，而且其中多數死者還是撒哈拉以南的非洲兒童，希爾與同事希望他們的平價疫苗能在二〇二三年前提供民眾施打。[10]

「今年在非洲死於瘧疾的人會比死於新冠肺炎的人還要多，」希爾告訴記者，「不只是多兩倍，甚至可能高達十倍之多。」[11]

六月下旬，希爾受英國女王伊莉莎白二世冊封為騎士，莎拉．吉爾伯特則獲得女爵士的頭銜；這是兩位科學家職業生涯的莫大榮耀。當天傍晚，希爾與同事等人參加牛津的烤肉派對。所有人對他報以如雷的掌聲，並且舉杯向他致敬。希爾剛從直布羅陀歸國，還在當地再婚，他既開心又充滿期待，而且非常自豪。

丹．巴魯克也在開心慶祝。

疫苗會傷害人嗎？

二〇二一年二月二十七日，嬌生的新冠疫苗獲得美國食品藥物管理局核准，能夠提供十八歲以上的成人進行施打，是美國國內批准的第三款疫苗。這項決定是基於四萬四千名十八歲以上志願者所進行的研究，結果顯示這款疫苗在抵禦新冠肺炎上具有六六．一%的效力，這項數據包含世界各地所面臨的危險病毒變異株試驗結果，美國國內的試驗結果則達到七二%的效力。[12]

當然，這和輝瑞／BNT公司與莫德納的疫苗效力不可相提並論，但是嬌生疫苗在防止新冠肺炎重症上有八五．四%的效力。《華爾街日報》認為嬌生疫苗是「全世界迫切需要的新疫苗，因為（有關衛生當局）希望在新的變異株橫掃各地之前盡速強化疫苗接種。」[13]

嬌生疫苗在冷藏溫度下能穩定保存，運送與儲存時使用一般的冰箱即可，因此更容易配送到貧窮國家或缺乏昂貴冷鏈設備的國家，而輝瑞／BNT公司的疫苗則必須長期皆以超低溫保存。對於那些不願意或是無法在三到四週後施打第二劑疫苗的族群來說，只要打一劑的嬌生疫苗特別有吸引力；相較之下，mRNA疫苗則必須注射第二劑。此外，嬌生疫苗的副作用似乎也相當輕微。

當全世界的新冠肺炎確診病例、住院人數以及死亡人數仍然居高不下時，嬌生公司承諾將在二〇二一年六月底前、全球大流行期間，以非營利模式提供美國一億劑疫苗，並且額外供應疫苗給歐盟執委會以及其他國家。這讓各國的政府官員與領導人莫不感到相當振奮。

巴魯克和嬌生的子公司楊森藥廠共同研發、測試疫苗，而且疫苗的設計原理是來自巴魯克的腺病毒血清Ad26技術。因此，他成為這項計畫的門面，開始在電視上露面並接受媒體採訪。當他走在波士頓實驗室附近的街道上，偶爾會有陌生人叫住他，對他的努力表示感謝；有些人則是透過電子郵件或書信表達感激之情。

巴魯克有一個十三歲的女兒蘇珊娜正在就讀中學，在疫情期間，學校採用混合的教學模式，讓新冠肺炎檢測陰性的學生到校上課，其他學生則在家裡遠距學習。由於擔心疫情擴散，一位導師決定在二〇二〇到二〇二一學年度全程遠距工作。這位中年女老師在接種嬌生疫苗後，寫了封電子郵件給巴魯克，說她不禁喜極而泣，並感到如釋重負。兩週後，她第一次見到巴魯克的女兒，這對巴魯克一家來說又是一個格外動人的時刻。

嬌生疫苗廣受歡迎有目共睹，在開放的前六週左右就施打了高達六百五十萬劑。公共機關將疫苗分配給高風險與偏遠地區的族群，他們當中有些人難以獲得完善的醫療照護服務。大學生對於嬌生疫苗只需要施打一劑都很開心，紐約洋基隊等球隊也表示讚賞。

然而，四月十三日週二，一切卻風雲變色。

巴魯克的一天總是很早就開始，而且當天一切再尋常不過。在麻薩諸塞州牛頓市的家中，他一如往常在早上五點醒來，七點在樓下的客廳和女兒一起練習小提琴。當他剛和十歲的女兒納塔莉練習完畢，正準備和蘇珊娜一同演奏時，他接到妻子菲娜傳來的緊急簡訊。菲娜是位眼科醫生，已經出發去上班了，當時正在車裡聽新聞。

她寄給他一篇新聞的連結。巴魯克立刻看到這個爆炸性的消息：美國衛生當局建議暫緩施打嬌生的新冠疫苗。六位女性在接種嬌生疫苗後出現血栓症狀，她們的年齡均介於十八歲至四十八歲之間，而且其中一人已經死亡，其他人則送往加護病房進行治療。儘管尚未證實血栓是否與施打疫苗有關，但美國食品藥物管理局和疾病管制與預防中心感到相當擔憂，決議暫停施打嬌生疫苗，以調查這些公衛緊急事件的原因。

巴魯克感到措手不及，他完全沒料到會有這麼多血栓案例。而且一直到消息宣布前二十分鐘，嬌生公司才知道政府當局正考慮延緩施打嬌生疫苗。巴魯克迫切的想知道更多資訊，他快速瀏覽《紐約時報》、《華爾街日報》與《美國國家公共廣播電台》官網，完全無法相信眼前發生的一切。

十年多來，巴魯克一直認為透過腺病毒攜帶基因訊息進入人體既安全又有效，即使懷疑論者指出默克藥廠研發愛滋疫苗的慘痛經驗，正是起源於腺病毒的設計原理，巴魯克也不為所動。當時他也利用腺病毒來研發愛滋疫苗與其他疾病的疫苗。如今，他的疫苗設計卻有可能造成傷害，就像默克藥廠的愛滋疫苗一樣。

美國當局的決定掀起各界論戰。批評政府的聲浪認為，目前疫情嚴峻，已經有許多民眾猶豫是否接種疫苗，政府的決定將進一步降低他們的接種意願。也有評論指出，避孕藥所引發的血栓風險更為普遍。

一位女性在推特上寫道：「我們讓十四歲的女孩服用避孕藥時，有在擔心血栓問題嗎？」14

但是，巴魯克在科學與衛生領域的同行普遍支持政府的決定。民眾可以選擇其他廠牌的新冠疫苗，而且各地可能還有更多當局無從掌握的潛在案例。此外，治療血栓所使用的藥物「肝素」（heparin）可能會對女性產生副作用，因此政府必須介入。

巴魯克內心飽受煎熬，不斷回想起希波克拉底誓詞（Hippocrates's pledge）：「首先，不傷害病人。」疫苗會傷害人嗎？還有其他的案例嗎？他需要知道情況有多糟糕，以及他的方法是否會遭到推翻。

他開始聯繫政府的科學家、朋友以及其他人，四處詢問停止疫苗接種的流程、政府調查包含的項目，以及這一切會如何結束。

「流程是什麼？」他問華特里得陸軍研究院的資深科學家尼爾森．麥克：「接下來會發生什麼事？」

巴魯克的聲音聽起來充滿擔憂，甚至有些激動，因此麥克試著安撫這位老朋友，但他也不清楚調查會如何進行。

「丹，你參與了偉大的科學研究，」麥克告訴他，「我們要盡量往好處想。」

但是巴魯克仍無法釋懷。當天稍晚，他再次打電話給麥克，詢問是否有任何新的消息。

四月二十三日，在宣布暫緩施打的十天後，美國衛生主管機關批准恢復施打嬌生疫苗，並表示接種是利大於弊。當局指出每一百萬人中約有一．九個病例，每一百萬名十八至四十九歲的女性中則有七個案例。

然而，美國民眾對於嬌生疫苗的施打意願仍未見起色。到了二〇二一年夏天，美國民眾僅接種一千兩百八十萬劑嬌生疫苗，占全美總數的八%。而且，新興生技公司在巴爾的摩工廠（也就是Novavax被迫撤離的工廠）中生產的數千萬劑疫苗，卻因可能的汙染而面臨報廢的命運，再加上嬌生疫苗可能與另一種罕見的副作用「格林—巴利症候群」（Guillain-Barré syndrome）有所關連，都讓危機雪上加霜。另外，在二〇二一年的棒球賽季中，接種過嬌生疫苗的洋基隊球員爆發出一連串感染事件，讓嬌生面臨另一波公關災難。

不過，要斷言嬌生疫苗的命運似乎為時過早。如今，嬌生正致力於研究如何降低、甚至消除血栓的風險。[15]這款疫苗在南非等地區仍然很受到歡迎，而且嬌生承諾將供應五億劑疫苗給「嚴重特殊傳染性肺炎疫苗實施計畫」（COVID-19 Vaccines Global Access，簡稱COVAX）；這項計畫致力於提供全世界貧窮國家所需的新冠疫苗。更有研究顯示，在對抗Delta變種病毒方面，嬌生疫苗的效果最好。

到了二〇二一年的夏天，巴魯克重新回到他的實驗室，等待團隊提供針對愛滋疫苗最新的研究結果，這就是他的生活重心。

「我們依然需要一款愛滋疫苗，」巴魯克表示，「這仍然是我們這個世代面臨最嚴峻的挑戰。」

零號病人

二〇二一年的夏天，勞倫斯・加布茲和世界上許多人一樣，都在努力對抗新冠病毒。一年多前，加布茲是第一批確診新冠肺炎的病人，當時他在紐約的醫院與死神拔河。在這段期間，他參與了六項關於新冠肺炎影響的研究，目的都是進一步了解這個疾病。為了配合研究需求，他多次獻血，希望能幫助醫護人員，就像他們幫助他一樣。

他渴望擺脫這個疾病，盡量不去想自己是如何被感染的。

「我很早前就不再去想是誰傳染給我的。」他說。

這一年以來，加布茲遇到許多住在相同地區的人，他們表示在加布茲對抗新冠肺炎的期間，自己也曾因為感染新冠肺炎而住院，這代表加布茲可能不是紐約地區第一位感染者，儘管他別無選擇的成為大眾眼中的「零號病人」。

「我清楚自己的角色，」他說，「我把自己視為礦坑中的金絲雀，但是下次人們會找到另一隻金絲雀。」

當時，加布茲已接種兩劑輝瑞／BNT公司的疫苗，而且兩次都經歷長達一天的高燒副作用，不免讓他和家人想起之前的痛苦經驗。就像第一波感染新冠肺炎的其他病人一樣，加布茲仍會感受到疾病帶來的後遺症。他很容易感到疲倦，還出現肺功能問題與神經痛，經常感到全身不舒服，許多患有「新冠長期症狀」的人都有這樣的困擾。

「我希望這些症狀終有一天會消失。」他說。

痊癒之路

潔沙敏．史密斯（Jessamyn Smyth）的精神狀態變好了。

二〇二〇年三月，這位來自麻薩諸塞州西部的史密斯教授感染了新冠肺炎，她花了將近一年的時間來治療相關的症狀，同時懷疑自己是否會有痊癒的一天。

二〇二一年二月底，她接種了輝瑞／BNT公司的疫苗。一週內，她發現症狀有所好轉。接種第二劑後，她感到幾乎恢復健康了，這是她在最近一年來第一次有這種感覺。

「我覺得大致上痊癒了。」她說。

很快的，她重回泳池。不到八週，她的游泳速度已經恢復到過去的水準。儘管如此，史密斯仍然徹夜難眠，擔心症狀有一天會再次復發。

「這就是新冠長期症狀帶來的影響，」她說，「你度過幾天的好日子，以為快要痊癒了，但轉眼間身體狀況又急遽惡化。」

她的症狀幾乎都消失了，只剩一些輕微的急性症狀。就像新冠肺炎所引發的長期症狀一樣，疫苗似乎改變了史密斯的免疫系統，讓她的身體開始努力對抗新冠病毒。

「我現在狀況很好，」她說，「我現在可以在泳池和開放的水域游泳（噢，終於可以浸在湖水裡了）、騎腳踏車、完成我的著作，讓我在多年來第一次找回精力、專注力與全身的能量。」

「這真是莫大的解脫！」

長期抗戰

二〇二一年一月三日早上，斯特凡・班塞爾和妻子布蘭達驅車前往莫德納位於麻薩諸塞州諾伍德鎮的工廠。夫妻倆在當地遇到一群護理師，正忙著為莫德納的員工接種疫苗。班塞爾和妻子在一旁靜靜等待，隨後坐到舒適的椅子上，捲起袖子，手緊緊的牽在一起。接著護理師替他們注射莫德納的新冠疫苗。

當針筒刺入他的肩部時，班塞爾回憶起先前經歷的漫長旅程，想起公司的疫苗所拯救的無數性命，還有未來數個月的日子。歷經辛苦的一年並成功研發出疫苗後，他希望他的團隊可以稍微放鬆一下。

然而，他們卻沒有任何喘息的機會。隨著危險的新冠病毒變異株在二〇二一年出現，班塞爾和同事忙著強化他們的疫苗，研發可能的追加劑量來對抗新的變異株，並且測試針對青少年與孩童設計的疫苗。他們也致力於提高產量，以便將他們的疫苗配發到世界各地。原先的短程衝刺變成永無止境的馬拉松，讓公司內許多同事感到措手不及。

到了二〇二一年夏天，由於莫德納的股價不斷飆升，公司市值一舉超過一千六百億美元，班塞爾因而成為億萬富翁。此外，史蒂芬·霍格、胡安·恩德斯以及許多莫德納的高層也累積鉅額的財富。

然而，他們的狀況卻是一團亂。在過去一年裡，許多員工受到身體和精神上的創傷。相較於輝瑞等其他大型藥廠，二〇二〇年的莫德納只是一間小公司，當初獲得美國政府協助的項目在於研發與執行初期的疫苗試驗，而非生產與配送疫苗。因此，在一年多以來，莫德納的員工日以繼夜的工作。疫苗的研發、測試以及生產為他們帶來極大的壓力。在二〇二一年，許多員工都陷入困境。

其中，莫德納營運長胡安．恩德斯的心情可說是大起大落。在二〇二〇年下半年，他和陸軍四星上將古斯塔夫．柏納建立起密切的夥伴關係。柏納是曲速行動的負責人，負責協調美國的疫苗配送事宜。他們兩人聯手解決一連串棘手的物流問題，讓莫德納的疫苗能夠順利生產與配送。當年十二月，恩德斯得知第一批疫苗已經順利配送到美國各地後，忍不住在自家客廳哭了起來，想像著家中的長者終於可以得到疫苗的保護。

「現在我們終於有了一線生機，」他告訴妻子，並且緊緊擁抱著她。

到了二〇二一年三月，莫德納已經成功生產出一億劑疫苗，並且有望在同年生產多達十億劑疫苗。但是恩德斯不禁想著自己還能做些什麼；他相信，如果公司可以生產更多的疫苗，就能拯救更多的生命。

當時班塞爾告訴恩德斯，要他善待自己，並提醒他已經為對抗疫情付出許多的心力。

「我通常不會這樣折磨自己，」恩德斯說，「但無論達成什麼成就，都依然不夠……我們可以做得更好……世界各地有許多生命正在逝去。」

到了二〇二一年夏天，許多莫德納高層發現自己變得難以入眠，身體也開始出現背痛或是其他毛病。他們都在努力脫離精疲力竭的狀態。有些人採取積極的手段，試著維持身體健康。例如，班塞爾、霍格與恩德斯開始實施間歇性斷食，恩德斯甚至在辦公室裝了跑步機辦公桌，並且設定每天達成兩萬五千步的目標。

然而，霍格的目標與疫苗或新的運動習慣無關，他只想要幫助員工恢復心理健康。「這裡有許多人的心理健康出了問題，」他說，「這感覺就像是我們成功登上珠穆朗瑪峰，但只要一不小心，回程的路上就有可能喪命。」

最重要的是，為了對抗新冠病毒，班塞爾、霍格以及其他人都在摩拳擦掌，為這場漫長而艱難的戰役做好準備。

「這將會是一段漫長的旅程；我們必須維持同樣的衝勁，」霍格說，「我們不能高興得太早。每錯過一天，就會有人死去。」

未完的戰役

二〇二一年，吳沙忻花了許多時間致力於將輝瑞／BNT公司的疫苗帶給世界各地的民眾。同年春天，他前往中國與當地的監管機關談判，希望與上海復星醫藥設立持股各半的合資公司，並且提供中國一億劑疫苗。吳沙忻的疫苗可以填補中國國產疫苗的缺口，儘管當地的疫苗有效，但事實證明保護力不如西方的疫苗。

某個下午，吳沙忻正準備前往與中國當局開會，當他步行走過一座中國機場時，一位拖著沉重行李的中國人攔住他。

「抱歉打擾了，」那位旅客說，「但何時才能在中國看到你們的疫苗呢？」

從許多方面來看，吳沙忻的國際知名度以及ＢＮＴ公司成功研發的新冠疫苗都是眾人始料未及的成就。在他超過三十年的職業生涯中，吳沙忻從沒想過能用疫苗拯救無數生命，至少沒料到能用疫苗來對抗傳染病。他原本的目標是對抗癌症，並且希望藉此在全世界發揮影響力。

既然吳沙忻和ＢＮＴ公司已經幫助全世界回到表面的正常狀態，他決定利用這次料想不到的成就，以及公司成功所帶來的意外之財，用來實現最初的目標。到了二〇二一年夏天，ＢＮＴ公司的股價已經從疫情爆發前的每股三十多美元，一路飆升到將近四百美元。公司的市值也隨之攀升至九百億美元，並且持續透過銷售新冠疫苗而坐擁可觀的營收。二〇二一年，ＢＮＴ公司預計將從疫苗銷售中獲得將近一百九十億美元的營收，並為德國的國內生產毛額提升〇．五個百分點。

在同事的眼裡，吳沙忻顯得容光煥發，他現在有足夠的資金，能夠成立規模更大的六百人研發團隊，加速目前的研究進度，並且展開全新的、更具野心的研究計畫。

「現在有了一條明確的路徑來指引我們實現夢想，」他告訴一位BNT公司的研究員。

吳沙忻鞭策他的團隊持續研發用於癌症免疫療法的疫苗，並且努力在治療傳染病以及多發性硬化症等自體免疫疾病方面取得新的進展。他與BNT公司的科學家甚至將目標放在結核病和愛滋病等更具挑戰性的疾病。他的雄心壯志帶來相當吸引人的前景，也就是說，致命的新冠病毒所帶來的恐懼，能以某種間接的方式幫助人類消滅目前所知最殘酷的疾病。

吳沙忻每天依然騎腳踏車上班，他對研究的投入程度持續讓同事們瞠目結舌，甚至發明出新的方法來擠出更多的工作時間。他說，現在他將一天的時間分割為三十分鐘的區間，中間不休息，藉此提升工作效率。吳沙忻的同事和其他人都知道，他們通常要到週末才能聯繫到他，因為他在週末的工作時間沒那麼緊湊，而且是以六十分鐘為區間，中間還有幾次休息時間。

二〇二一年的某個夏日，BNT公司公布最新的數據並且證明他們的新冠疫苗效力後，吳沙忻讓一位同事大吃一驚，因為他說他和圖雷西給了自己一份獎勵：散步三十分鐘。

他們回到辦公室後，吳沙忻看起來神清氣爽。

「這一切只是開始。」他面帶微笑的告訴一位同事。

後記　變種病毒與未完的競賽

二〇二一年夏天，新冠疫情捲土重來。

隨著疫苗覆蓋率提高，西方國家的染疫人數跟著降低，許多人開始想像有一天能回到疫情前的正常生活。然而，此時卻出現了傳染性極高的新冠病毒變異株B.1.617.2，又稱為Delta變異株。這種變異株迅速襲捲全印度，隨後更在其他地區引發新一波感染潮，在在提醒我們新冠病毒的惡夢還沒有結束。

對多數人而言，新冠疫苗提供充分的保護力，讓他們免受變異株所帶來的可怕後果。但全球許多的人口尚未接種疫苗，包含非洲大陸九九%的人口。根據美國疾病管制與預防中心的數據顯示，即便在美國，也只有約五〇%的人口接種過疫苗。病毒在人群中傳播的時間愈久，愈有機會產生更危險的變異株，可能降低疫苗的保護效力，代表未來可能面臨更嚴峻的挑戰。

「這個病毒並不會消失。」莫德納董事長史蒂芬．霍格表示。

事實上，與天花和其他傳染病不同，新型冠狀病毒不太可能自地球上根除。新冠病毒有可能繼續在蝙蝠或其他動物之間傳播。最終可能演變為一種地方性流行病毒，導致像是流感等季節性疾病，並出現更令人痛苦的疾病流行週期。未來人類必須學會與新冠病毒共處，同時尋求各種創意的方式來鼓勵尚未施打疫苗的族群欣然接種疫苗。

但是，如果病毒以新的方式持續肆虐全球，至少科學家們能發展出對抗新型冠狀病毒的反擊策略。研究員也使出渾身解數，全力應對並防範下一個必然出現的病原體，讓我們有望邁向更安全的未來。

例如，在二〇二一年夏天，輝瑞、莫德納和其他疫苗公司正在努力研發第二代疫苗，希望能抵禦危險的新冠病毒變異株。與此同時，政府的科學家也正在研究如何結合既有的疫苗，以提升疫苗的保護力，同時防範危險的變異株。華特里得陸軍研究院傳染病研究中心主任尼爾森．麥克稱之為政府的「綜合麥片」實驗，就像孩子們吃早餐時會混合不同口味的麥片一樣。「先看看架上有什麼口味，東拿一些，西拿一些，就像小孩在混搭麥片一樣。」他說。

mRNA技術的先驅德魯．韋斯曼將眼光放得更遠，正在測試一款能抵禦所有冠狀病毒的綜合性疫苗，包含導致SARS和MERS的病毒，這些疾病至今仍未根除。另外，華特里得陸軍研究院的研究員正在測試一種超級疫苗，能讓人體對多種病原體產生免疫力，包含新的冠狀病毒變異株。研究人員認為他們的疫苗會誘發強烈的免疫系統反應，或許能夠對抗許多類型的病毒與疾病。

「下一波的全球大流行病很有可能來自完全不同的病原體家族，」疫苗的共同研發者、巴尼．葛拉漢的門徒凱凡．莫德哈拉德（Kayvon Modjarrad）表示，「我們必須做好萬全準備。」

病毒起源未明

在新冠疫情危機相關的論戰之中，少數能讓右派、左派和中間路線陣營立場一致的在於病毒的起源。任何理性的人，無論其政治理念為何，都懷疑病毒是由實驗室洩漏出來的，而非由動物傳染給人類。

我們有理由懷疑新冠病毒的自然起源。這場危機始於武漢，距離中國科學院武漢病毒研究所不遠。二〇一九年，其實驗室所屬的科學家正在進行冠狀病毒的進階研究，而此研究所在過去也發生過安全問題。一種可能的情況是，病毒在野外環境經歷演化，接著由科學家帶回武漢實驗室進行研究，最後因為某位粗心的研究員而從實驗室流出。

從疫情之初，中國政府就遲遲不願意與全世界的各個機構合作，以幫助人們了解病原體的起源，因此引發不少疑慮。截至二〇二一年的夏天，科學家仍無法找出在自然界流通的新型冠狀病毒前驅物。

「在未來的數年內，病毒的起源仍會是人們爭論不休的議題，」巴黎巴斯德研究所的微生物學家賽門・韋恩－賀伯森（Simon Wain-Hobson）表示，「病毒的起源與中國有關，更涉及到中國共產黨的威權政權。再加上當時中國科學院武漢病毒研究所正在對蝙蝠身上的冠狀病毒進行功能增益（gain-of-function）的研究。就連伊恩・佛萊明（Ian Fleming）*也寫不出如此精采的情節。」

儘管如此，新型冠狀病毒更有可能源自於動物，然後直接或經由中介動物宿主傳染給人類，此現象又稱為人畜共通傳染疾病。類似的感染情形相當常見。例如，每年大約有六萬人死於狂犬病，而近幾十年來，動物病毒是許多人類傳染病的元兇，包含SARS冠狀病毒。

武漢的市場會販賣像是貉和果子狸等特別容易感染冠狀病毒的動物。二〇一九年底，中國一場流行病導致數百萬頭豬隻死亡，使全國更加仰賴這些動物作為食物來源。

愛滋病毒出現後，也引發各界的揣測，人們懷疑病毒是由美國中央情報局、俄羅斯國家安全委員會或其他組織有意或無意間製造出來的。愛滋病毒的起源仍無法獲得證實。

然而，在一九九〇年，愛滋病毒出現的十年後，科學家在黑猩猩身上發現一種與愛滋病毒近似的病毒。隨後也在非洲中部的猴子和猿類身上找到大量類似的病毒，從而讓這場爭論畫下了休止符。

要在自然界中找到冠狀病毒的起源，可能需要更長的時間。

「病毒學家需要的是時間。」韋恩－賀伯森說。

預防機制與改善公衛體系

危機和災難往往會帶來醫學上的突破。像是救護車和麻醉技術是在第一次世界大戰後出現，隨後也發展出檢傷分類、重建手術以及預防傷寒的疫苗。抗生素、抗瘧疾藥物以及盤尼西林則是二戰時期的產物。在越戰期間，醫生們研發靜脈注射，將許多士兵從

＊譯注：英國作家，代表作品為詹姆士．龐德（James Bond）的系列小說。

鬼門關前拉了回來，後來這個方法也應用在治療平民患者上。

「社會的進步通常源自於需求。」惠康基金會執行長傑若米．法拉爾表示。新冠疫情危機已經帶來一些好處。許多人在職場與個人生活之間取得更好的平衡，並重新體認到家庭的意義。希望這些轉變能夠長期延續下去。對醫學界而言，我們清楚了解到，相較於階段式的科學發展，同步的科學發展可以帶來什麼樣的成就。此外，醫學的進步也體現在更有效率的製藥與配送技術，未來能持續應用在治療和疫苗領域，進而降低各種治療的成本。

這場疫情迫使科學家改善並證明 mRNA方法，加速這項技術的發展進程。mRNA的研究創造數十億美元的利潤，將為這個領域帶來更多的人才、資金和技術改良。

然而，目前仍不清楚 mRNA是否能廣泛運用在各種類型的藥物。莫德納的共同創辦人、現為瑞典卡羅琳學院（Karolinska Institutet）的教授錢肯認為，隨著許多公司研發出針對特定組織的多劑 mRNA疫苗，我們可能需要新一代的技術。即便如此，一旦我們能夠控制人體產生特定的抗體，未來種種的可能性也令人感到十分興奮。傑若米．法拉爾預測，藉由讓人體對早期的癌症細胞和其他抗原產生免疫，很有可能推動癌症疫苗、失智症治療等方面的進展。

「我們揭開全新的醫學領域，」他說，「對於新冠病毒的恐懼將帶來驚人的進展。」

數年來，衛生當局針對疫情的警告遭到忽視，甚至受到嘲笑。在二〇二〇年疫情最嚴重的時候，安東尼·佛奇收到了死亡威脅，更有些政客指出醫生們只不過在誇大新冠肺炎的死亡人數，作為提高醫院收入的手段。

然而，衛生當局的建議與指導很有可能在短期內再次派上用場。我們合理的懷疑，在未來的數年，將出現甚至比新型冠狀病毒還要危險的病原體。隨著全球暖化持續發酵、人們的足跡遍及各國，以及人類不斷侵犯大自然，很有可能導致動物疾病持續透過跨物種傳播而影響人類，在在彰顯預防機制和公共衛生的投入極為重要。

個人與集體的拉鋸

強納森·薩克斯拉比（Rabbi Lord Jonathan Sacks）於二〇二〇年的秋天逝世，他在數個月前曾指出，在新冠疫情中受創最深的兩個國家：美國和英國，也是以捍衛自由而聞名的國家，同時重視、甚至崇尚個人主義。疫情期間，我在《華爾街日報》工作時，曾經接到讀者憤怒的來信，他們誓言將抵制口罩令和其他被視為侵犯個人權利的措施，而不是遵從政府的指示。

相較之下，更注重集體福祉的國家，如南韓、臺灣和紐西蘭，卻在疫情的肆虐下逃過一劫。其中一個可能的原因，在於他們的公民願意遵守政府下達的口罩令，並犧牲一些個人隱私與其他權利，使得疫調和其他措施能夠順利的實施。

自由意志在西方世界受到高度重視，個人主義也在社會運作中扮演不可或缺的角色。追求自利也是。一些引領疫苗研究的科學家可能在某種程度上受到個人名利的驅使，這表示鼓勵人們追求個人目標可以帶來更廣泛的利益。然而，更好的是，新冠疫情危機讓社會重新重視群體關係，並對那些犧牲小我、完成大我的人表達感謝。

「我認為未來的人類學家會研究我們讀到的自我成長、自我實現和自我肯定相關書籍，」薩克斯拉比說道，「他們將觀察到，我們將道德定義為忠於自我，將政治視為個人權利的問題。我想他們得出的結論會是：我們這個世代所崇拜的對象是『我』（the self, the 'Me,' the 'I'）。而此現象的解藥為何？就是重新以『我們』的角度思考。」

謝辭

要研發出有效的新冠疫苗，必須仰賴兢兢業業的團隊成員。同樣的，在團隊的全心投入之下，這本書始得以付梓。

羅倫・雪曼・杜博曼（Lauren Sherman Doberman）是我的科學導師、顧問，有時甚至是本人的救星。他費盡心思幫助我了解疫苗的個中奧妙，相較之下，將mRNA送至人體細胞根本就是小菜一碟。（我們多數的對話就像影集《我們的辦公室》的其中一集：「請把我當五歲小孩來解釋這一切。」）

我非常的幸運，能讓彼得・克雷爾（Peter Krell）和傑森・麥克萊倫（Jason McLellan）閱讀我的手稿，糾正其中的錯誤並提供他們的見解。他們是我遇過眼光最敏銳的兩個人。

從一開始，出版社的阿德里安・札克漢姆（Adrian Zackheim）和編輯瑪莉・孫就相當的熱心，不斷鼓勵我並提供深刻的洞見；非常感謝你們一路上的支持。在此也感謝企鵝出版社的其他成員：潔西卡・雷吉內（Jessica Regione）、梅根・麥科米克（Megan McCormack）、梅根・蓋瑞堤（Megan Gerrity）、琳達・弗里德納（Linda Friedner）、妮可・切里（Nicole Celli）、珍・卡佛里納（Jane Cavolina）、梅根・卡瓦諾（Meighan Cavanaugh）以及麥克・布朗（Mike Brown）。瑪格・史塔馬斯（Margot Stamas）和蘇珊・威廉絲（Suzanne Williams）是我的行銷大師。安娜塔西亞・格利亞科夫斯卡婭（Anastassia Gliadkovskaya）和伊森・麥克安德斯（Ethan McAndrews）為研究提供寶貴的協助。也感謝康納・蓋伊（Connor Guy）專業的編輯能力。

高中畢業後，我以為從此再也碰不到生物學了。看來事實並非如此。我很幸運能求助於下述的研究人員和科學家，他們以非凡的耐心解答了我無數的問題：錢肯（Kenneth Chien）、艾利・吉爾博亞（Eli Gilboa）、史密塔・奈爾（Smita Nair）、大衛・博茨科夫斯基（David Boczkowski）、約翰・雪佛（John Shiver）、凱特琳・沃爾夫（Katalin Wolff）、派翠克・雷明頓（Patrick Remington）、吉姆・海格斯壯（Jim Hagstrom）、克里夫・連恩（Cliff Lane）、丹尼・杜埃克（Danny Douek）、亨利・馬蘇爾（Henry Masur）、雅普・古德斯米特（Jaap Goudsmit）、尼爾森・麥克（Nelson

Michael）、漢斯・亨格納（Hans Hengartner）、蘇珊・魏斯（Susan Weiss）、凱瑟琳・荷姆斯（Kathryn Holmes）。麥克・金奇（Michael Kinch）和賴瑞・皮考斯基（Larry Pitkowsky）很好心的讀了我的手稿，並提供了寶貴的意見。

我想感謝《華爾街日報》的總編輯麥特・莫瑞（Matt Murray）、財經編輯查爾斯・福勒（Charles Forelle）以及財經企業編輯肯・布朗（Ken Brown）。

阿里・莫塞斯（Ari Moses）和羅賓・莫塞斯（Robin Moses）貢獻了美酒與美好的相處時光。尤其阿里明智的建言真的讓我獲益良多。麥克・辛里奇（Mike Sinreich）和尤妮特・辛里奇（Yonit Sinreich）則帶來不少歡笑，適時幫助我分心。

謝謝布魯格林（Blugrind）家族的傑瑞（Jerry）、艾莉莎（Alisha）、漢娜（Hannah）和艾登（Aiden），他們為我敞開心扉與家門……也感謝艾登去露營時提供給我的書桌。托瓦（Tova）和艾維娃（Aviva）在過程中給予我愛與支持。莫妮卡・阿藍達（Monica Aranda）總是在我身旁，伊斯雷爾・布魯格林（Israel Blugrind）激勵著我，莎拉・福斯（Sara Fuchs）提供我受用的想法。特別感謝摩西・格利克（Moshe Glick）和芮妮・格利克（Renee Glick）堅定的鼓勵和支持。我非常珍惜我們的友誼。

我很感謝朋友、同事和家庭成員的支持，包含伊薩・祖克曼・希文（Ezra

Zuckerman Sivan）、傑克·希文（Jack Sivan）、夏拉·施特里特（Shara Shetrit）、亞當·博勒（Adam Browler）、霍華·西曼斯基（Howard Simansky）、馬克·托賓（Marc Tobin）、史都·許瑞德（Stu Schrader）、詹姆士·萊希曼（James Reichman）、哈爾·勒克斯（Hal Lux）、約書亞·馬庫斯（Joshua Marcus）、大衛·切納（David Cherna）、薛麗·切納（Shari Cherna）、蘇珊娜·蘿吉瑞（Suzanne Loughrey）、史蒂芬·蘿吉瑞（Stephen Loughrey）、猶大·戈爾夏德（Judah Goldscheider）、阿維蓋爾·戈爾夏德（Avigaiyil Goldscheider）、卡蘿·布赫曼–庫提安斯基（Carol Buchman-Krutiansky）、克絲汀·格林德（Kirsten Grind）、艾力克斯·恩格爾（Alex Engel）。

在這艱辛的一年，能在湖景大道（Lakeview Drive）和史威茲街（Swayze Street）的猶太會堂和教友們一起禱告，並與AABJ&D猶太社群的球員們在週日打壘球，是這段日子的精采時刻。非常感謝安德烈亞·蘇坦（Andrea Sultan）、羅尼·蘇坦（Ronny Sultan）、艾德·祖格夫特（Ed Zughaft）、伊萊扎·茨威克勒（Elizer Zwickler）。史提夫·佛伯特（Steve Forbert）、巴布·馬利（Bob Marley）、約翰尼斯·布拉姆斯（Johannes Brahms）、邁爾士·戴維斯（Miles Davis）、路德·范德魯斯（Luther Vandross）的音樂伴我度過許多漫長的夜晚。

書寫這本書的過程，讓我有機會和母親羅貝塔・祖克曼（Roberta Zuckerman）以及類胰島素生長因子結合蛋白（IGF protein）的最大推手蓋瑞・史坦曼（Gary Steinman）共享許多時光。為此，我感到十分感激。我至今仍仰賴著已逝的父親艾倫・祖克曼（Alan Zuckerman）所傳授給我的寶貴經驗，他的寫作與研究方法持續影響著我。

這場疫情所帶來僅存的好處，是讓我與兩個兒子加布列・班傑明（Gabriel Benjamin）和伊利亞・夏恩（Elijah Shane）一同關在屋裡，他們總是帶給我許多的歡樂。

最重要的，蜜雪兒・祖克曼（Michelle Zuckerman）是我的堅強後盾，在我心生動搖時給我鼓勵，在我情緒低落時逗我開心，在我停滯不前時予我建言。謝謝妳給我的愛。

各章注釋

自序

1. World Health Organization, "WHO Coronavirus (COVID19) Dashboard," July 29, 2021, https:// covid19.who.int/.
2. Julie Bosman, "A Ripple Effect of Loss: U.S. Covid Deaths Approach 500,000," New York Times, February 21, 2021, https:// www.nytimes.com/ 2021/ 02/ 21/ us/ corona virus- deathsushalfamillion.html.
3. Thalia Beaty, Eugene Garcia, and Lisa Marie Pane, "U.S. Tops 4,000 Daily Deaths from Coronavirus for 1st Time," Associated Press, January 8, 2021, https:// apnews.com/ article/ uscoronavirus- death- 4000- daily- 16c1f136921c7e98ec83289942322ee4.
4. Carl Zimmer, "The Secret Life of a Coronavirus," New York Times, February 26, 2021, https:// www.nytimes.com/ 2021/ 02/ 26/ opinion/ sunday/ coronavirus- alive- dead.html.
5. Alison Galvani, Seyed M. Moghadas, and Eric C. Schneider, "Deaths and Hospitalizations Averted by Rapid U.S. Vaccination Rollout," Commonwealth Fund, July 7, 2021, https:// www.commonwealthfund.org/ publications/ issue- briefs/ 2021/ jul/ deaths- and- hospitalizations- averted- rapidusvaccination- rollout.

第 1 章

1. Randy Shilts, *And the Band Played On: Politics, People, and the AIDS Epidemic* (New York: St. Martin's Press, 1987).

2. Jon Cohen, *Shots in the Dark: The Wayward Search for an AIDS Vaccine* (New York: W. W. Norton, 2001).
3. Michael Kinch, *Between Hope and Fear: A History of Vaccines and Human Immunity* (New York: Pegasus Books, 2018).
4. Cohen, *Shots in the Dark*.
5. Faye Flam, "Flossie Wong- Staal, Who Unlocked Mystery of H.I.V., Dies at 73," *New York Times*, July 17, 2020, https:// www.nytimes.com/ 2020/ 07/ 17/ science/ flossie- wong- staal- who- unlocked- mysteryofhiv- diesat73. html.

第11章

1. Peter Coy, "Microgenesys Triumph Good for Sufferers, Unsettling for Investors with AMAIDS- Microgenesys," Associated Press, August 20, 1987, https:// apnews.com/ article/ 785a7c18905797e3fa4f878cbb007c83.
2. Coy, "Microgenesys Triumph."
3. Lyn Bixby and Frank Spencer- Molloy, "The Struggle for Money to Fuel a Research Mission," *Hartford Courant*, February 8, 1993, https:// www.courant.com/ news/ con necticut/ hcxpm- 199302080000106194- story. html.
4. William Hathaway, "Parasite Links Men in Daring Venture," *Hartford Courant*, October 6, 1996, https:// www. courant.com/ news/ connecticut/ hcxpm- 19961006961006087- story,amp.html.
5. Bixby and Spencer- Molloy, "The Struggle for Money."
6. Lyn Bixby and Frank Spencer- Molloy, "State Entrepreneur's Quest Stirs National Controversy," *Hartford Courant*, February 7, 1993, https:// www.courant.com/ news/ connecticut/ hcxpm- 199302070000106224- story. html.
7. Hathaway, "Parasite Links Men."

第三章

1. "Hilleman Isolates Mumps Virus," The History of Vaccines, https:// www.historyof vaccines.org/ content/ hilleman- isolates- mumps- virus; Laura Newman, "Maurice Hilleman," *British Medical Journal* 330, 7498 (April 2005): 1028.
2. Jon Cohen, *Shots in the Dark: The Wayward Search for an AIDS Vaccine* (New York: W. W. Norton, 2001).
3. Donald G. McNeil Jr., "Trial Vaccine Made Some More Vulnerable to H.I.V., Study Confirms," *New York Times*, May 18, 2012, https:// www.nytimes.com/ 2012/ 05/ 18/ health/ research/ trial- vaccine- made- some- more- vulnerabletohiv- study- confirms.html.
4. McNeil Jr., "Trial Vaccine."
5. Rebecca Ng, "Sarah C. Gilbert Interview," Immunopaedia, https:// www.immunopaedia.org.za/ interviews/ immunologistofthe- month- 2018/ sarahcgilbert- interview.
6. David D. Kirkpatrick, "In Race for a Coronavirus Vaccine, an Oxford Group Leaps Ahead," *New York Times,* April 27, 2020, https:// www.nytimes.com/ 2020/ 04/ 27/ world/ europe/ coronavirus- vaccine- update- oxford. html; Meera Senthilingam, "Does This Doctor Hold the Secret to Ending Malaria?," CNN, June 2, 2016, https:// www.cnn.com/ 2016/ 06/ 01/ health/ cnn- frontiers- adrian- hill- malaria- vaccine/ index.html.

第四章

1. Andrew Kilpatrick, *Of Permanent Value: The Story of Warren Buffett* (self- pub., Andy Kilpatrick Publishing Empire, 2007).
2. Matthew Cobb, "Who Discovered Messenger RNA?," *Current Biology* 25, no. 13 (June 2015): R526– R532, https:// doi.org/ 10.1016/ j.cub.2015.05.032.

第五章

1. Daniel Victor and Katherine J. Wu, "Nobel Prize in Medicine Awarded to Scientists Who Discovered Hepatitis C Virus," *New York Times,* October 5, 2020, https:// www.nytimes.com/ 2020/ 10/ 05/ health/ nobel- prize- medicine- hepatitisc.html.
2. Gina Kolata, "Kati Kariko Helped Shield the World from the Coronavirus," *New York Times*, April 8, 2021, https:// www.nytimes.com/ 2021/ 04/ 08/ health/ coronavirus- mrna- kariko.html#click= https:// t.co/ zsCgQ1uADw.
3. Kolata, "Kati Kariko."

第六章

1. Bill DeMain, "The Story Behind the Song: Space Oddity by David Bowie," *Classic Rock*, February 13, 2019, https:// www.loudersound.com/ features/ story- behind- the- song- space- oddity- david- bowie.
2. Wallace Ravven, "The Stem- Cell Revolution Is Coming— Slowly," *New York Times*, January 16, 2017, https:// www.nytimes.com/ 2017/ 01/ 16/ science/ shinya- yamanaka- stem- cells.html.
3. William Broad and Nicholas Wade, *Betrayers of the Truth* (New York: Simon & Schuster, 1982).
4. Catherine Elton, "Does Moderna Therapeutics Have the NEXT Next Big Thing?," *Boston Magazine*, February 26, 2013, https:// www.bostonmagazine.com/ health/ 2013/ 02/ 26/ moderna- therapeutics- new- medical- technology/ 3/.

第七章

1. Stéphane Bancel, "The Other Side Speaker Series w/ Stéphane Bancel," interview by Jodi Goldstein, Harvard Innovation Labs, April 19, 2016, YouTube video, https:// www.youtube.com/ watch? v=- P53wVGfvjw.

2. Damian Garde, "Ego, Ambition, and Turmoil: Inside One of Biotech's Most Secretive Startups," STAT News, September 13, 2016, https:// www.statnews.com/ 2016/ 09/ 13/ moderna- therapeutics- biotech- mrna.
3. James D. Watson, *The Double Helix: A Personal Account of the Discovery of the Structure of DNA* (New York: Simon & Schuster, 2001).
4. Catherine Elton, "Does Moderna Therapeutics Have the NEXT Next Big Thing?," *Boston Magazine*, February 26, 2013, https:// www.bostonmagazine.com/ health/ 2013/ 02/ 26/ moderna- therapeutics- new- medical- technology/ 3/.
5. Tim Loh, "The Vaccine Revolution Is Coming Inside Tiny Bubbles of Fat," *Bloomberg*, March 3, 2021, https:// www.bloomberg.com/ news/ articles/ 20210304/ the- vaccine- revolutioniscoming- inside- tiny- bubblesoffat.

第八章

1. "Structural Biology," NIH Intramural Research Program, https:// irp.nih.gov/ our- research/ scientific- focus- areas/ structural- biology.
2. Rafael Lozano et al., "Global and Regional Mortality from 235 Causes of Death for 20 Age Groups in 1990 and 2010: A Systematic Analysis for the Global Burden of Disease Study 2010," *Lancet* 380, no. 9859 (December 2012): 2095– 2128, https:// doi.org/ 10.1016/ S0140- 6736(12)617280.
3. Michael Blanding, "Shot in the Arm: Groundbreaking COVID19 Vaccine Research by Alumnus Dr. Barney Graham Began at Vanderbilt Decades Ago," Vanderbilt University, March 17, 2021, https:// news.vanderbilt. edu/ 2021/ 03/ 17/ shotinthe- arm- groundbreaking- covid19vaccine- researchbyalumnusdrbarney- graham- beganatvanderbilt- decades- ago.
4. Lawrence Wright, "The Plague Year," *New Yorker*, December 28, 2020, https:// www.newyorker.com/ magazine/ 2021/ 01/ 04/ the- plague- year.

5. Ryan Cross, "The Tiny Tweak Behind Covid19 Vaccines," *Chemical & Engineering News*, September 29, 2020, https:// cen.acs.org/ pharmaceuticals/ vaccines/ tiny- tweak- behind- COVID19/ 98/ i38.
6. Elisabeth Mahase, "Covid19: First Coronavirus Was Described in the BMJ in 1965," *British Medical Journal* 369, no. 8242 (April 2020): m1547, https:// doi.org/ 10.1136/ bmj.m1547.
7. Ivan Oransky, "David Tyrrell," *Lancet* 365, no. 9477 (June 2005): 2084, https:// doi.org/ 10.1016/ S0140-6736(05)667220; Mahase, "Covid19: First Coronavirus."
8. Oransky, "David Tyrrell."
9. Yanzhong Huang, "The SARS Epidemic and Its Aftermath in China: A Political Perspective," in *Learning from SARS: Preparing for the Next Disease Outbreak* (Washington, D.C.: National Academies Press, 2004), 116– 36.
10. Jon Cohen, *Shots in the Dark: The Wayward Search for an AIDS Vaccine* (New York: W. W. Norton, 2001).

第九章

1. "Research Not Fit to Print," *Nature Biotechnology* 34, no. 2 (February 2016): 115, https:// doi.org/ 10.1038/ nbt.3488.
2. Damian Garde, "Ego, Ambition, and Turmoil: Inside One of Biotech's Most Secretive Startups," STAT News, September 13, 2016, https:// www.statnews.com/ 2016/ 09/ 13/ moderna- therapeutics- biotech- mrna.

第十章

1. "U ur ahin ve Özlem Türeci'nin baba oca ında gurur var!" [There is pride in U ur ahin and Özlem Türeci's paternal hearth!], A Haber, November 13, 2020, https:// www.ahaber.com.tr/ gundem/ 2020/ 11/ 13/ ugur-sahinveozlem- turecinin- baba- ocaginda- gurur- var.
2. U ur ahin and Özlem Türeci, "BioNTech Founders Türeci and ahin on the Battle Against COVID19," interview

by Steffen Klusmann and Thomas Schulz, *Der Spiegel*, January 4, 2021, https:// www.spiegel.de/ international/ world/ biontech- founders- tuereci- and- sahinonthe- battle- against- covid19tosee- people- finally- benefitting- from- our- workisreally- movinga41ce9633- 5b27- 4b9c- b1d7- 1bf94c29aa43.

3. Joe Miller, "Inside the Hunt for a Covid19 Vaccine: How BioNTech Made the Breakthrough," *Financial Times*, November 13, 2020, https:// www.ft.com/ content/ c4ca8496- a215- 44b1- a7eb- f88568fc9de9.
4. "U ur ahin ve Özlem Türeci'nin baba oca ında gurur var!"

第十一章

1. Sheila Weller, " 'I Have HIV': This Researcher Is Fighting the Disease— and the Stigma Attached to It," Johnson & Johnson, November 29, 2018, https:// www.jnj.com/ personal- stories/ imaresearcher- living- with- hiv- and- fighting- the- disease- and- stigma.
2. Alan Cowell, "Ebola Death Toll in West Africa Tops 1,200," *New York Times*, August 19, 2014, https:// www.nytimes.com/ 2014/ 08/ 20/ world/ africa/ ebola- outbreak.html.
3. Brian Blackstone, Reed Johnson, and Betsy McKay, "Zika Virus Is Spreading 'Explosively,' WHO Chief Says," *Wall Street Journal*, January 28, 2016, https:// www.wsj.com/ articles/ whotodecideifzika- virusisaglobal- health- emergency- 1453989411.
4. Siddhartha Mukherjee, "The Race for a Zika Vaccine," *New Yorker*, August 15, 2016, https:// www.newyorker.com/ magazine/ 2016/ 08/ 22/ the- race- forazika- vaccine.
5. Dara Mohammadi, "Adrian Hill: Accelerating the Pace of Ebola Vaccine Research," *Lancet* 384, no. 9955 (November 2014): 1660, https:// doi.org/ 10.1016/ S0140- 6736 (14)617384.

第十二章

1. Jeff Clabaugh, "Novavax Replaces CEO," Washington Business Journal, April 19, 2011, https:// www.bizjournals.com/ washington/ news/ 2011/ 04/ 19/ novavax- replaces- ceo.html.
2. Rahul Singhvi, "Trial by Fire," University of Maryland Ventures, December 5, 2017, https:// www.umventures.org/ news/ trial- fire.
3. Natalie Grover, "Novavax Hopes to Crack Elusive Vaccine for Common Respiratory Virus," Reuters, August 10, 2015, https:// www.reuters.com/ article/ usnovavax- vaccine/ novavax- hopestocrack- elusive- vaccine- for- common- respiratory- virus- idUSKCN0QF0CA20150810.

第十三章

1. Damian Garde, "Here's the Slide Deck Moderna Uses to Defend Its $7.5 Billion Valuation," STAT News, March 27, 2018, https:// www.statnews.com/ 2018/ 03/ 27/ moderna- slide- deck/.
2. Ryan Knutson and Kate Linebaugh, "Novavax's Long Road to a Covid19 Vaccine," March 1, 2021, *The Journal* (podcast), produced by *Wall Street Journal*, podcast audio, https:// www.wsj.com/ podcasts/ the- journal/ novavax- long- roadtoacovid19vaccine/ 6c0098ff- 8479- 4bc1- 8f52- 50f47ff8db59.
3. Knutson and Linebaugh, "Novavax's Long Road."

第十四章

1. Dina Fine Maron, " 'Wet Markets' Likely Launched the Coronavirus. Here's What You Need to Know," *National Geographic*, April 15, 2020, https:// www.national geographic.com/ animals/ article/ coronavirus- linkedtochinese- wet- markets.
2. Drew Hinshaw, Betsy McKay, and Jeremy Page, "Over 47,000 Wild Animals Sold in Wuhan Markets Before

Covid Outbreak, Study Shows," *Wall Street Journal*, June 8, 2021, https:// www.wsj.com/ articles/ live- wildlife- soldinwuhan- markets- before- covid19outbreak- study- shows- 11623175415.

3. Rui- Heng Xu et al., "Epidemiologic Clues to SARS Origin in China," *Emerging Infectious Diseases* 10, no. 6 (June 2004): 1030– 37, 10.3201/ eid1006.030852.
4. Natasha Khan, Fanfan Wang, and Rachel Yeo, "Health Officials Work to Solve China's Mystery Virus Outbreak," *Wall Street Journal*, January 6, 2020, https:// www.wsj.com/ articles/ health- officials- worktosolve- chinas- mystery- virus- outbreak- 11578308757.
5. Jeremy Page and Lingling Wei, "China's CDC, Built to Stop Pandemics Like Covid, Stumbled When It Mattered Most," *Wall Street Journal*, August 17, 2020, https:// www.wsj.com/ articles/ chinas- cdc- builttostop- pandemics- stumbled- whenitmattered- most- 11597675108.
6. Fanfan Wang and Stephanie Yang, "SARS Experience Guides China's Effort to Contain New Virus," *Wall Street Journal*, January 10, 2020, https:// www.wsj.com/ articles/ sars- experience- guides- chinas- efforttocontain- new- virus- 11578681205.
7. Jasper Fuk- Woo Chan et al., "A Familial Cluster of Pneumonia Associated with the 2019 Novel Coronavirus Indicating PersontoPerson Transmission: A Study of a Family Cluster," *Lancet* 395, no. 10223 (February 2020), 514– 23, https:// doi.org/ 10.1016/ S0140- 6736(20)301549.
8. Page and Wei, "China's CDC, Built to Stop Pandemics."
9. Charlie Campbell, "Exclusive: The Chinese Scientist Who Sequenced the First COVID19 Genome Speaks Out About the Controversies Surrounding His Work," *Time*, August 24, 2020, https:// time.com/ 5882918/ zhang- yongzhen- interview- china- coronavirus- genome.
10. Natasha Khan, "New Virus Discovered by Chinese Scientists Investigating Pneumonia Outbreak," *Wall Street Journal*, January 8, 2020, https:// www.wsj.com/ articles/ new- virus- discoveredbychinese- scientists-

investigating- pneumonia- outbreak- 11578485668? mod= article_ inline.

11. Ryan Knutson and Kate Linebaugh, "mRNA Vaccines Are Taking on Covid," *The Journal* (podcast), produced by *Wall Street Journal*, podcast audio, April 19, 2021, https:// www.wsj.com/ podcasts/ the- journal/ mrna-vaccines- are- takingoncovid- what- else- can- theydo/ a8ca75b4- 0b53- 45b1- 828e- 8afee95310f1.
12. Dr. Sabine L. van Elsland and Kate Wighton, "Two Thirds of COVID19 Cases Exported from Mainland China May Be Undetected," Imperial College London, February 22, 2020, https:// www.imperial.ac.uk/ news/ 195564/ two- thirds- covid19cases- exported- from- mainland.
13. Brianna Abbott and Stephanie Armour, "CDC Warns It Expects Coronovirus to Spread in U.S.," *Wall Street Journal*, February 25, 2020, https:// www.wsj.com/ articles/ cdc- warnsitexpects- coronavirustospreadin us11582653829.
14. Brianna Abbott, "Test Kits for Novel Coronavirus Hit a Snag in the U.S.," *Wall Street Journal*, February 13, 2020, https:// www.wsj.com/ articles/ test- kits- for- novel- coronavirus- hitasnagintheus11581565817.
15. Mike Esterl, "Flu Pandemic Is Declared— First Time in 41 Years," *Wall Street Journal,* June 12, 2009, https:// www.wsj.com/ articles/ SB124471165680705709; Jeremy Brown, "What Past Crises Tell Us About the Coronavirus," *Wall Street Journal*, January 31, 2020, https:// www.wsj.com/ articles/ what- past- crises- tellusabout- the- coronavirus- 11580403056.

第十五章

1. Leslie Brody, "Covid19's 'Patient Zero' in New York: What Life Is Like for the New Rochelle Lawyer," *Wall Street Journal*, March 5, 2021, https:// www.wsj.com/ articles/ covid- 19s- patient- zero- what- lifeislike- for- the- new- york- lawyer- 11614686401.
2. Gina Kolata, "How the Coronavirus Short- Circuits the Immune System," *New York Times*, June 26, 2020,

https:// www.nytimes.com/ 2020/ 06/ 26/ health/ coronavirus- immune- system.html.
3. Pam Belluck, "What Does the Coronavirus Do to the Body?" *New York Times*, March 26, 2020, https:// www.nytimes.com/ article/ coronavirus- body- symptoms.html.
4. Jennifer Levitz, " 'She Is Going to Make It, Damn It': One Doctor's Quest to Save Her Patient from Covid19," *Wall Street Journal*, June 26, 2020, https:// www.wsj.com/ articles/ young- coronavirus- spike- boston- hospital-icu- doctors- patient- covid1911593171722.
5. Antonio Regalado, "A Coronavirus Vaccine Will Take at Least 18 Months— If It Works at All," *MIT Technology Review*, March 10, 2020, https:// www.technology review.com/ 2020/ 03/ 10/ 916678/ acoronavirus- vaccine-will- takeatleast18monthsifitworksatall/.
6. Robert Kuznia, "The Timetable for a Coronavirus Vaccine Is 18 Months. Experts Say That's Risky," CNN, last modified April 1, 2020, https:// www.cnn.com/ 2020/ 03/ 31/ us/ coronavirus- vaccine- timetable- concerns-experts- invs/ index.html.

第十六章

1. Stephanie Baker, "Covid Vaccine Front- Runner Is Months Ahead of Her Competition," *Bloomberg Businessweek,* July 15, 2020, https:// www.bloomberg.com/ news/ features/ 20200715/ oxfordscovid19vaccineisthe-coronavirus- front- runner.
2. Pedro M Folegatti et al., "Safety and Immunogenicity of a Candidate Middle East Respiratory Syndrome Coronavirus Viral- Vectored Vaccine: A Dose- Escalation, Open- Label, Non- Randomised, Uncontrolled, Phase 1 Trial," *Lancet* 20, no. 7 (July 2020): 816– 26, https:// doi.org/ 10.1016/ S1473- 3099(20)301602; Baker, "Covid Vaccine Front- Runner."
3. Nathan Vardi, "Ugur Sahin Becomes a Billionaire on Hopes for Technology Behind COVID19

Vaccine," *Forbes*, June 1, 2020, https:// www.forbes.com/ sites/ nathanvardi/ 2020/ 06/ 01/ ugur- sahin- becomesabillionaireonhopes- for- technology- behind- covid19vaccine/? sh= 7b901fb433fb.

4. "Mission Possible: The Race for a Vaccine," National Geographic/ Pfizer, April 6, 2021, YouTube video, https:// www.youtube.com/ watch? v= jbZUZ9JYNBE.
5. "Mission Possible: The Race for a Vaccine."

第十七章

1. Chris Smyth et al., "Coronavirus Vaccine Could Be Ready by September," *Times* (London), April 11, 2020, https:// www.thetimes.co.uk/ article/ coronavirus- vaccine- couldbereadybyseptember- flmwl257x.
2. Stephanie Baker, "Covid Vaccine Front- Runner Is Months Ahead of Her Competition," *Bloomberg Businessweek,* July 15, 2020, https:// www.bloomberg.com/ news/ features/ 20200715/ oxfordscovid19vaccineisthe- coronavirus- front- runner.
3. David D. Kirkpatrick, "In Race for a Coronavirus Vaccine, an Oxford Group Leaps Ahead," *New York Times*, April 27, 2020, https:// www.nytimes.com/ 2020/ 04/ 27/ world/ europe/ coronavirus- vaccine- update- oxford. html; "Oxford University Is Leading in the Vaccine Race," *Economist*, July 2, 2020, https:// www.economist. com/ britain/ 2020/ 07/ 02/ oxford- universityisleadinginthe- vaccine- race.
4. Ludwig Burger et al., "Special Report— How a British COVID19 Vaccine Went from Pole Position to Troubled Start," Reuters, December 24, 2020, https:// www.reuters.com/ article/ ushealth- coronavirus- britain- vaccinespidUKKBN28Y0XU.
5. Baker, "Covid Vaccine Front- Runner."
6. Sarah Gilbert, "If This Doesn't Work, I'm Not Sure Anything Will," interview with Tom Ireland, *Biologist*, July 2020, https:// thebiologist.rsb.org.uk/ biologist- covid19/ ifthis- doesntworkimnot- sure- anything- will.

7. David E. Sanger, "Trump Seeks Push to Speed Vaccine, Despite Safety Concerns," *New York Times*, April 29, 2020, https:// www.nytimes.com/ 2020/ 04/ 29/ us/ politics/ trump- coronavirus- vaccine- operation- warp-speed.html.
8. Helen Branswell, "Vaccine Experts Say Moderna Didn't Produce Data Critical to Assessing Covid19 Vaccine," STAT News, May 19, 2020, https:// www.statnews.com/ 2020/ 05/ 19/ vaccine- experts- say- moderna- didnt-produce- data- criticaltoassessing- covid19vaccine/.
9. Matt Levine, "Money Stuff: It's a Good Time to Raise Vaccine Money," *Bloomberg*, May 19, 2020, https:// www.bloomberg.com/ news/ newsletters/ 20200519/ money- stuffitsagood- timetoraise- vaccine- money.
10. Jared S. Hopkins, "How Pfizer Delivered a Covid Vaccine in Record Time: Crazy Deadlines, a Pushy CEO," *Wall Street Journal*, December 11, 2020, https:// www.wsj.com/ articles/ how- pfizer- deliveredacovid-vaccineinrecord- time- crazy- deadlinesapushy- ceo- 11607740483.
11. Peter Fimrite, "Studies Show Coronavirus Antibodies May Fade Fast, Raising Questions About Vaccines," *San Francisco Chronicle*, July 17, 2020, https:// www.sfchronicle.com/ health/ article/ With- coronavirus- antibodies-fading- fast- focus- 15414533.php.
12. Peter Loftus and Gregory Zuckerman, "Novavax Nears Covid19 Vaccine Game Changer— After Years of Failure," *Wall Street Journal*, February 23, 2021, https:// www.wsj.com/ articles/ novavax- nears-covid19vaccine- game- changerafter- yearsoffailure- 11614096579.

第十八章

1. Sharon LaFraniere et al., "Blunders Eroded U.S. Confidence in Early Vaccine Front- Runner," *New York Times*, December 8, 2020, https:// www.nytimes.com/ 2020/ 12/ 08/ business/ covid- vaccine- oxford- astrazeneca.html.
2. Pfizer, "Mission Possible: The Race for a Vaccine," YouTube video, 44:12, April 6, 2021, https:// www.youtube.

com/ watch? v= jbZUZ9JYNBE.
3. Sharon LaFraniere et al., "Politics, Science and the Remarkable Race for a Coronavirus Vaccine," *New York Times*, November 21, 2020, https:// www.nytimes.com/ 2020/ 11/ 21/ us/ politics/ coronavirus- vaccine.html.
4. "Pushing Boundaries to Deliver COVID19 Vaccine Across the Globe," AstraZeneca, February 2021, https:// www.astrazeneca.com/ what- science- cando/ topics/ technologies/ pushing- boundariestodeliver-covid19vaccine- accross- the- globe.html.
5. Jenny Strasburg and Joseph Walker, "Astra- Zeneca- Oxford Covid19 Vaccine Up to 90% Effective in Late-Stage Trials," *Wall Street Journal,* November 23, 2020, https:// www.wsj.com/ articles/ astrazeneca- oxford- covid19vaccineupto90effectiveinlate- stage- trials- 11606116047.
6. Ludwig Burger, Kate Kelland, and Alistair Smout, "Decades of Work, and Half a Dose of Fortune, Drove Oxford Vaccine Success," Reuters, November 23, 2020, https:// www.reuters.com/ article/ ushealth- coronavirus-astrazeneca- oxford/ decadesofwork- and- halfadoseoffortune- drove- oxford- vaccine- success- idUKKBN2832NC? edition- redirect= uk.
7. Clive Cookson et al., "How AstraZeneca and Oxford Found Their Vaccine Under Fire," *Financial Times,* November 27, 2020, https:// www.ft.com/ content/ cc78aa2f- 1b10- 446a- 88d9- 86a78c5ce461.
8. LaFraniere et al., "Blunders Eroded U.S. Confidence."
9. LaFraniere et al., "Blunders Eroded U.S. Confidence."

第十九章

1. Peter Curry, "The Few: Winston Churchill's Speech About the Battle of Britain," History Hit, October 31, 2018, https:// www.historyhit.com/ the- few- winston- churchills- speech- about- the- battleofthe- britain/.
2. Melanie Grayce West, "New York City Kicks Off Covid19 Vaccine Drive," *Wall Street Journal,* December 14,

2020, https:// www.wsj.com/ articles/ queens- nurse- gets- first- vaccine- shotinnew- york- city- 11607958012?mod= article_ inline.

3. Paulina Villegas, Antonia Noori Farzan, Erin Cunningham, Kim Bellware, Siobhán O'Grady, Taylor Telford and Lateshia Beachum, "U.S. surpasses 300,000 daily coronavirus cases, the second alarming record this week," The Washington Post, January 8, 2021, https:// www.washingtonpost.com/ nation/ 2021/ 01/ 08/ coronavirus- covid-live- updatesus/.
4. Peter Loftus, "Novavax Covid19 Vaccine Produces Positive Results in First- Stage Study," *Wall Street Journal,* August 4, 2020, https:// www.wsj.com/ articles/ novavax- covid19vaccine- produces- positive- resultsinfirst-stage- study- 11596571200.
5. Hilda Bastian, "The mRNA Vaccines Are Extraordinary, but Novavax Is Even Better," *Atlantic,* June 24, 2021, https:// www.theatlantic.com/ health/ archive/ 2021/ 06/ novavax- now- best- covid19vaccine/ 619276/.
6. William Booth, Carolyn Y. Johnson, and Laurie McGinley, "AstraZeneca Used 'Outdated and Potentially Misleading Data' That Overstated the Effectiveness of Its Vaccine, Independent Panel Says," *Washington Post,* March 23, 2021, https:// www.washingtonpost.com/ world/ astrazeneca- oxford- vaccine- concerns/ 2021/ 03/ 23/ 2f931d34- 8bc3- 11eb- a33e- da28941cb9ac_ story.html.
7. Jenny Strasburg, "AstraZeneca's Covid19 Vaccine Is Safe, 79% Effective in Late- Stage U.S. Trials," *Wall Street Journal,* March 22, 2021, https:// www.wsj.com/ articles/ astrazeneca- covid19vaccineis79effectiveinlate-stageustrials- 11616397735.
8. Nick Triggle, "Covid: Under- 30s Offered Alternative to Oxford- AstraZeneca Jab," BBC, April 7, 2021, https:// www.bbc.com/ news/ health- 56665517; "Pushing Boundaries to Deliver COVID19 Vaccine Across the Globe," AstraZeneca, February 2021, https:// www.astrazeneca.com/ what- science- cando/ topics/ technologies/ pushing-boundariestodeliver- covid19vaccine- accross- the- globe.html.

9. Jenny Strasburg, "If Oxford's Covid19 Vaccine Succeeds, Layers of Private Investors Could Profit," *Wall Street Journal,* August 2, 2020, https:// www.wsj.com/ articles/ ifoxfords- covid19vaccine- succeeds- layersofprivate-investors- could- profit- 11596373722.
10. "Promising Malaria Vaccine Enters Final Stage of Clinical Testing in West Africa," University of Oxford, May 7, 2021, https:// www.ox.ac.uk/ news/ 20210507promising- malaria- vaccine- enters- final- stage- clinical- testing-west- africa.
11. Francis Elliot and Tom Whipple, "Malaria Vaccine Another Success Story for Jenner Institute Team Behind Covid Jab," *Times (London)*, December 5, 2020, https:// www.thetimes.co.uk/ article/ malaria- vaccine- another-success- story- for- jenner- institute- team- behind- covid- jab- 9r55m7jj3.
12. Thomas M. Burton and Peter Loftus, "J& J Covid19 Vaccine Authorized for Use in U.S.," *Wall Street Journal,* February 27, 2021, https:// www.wsj.com/ articles/ jjcovid19vaccine- authorized- for- useinus11614467922.
13. 同前注。
14. @sigh__ oh, Twitter post, April 13, 2021, 8:35 a.m., https:// twitter.com/ sigh__ oh/ status/ 1381949214574448640? lang= en.
15. Parmy Olson and Jenny Strasburg, "J& J, AstraZeneca Explore Covid19 Vaccine Modification in Response to Rare Blood Clots," *Wall Street Journal,* July 13, 2021, https:// www.wsj.com/ articles/ jjastrazeneca- explore-covid19vaccine- modificationinresponsetorare- blood- clots- 11626173015.

國家圖書館出版品預行編目(CIP)資料

疫苗商戰：新冠危機下AZ、BNT、輝瑞、莫德納、嬌生、Novavax的生死競賽 / 古格里.祖克曼(Gregory Zuckerman)著；廖月娟, 張玄竺, 鍾榕芳, 黃瑜安譯. -- 第一版. -- 臺北市：遠見天下文化出版股份有限公司, 2022.01
480面；15X21公分. -- (財經企管；BCB761)
譯自：A shot to save the world : the inside story of the life-or-death race for a COVID-19 vaccine
ISBN 978-986-525-422-3(平裝)

1.CST: 疫苗 2.CST: 研發 3.CST: 傳染性疾病防制

418.293 110021682

財經企管 BCB761

疫苗商戰

新冠危機下 AZ、BNT、輝瑞、莫德納、嬌生、Novavax 的生死競賽

A Shot to Save the World: The Inside Story of the Life-or-Death Race for a COVID-19 Vaccine

作者 — 古格里・祖克曼 Gregory Zuckerman
譯者 — 廖月娟、張玄竺、鍾榕芳、黃瑜安

總編輯 — 吳佩穎
書系副總監 — 蘇鵬元
責任編輯 — 賴虹伶
封面設計 — Bianco Tsai

出版者 — 遠見天下文化出版股份有限公司
創辦人 — 高希均、王力行
遠見・天下文化 事業群董事長 — 高希均
事業群發行人／CEO — 王力行
天下文化社長 — 林天來
天下文化總經理 — 林芳燕
國際事務開發部兼版權中心總監 — 潘欣
法律顧問 — 理律法律事務所陳長文律師
著作權顧問 — 魏啟翔律師
社址 — 台北市 104 松江路 93 巷 1 號
讀者服務專線 —02-2662-0012 ｜傳真 — 02-2662-0007；02-2662-0009
電子郵件信箱 — cwpc@cwgv.com.tw
直接郵撥帳號 — 1326703-6 號 遠見天下文化出版股份有限公司

電腦排版 — 立全電腦印前排版有限公司
製版廠 — 東豪印刷事業有限公司
印刷廠 — 柏晧彩色印刷有限公司
裝訂廠 — 聿成裝訂股份有限公司
登記證 — 局版台業字第 2517 號
總經銷 — 大和書報圖書股份有限公司｜電話 — 02-8990-2588
出版日期 — 2022 年 1 月 24 日第一版第 1 次印行
2022 年 7 月 27 日第一版第 5 次印行

定 價 — 550 元
ISBN — 978-986-525-422-3 ｜ EISBN —978-986-525-430-8（PDF）；978-986-525-429-2（EPUB）
書 號 — BCB761
天下文化官網 — bookzone.cwgv.com.tw